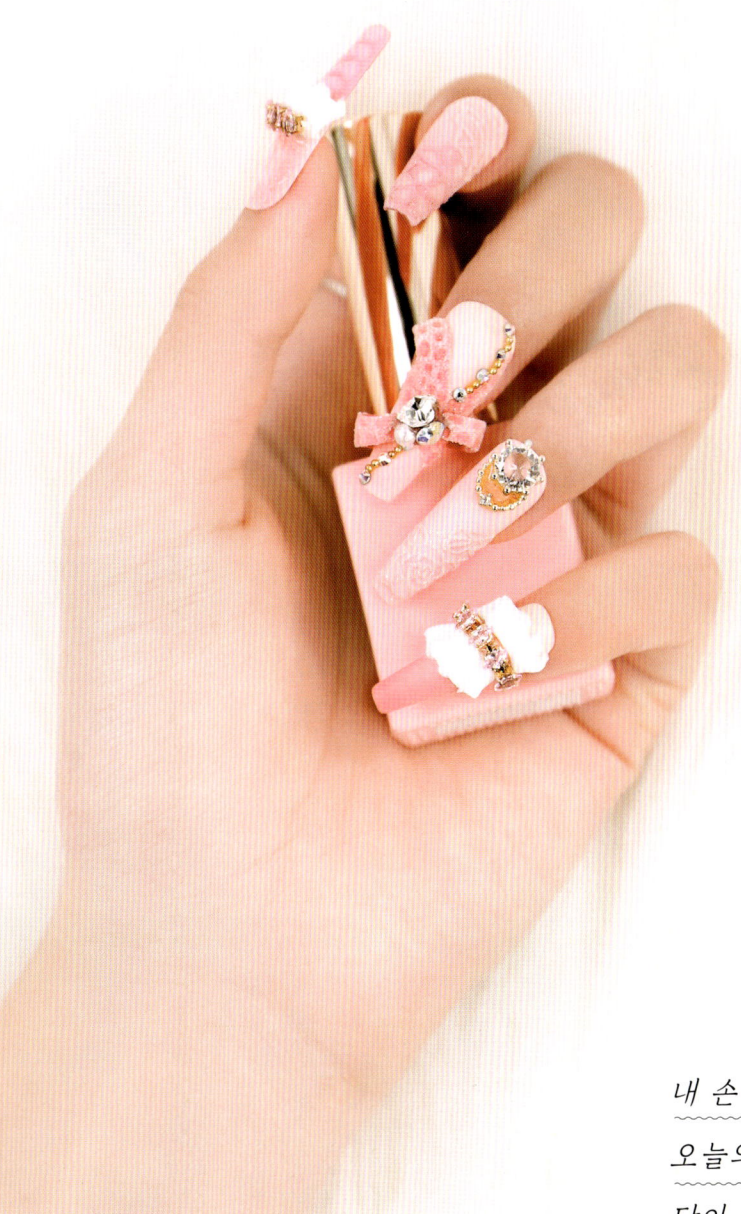

내 손 안에
오늘의 트렌디함을
담아 보세요.

네일아트로
나만의 뷰확행을
경험해 보세요.

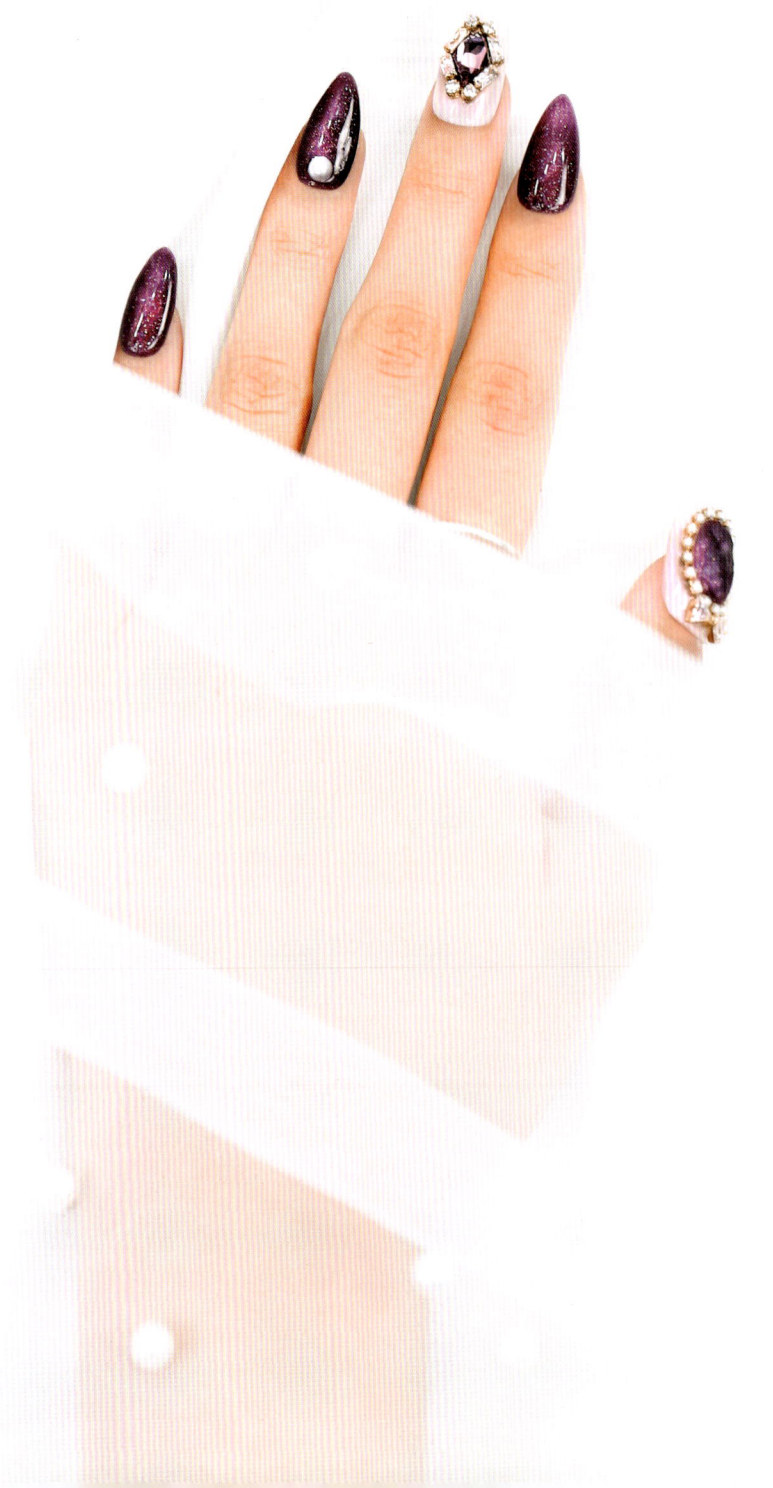

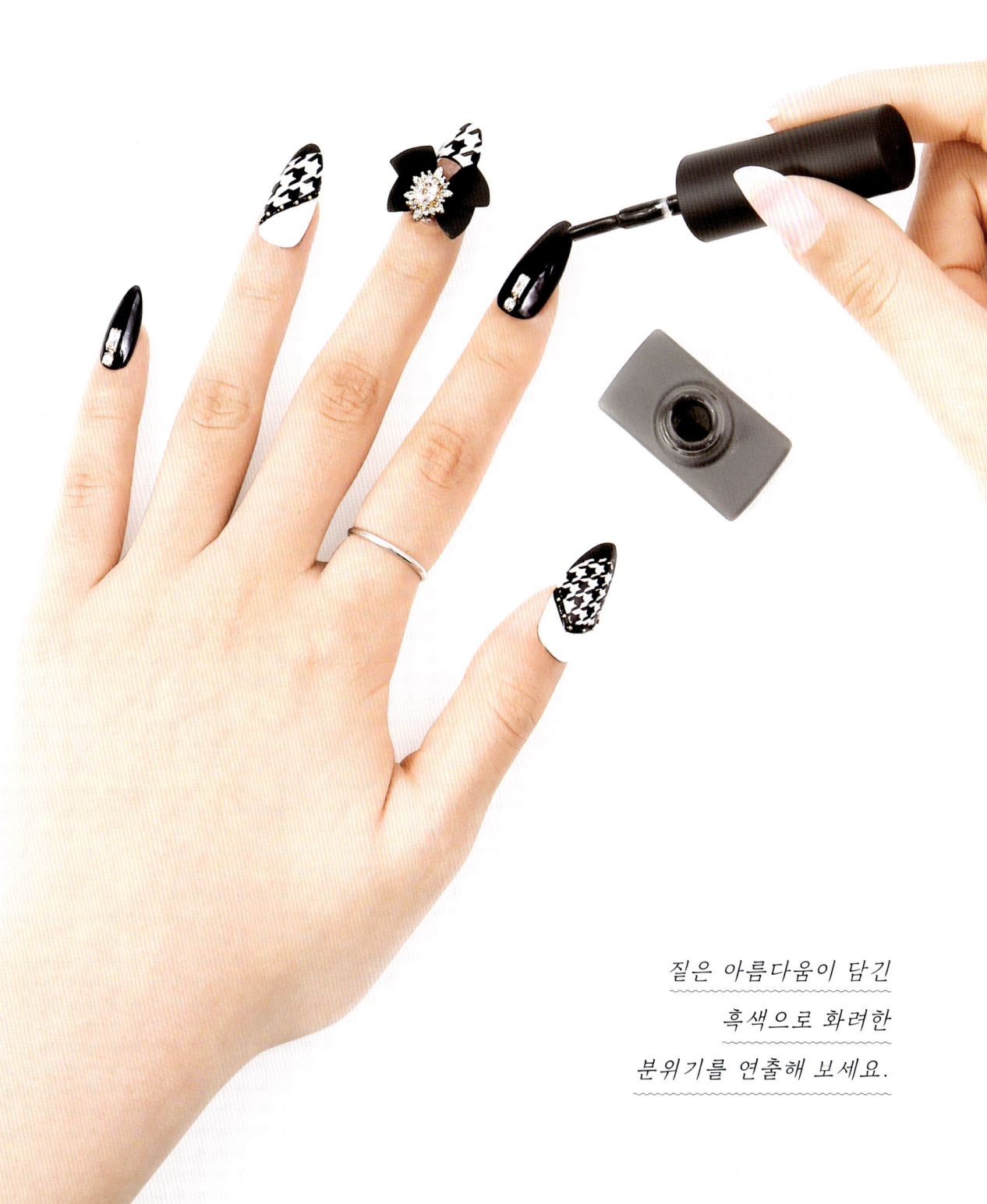

짙은 아름다움이 담긴
흑색으로 화려한
분위기를 연출해 보세요.

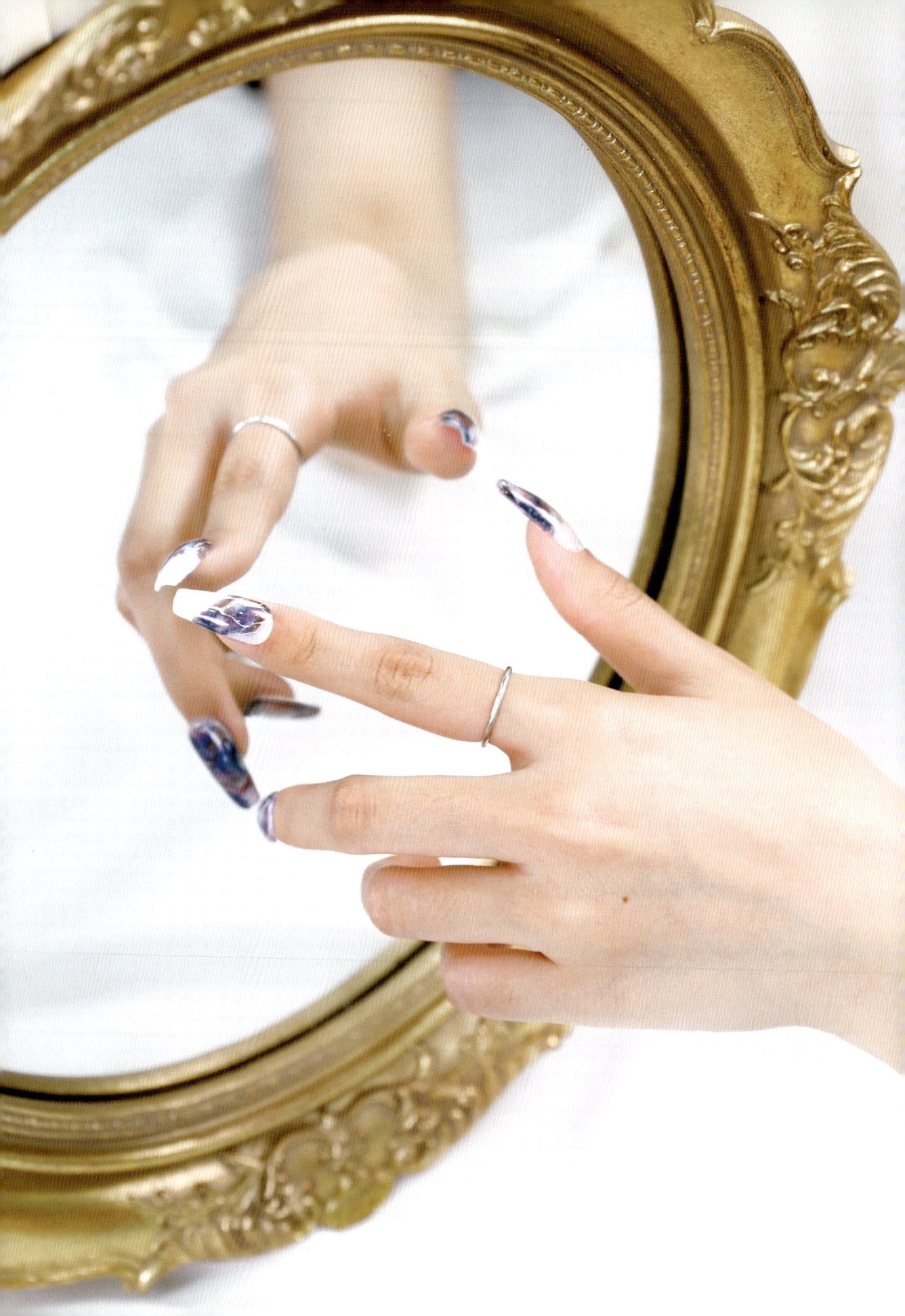

Let's do Self Nail Art!

곰손도 할 수 있는
도전! 셀프 네일아트

곰손도 할 수 있는
도전! 셀프 네일아트

초판 인쇄일 2021년 2월 16일
초판 발행일 2021년 2월 23일

지은이 사라센인터내셔널
발행인 박정모
등록번호 제9-295호
발행처 도서출판 혜지원
주소 (10881) 경기도 파주시 회동길 445-4(문발동 638) 302호
전화 031) 955-9221~5 **팩스** 031) 955-9220
홈페이지 www.hyejiwon.co.kr

기획 · 진행 박혜지
디자인 조수안
영업마케팅 황대일, 서지영
ISBN 978-89-8379-728-5
정가 22,000원

Copyright © 2021 by 사라센인터내셔널 All rights reserved.

No Part of this book may be reproduced or transmitted in any form, by any means
without the prior written permission on the publisher.

이 책은 저작권법에 의해 보호를 받는 저작물이므로 어떠한 형태의 무단 전재나 복제도 금합니다.
본문 중에 인용한 제품명은 각 개발사의 등록상표이며, 특허법과 저작권법 등에 의해 보호를 받고 있습니다.

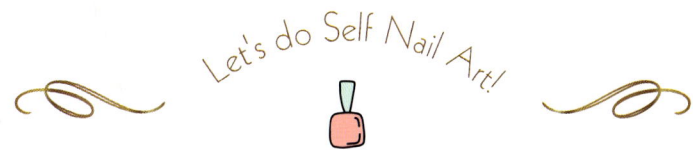

Let's do Self Nail Art!

곰손도 할 수 있는
도전! 셀프 네일아트

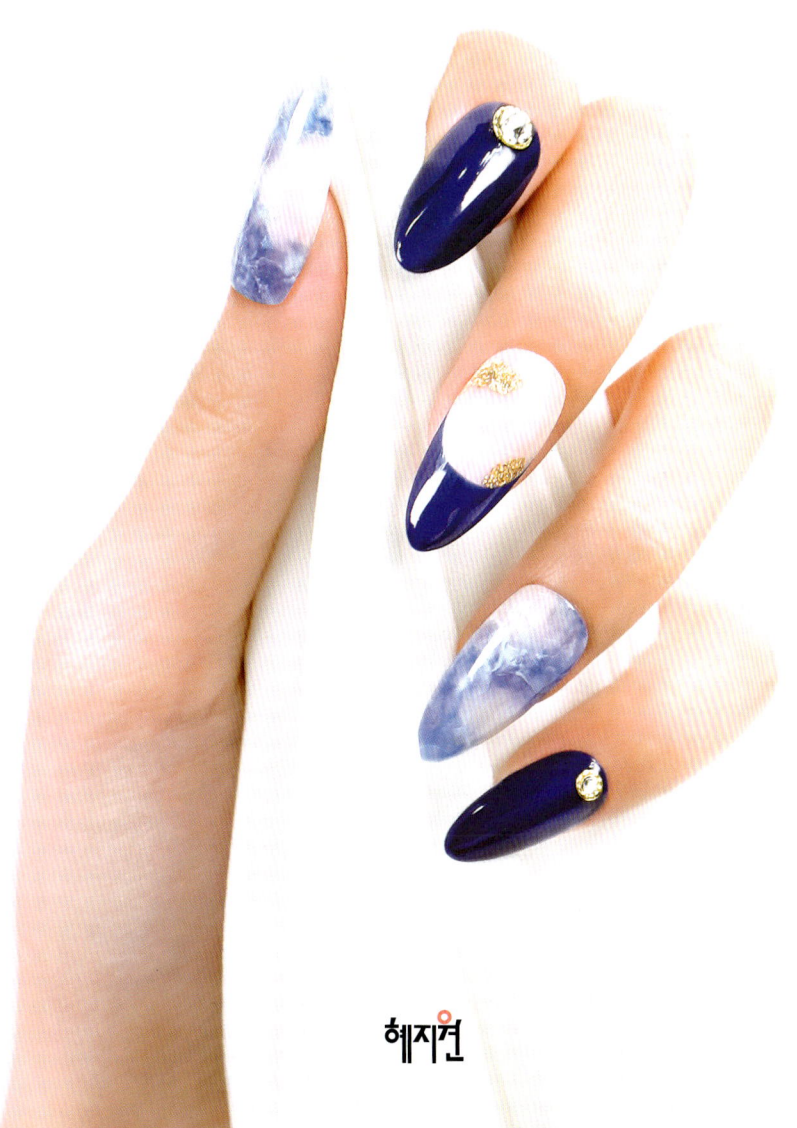

혜지원

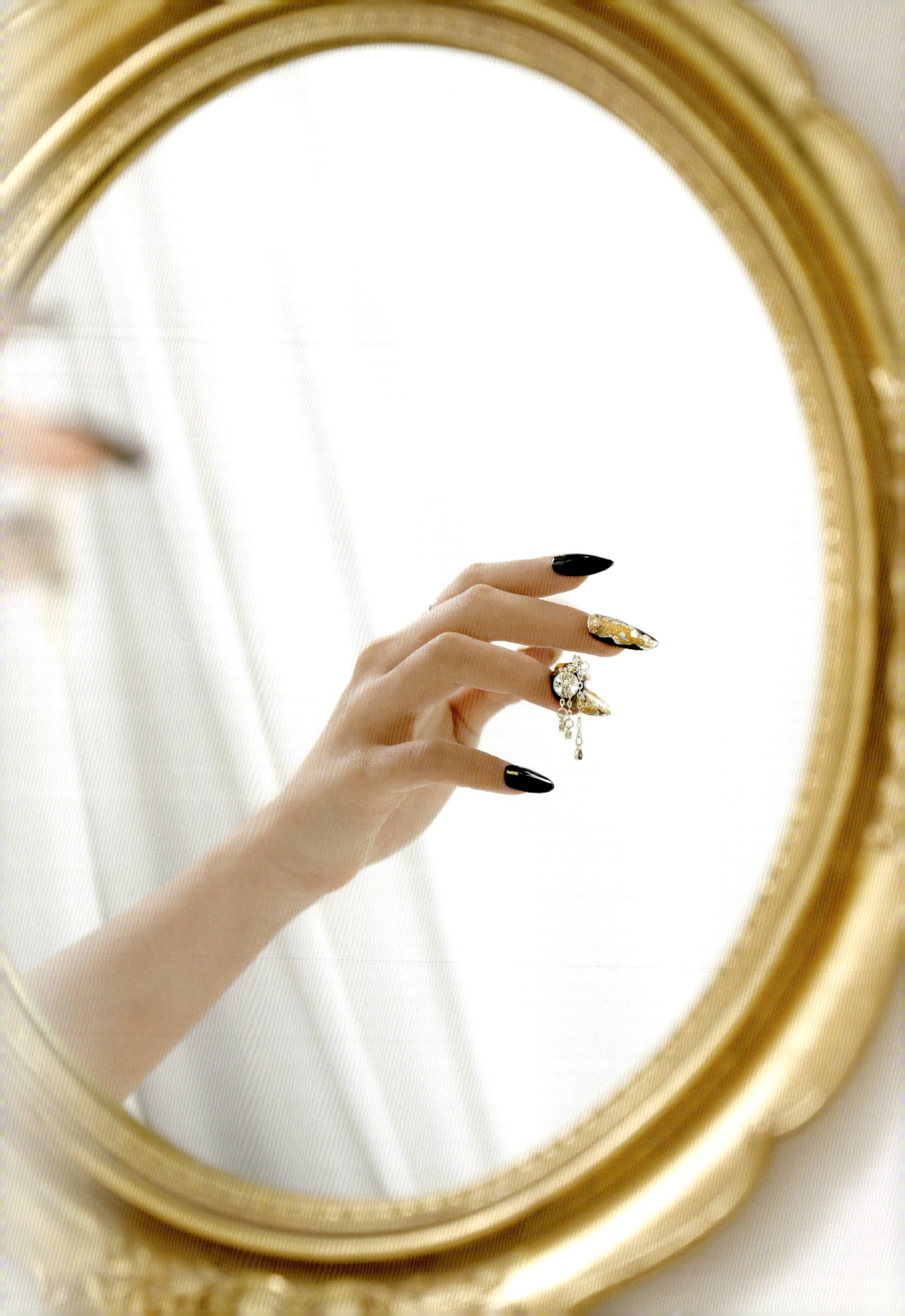

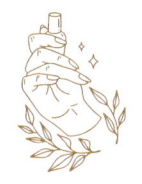

프롤로그

　　대한민국에 네일아트 문화가 들어온 지 어느덧 20여 년의 세월이 지나는 동안 네일아트는 미용 시장에서 또 하나의 큰 시장으로 자리 잡았으며, 살롱 위주의 문화가 형성되어 점차 발전해 왔습니다.

　　맨 처음 약 10여년 간은 네일아트 전문적인 기술을 익힌 사람들을 통해 네일아트를 접할 수 있었지만, 유튜브라는 매체의 사용량이 증가함에 따라 조금씩 일반 사람들에게도 네일아트 기술이 점차 알려지게 되면서 집에서 혼자서 영상을 보며 네일아트를 하는 셀프 네일 인구가 폭증하게 되었습니다.

　　셀프 네일 인구의 증가는 네일아트 산업 전반에 더 많은 가치를 창출하고 있으며 앞으로도 많은 수요와 공급이 있을 것으로 기대됩니다. 더욱이 2014년부터 국가공인 미용사(네일) 자격증이 생기면서 많은 네일아트 산업에 종사하는 사람들이 많아졌습니다.

　　그러나 현재는 유튜브뿐만 아니라 다양한 매체를 통해 네일아트 기술들이 일반 소비자들에게도 널리 알려지고 있어, 그 과정에서 우후죽순으로 너무나도 많은 네일아트 정보들이 정리되지 않고 체계적이지 않은 채로 난립되고 있습니다.

　　그렇기에 이 책은 수많은 네일아트 방법을 가능한 한 쉽고 정확하게 전달하고자 하며, 혼자서 집에서 취미 삼아 셀프 네일을 하는 분들에게는 안전하고

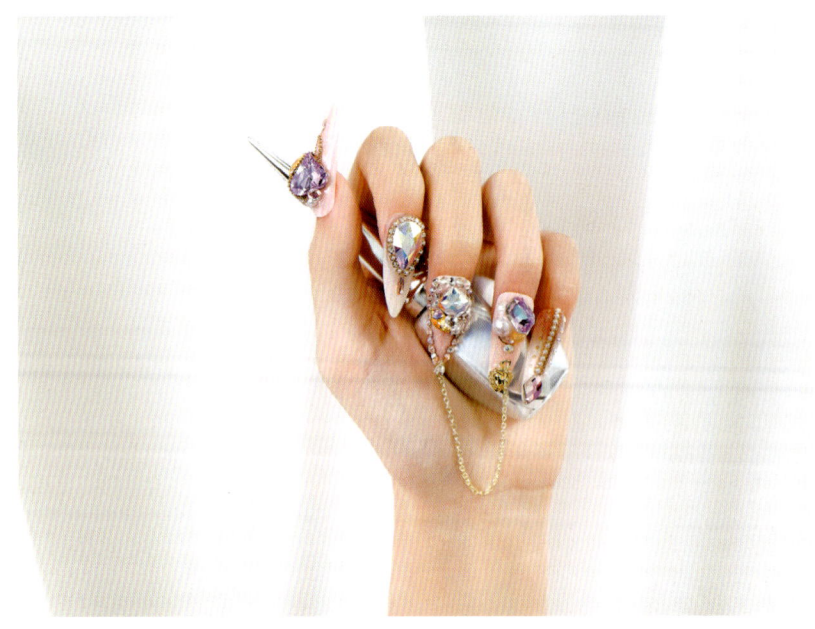

정확한 네일아트 방법을 알려드리고자 노력하였고, 앞으로 네일 산업 쪽으로 들어올 미래의 네일 아티스트에게도 좋은 안내서가 될 것이라 생각합니다. 또한 이 책을 통해 네일아트의 즐거움과 셀프 네일의 성취감을 맛보신다면 더할 나위 없이 좋겠습니다.

더 나아가 이 책에서는 네일아트 기술을 좀 더 이해하기 쉽고 편하게 보여주기 위해 셀프 네일을 할 때 혼자서 하기엔 어려울 수 있는 부분들은 따로 영상 자료를 제작하여 덧붙였으니 필요에 따라 영상도 함께 활용하시면 좋으리라 생각합니다.

마지막으로 제안을 주시고, 이 책이 완성될 수 있게 물심양면으로 도와주신 도서출판 혜지원의 담당자와 책 콘텐츠 개발에 공들인 우리 사라센인터내셔널 아트개발팀 직원들과 영상제작팀 직원들에게 모든 감사를 드립니다.

주식회사 사라센인터내셔널

대표 김경남

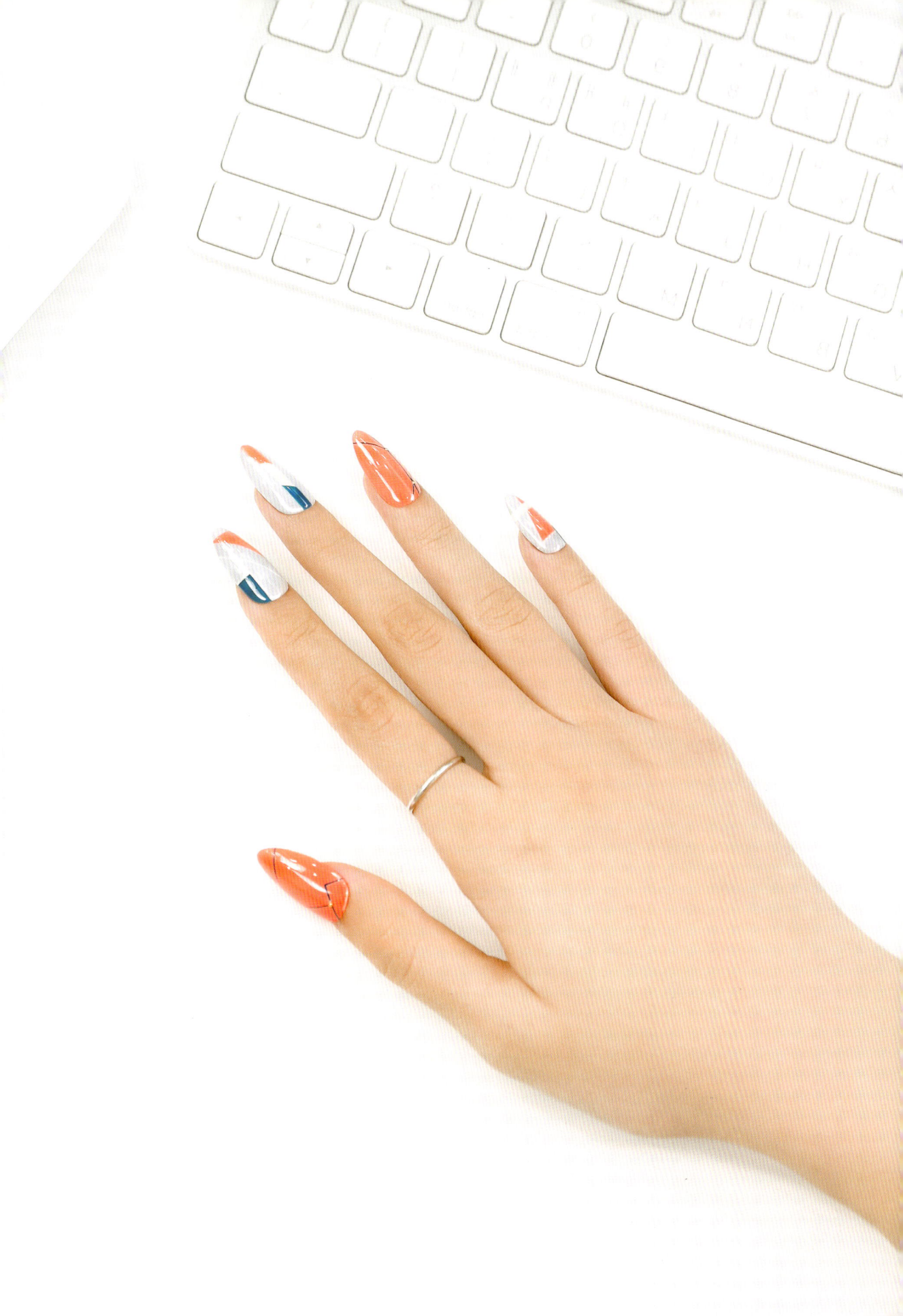

목차

프롤로그

PART 1 기초

SARACEN NAILART

Chapter 1
재료와 도구

- 15 Section 1 재료와 도구
- 28 Section 2 브러시의 종류

Chapter 2
케어

- 35 Section 1 손톱의 특성
- 36 Section 2 손톱의 구조
- 39 Section 3 셰이프의 종류와 방법
- 42 Section 4 케어란?
- 46 Section 5 포일 속오프

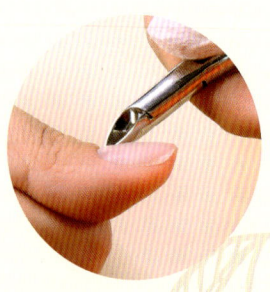

Chapter 3
드릴

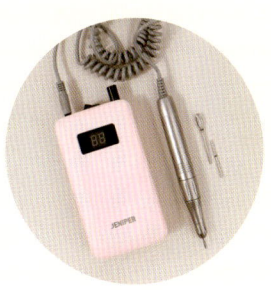

49	Section 1	드릴 설명
51	Section 2	드릴 케어
52	Section 3	드릴 오프
53	Section 4	드릴 오프(파츠 제거)
54	Section 5	비트 세척

Chapter 4
젤 베이직

56	Section 1	젤이란?
57	Section 2	젤 재료 설명

PART 2
아트

SARACEN NAILART

Chapter 1
젤 기본 컬러링

65	Section 1	젤 폴리시 양 조절하기
66	Section 2	풀콧
68	Section 3	프렌치
74	Section 4	딥 프렌치
78	Section 5	그러데이션
84	Section 6	병 입구 닦기

Chapter 2
아트

87 Section 1 **봄**

88 글로시 플라워

96 생화

100 피치 마블 자개

104 러블리 체크

109 파스텔 트위드 체크

114 벚꽃

118 슈팅스타 오렌지 플라워

123 시럽 로즈

129 리얼 유니콘

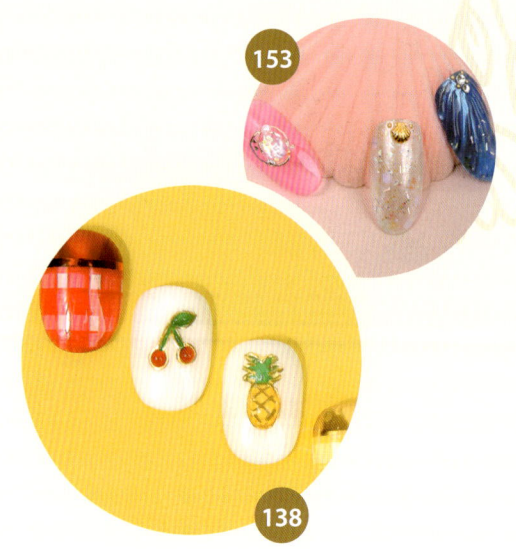

137 Section 2 **여름**

138 오브제 브로치

147 스위티 체리

153 아쿠아 마린

162 트윙클 풀스톤

166 에브루 화이트

174 쥬시 칵테일

180 와이드 청바지

188 네온사인 파티

192 인디 에스닉

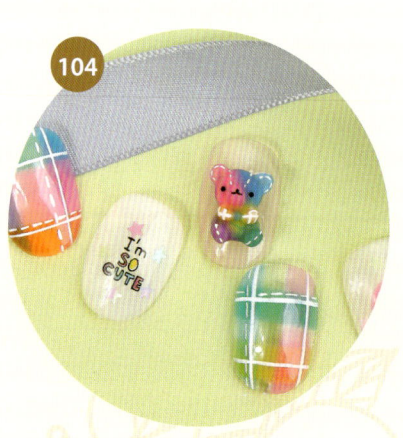

| 197 | Section 3 | **가을** |

- 198 고스트 BOO
- 205 하늘색 호피
- 208 분홍색 호피
- 212 프렌치 불도그 체크
- 219 카무플라주 패턴
- 223 오로라 마블
- 228 어텀 우드
- 233 로맨틱 세 잎 플라워
- 239 팝아트

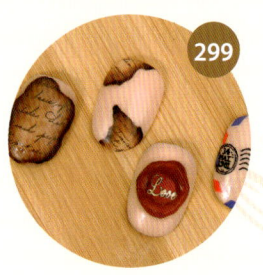

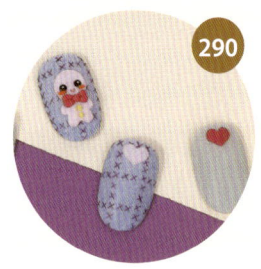

| 247 | Section 4 | **겨울** |

- 248 헬로 크리스마스
- 254 발렌타인 화이트 초코칩
- 263 에브루 퍼플
- 271 금박 마블
- 276 펄 앤 마블라세
- 281 까메오 하운드 투스
- 285 미드나잇
- 290 스티치 큐티
- 299 빈티지 포스트

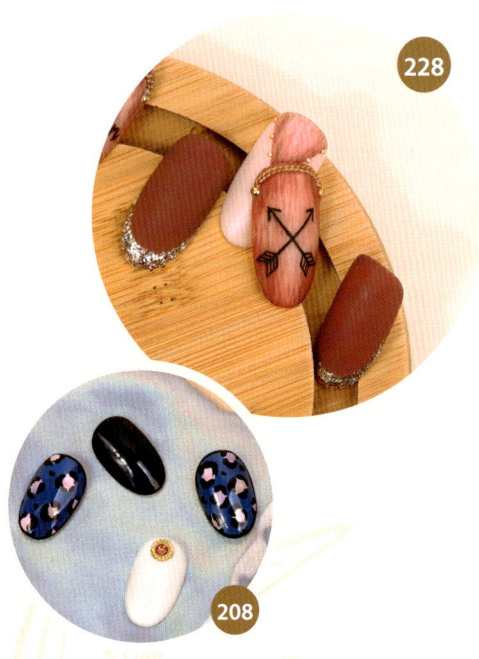

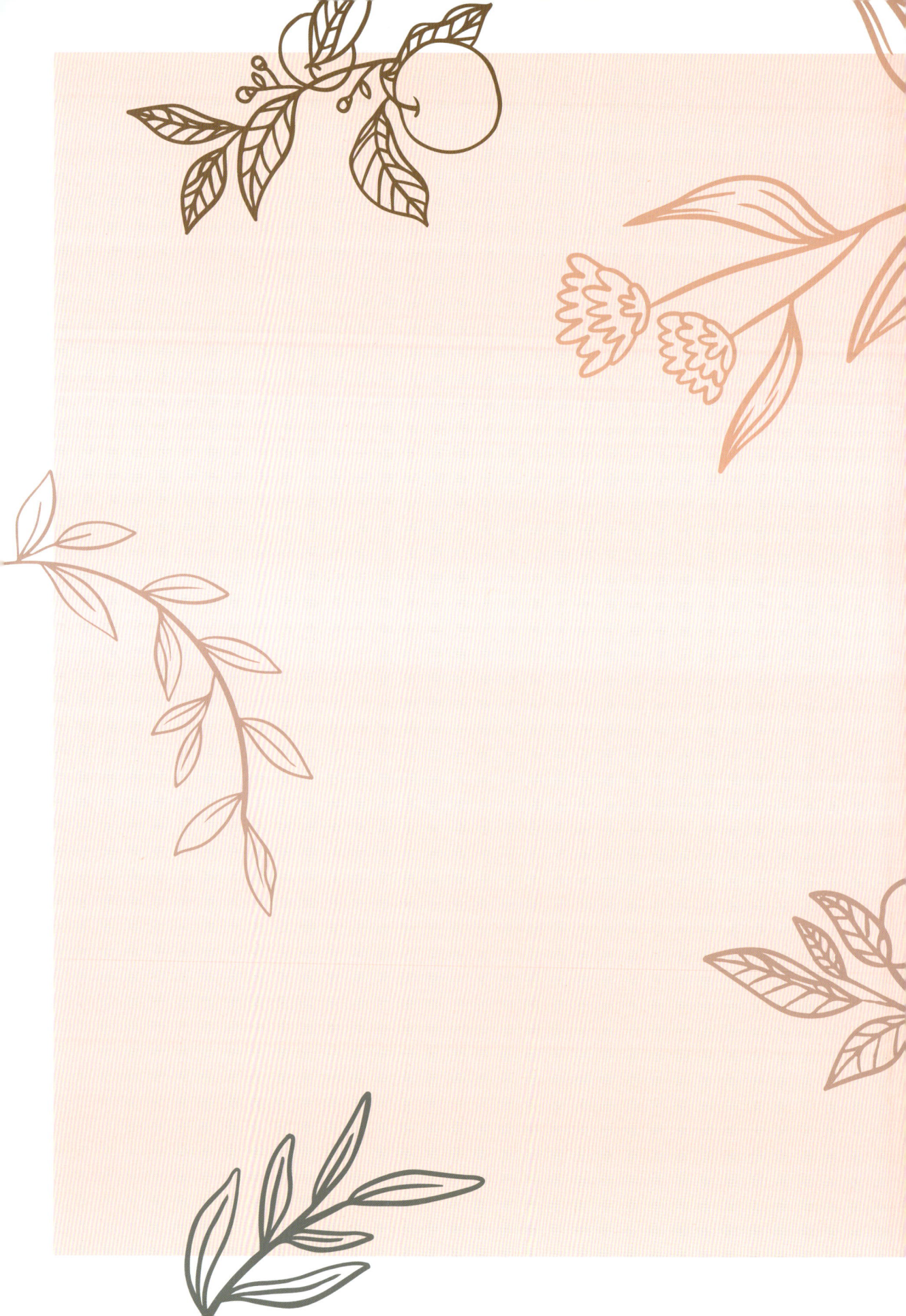

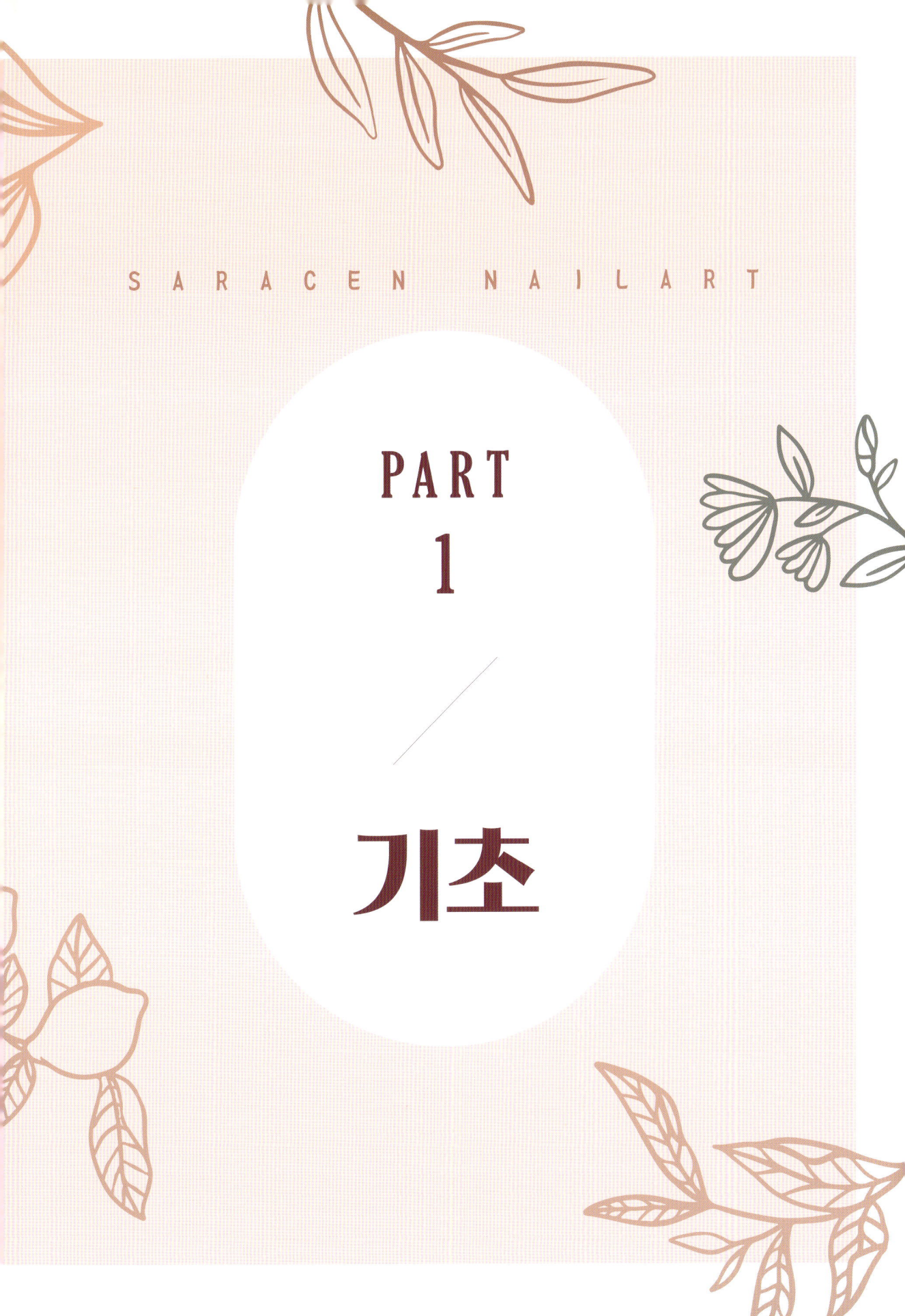

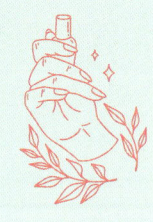

chapter 1

재료와 도구

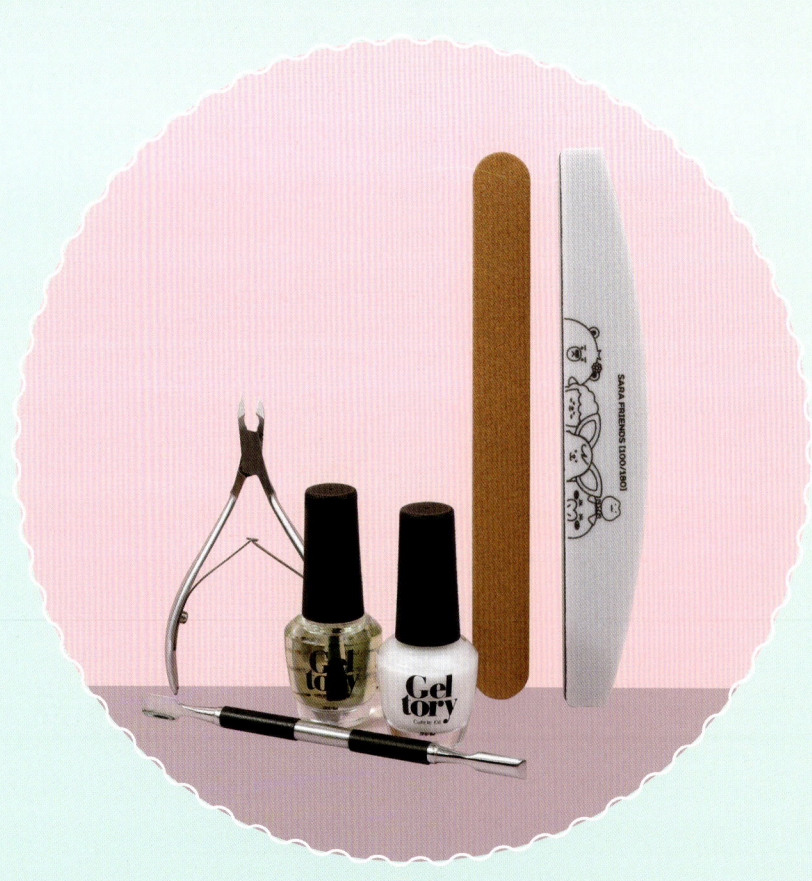

SECTION 1

재료와 도구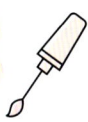

1. 케어

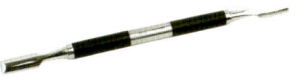

① 큐티클 푸셔

큐티클과 루즈 스킨을 밀어낼 때 사용하는 도구이다. 푸셔의 넓이와 모양이 다양하기 때문에 기호에 맞게 사용하면 된다. 처음 사용할 때는 날카로울 수 있으니 주의해서 사용해야 한다.

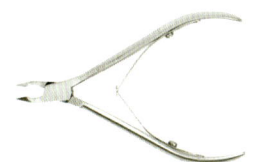

② 큐티클 니퍼

손톱 주변에 있는 굳은살 및 큐티클, 또는 불필요한 거스러미를 정리하는 도구이다. 날이 있는 도구로 위험하기 때문에 살을 자르지 않도록 주의해서 사용하며 위생관리도 철저히 해야 한다.

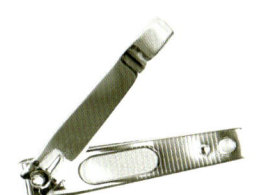

③ 클리퍼(손톱깎이)

손톱의 길이를 조절할 때 사용하는 도구이다. 클리퍼는 손톱 모양(셰이프)에 따라 쓰임새가 다르다. 곡선이 있는 클리퍼는 오벌(둥근 손톱)로 자르기(또는 커팅하기) 좋고 일자 클리퍼는 스퀘어(일자 손톱)로 셰이프 잡기 좋다. 위생상 손발을 구분하여 용도에 따라 개별적으로 사용하는 것이 좋으며 커팅 시 강도가 세기 때문에 자연 손톱에 금이 갈 수 있으니 주의해서 사용한다.

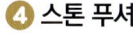

④ 스톤 푸셔

큐티클 밑에 죽은 각질(루즈 스킨)을 제거하는 도구이다.

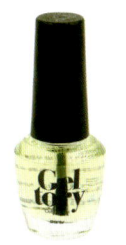

⑤ 큐티클 오일

손톱과 큐티클 라인에 영양과 보습 효과를 공급해 주는 제품이다.

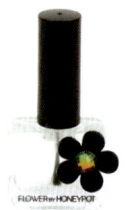

❻ 영양제
영양 성분이 포함되어 있어 갈라지거나 찢어지고, 약하며 손상된 손톱을 강하게 만들어 주기 위해 사용한다.

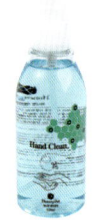

❼ 안티셉틱
피부 소독제로 손, 발을 소독하는 액체류이다. 네일 기구를 소독하는 데는 효과가 미약하다.

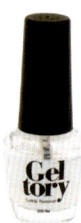

❽ 큐티클 리무버
케어 시술 시 큐티클을 부드럽고 유연하게 만들어 큐티클을 쉽게 제거할 수 있게 도와주는 제품이다.

❾ 파일
손발톱을 갈아 내 길이 조절이나 모양을 만들 때 사용하는 도구이다.

그릿수(grit)에 따라 사용도가 다르고 그릿수의 숫자가 클수록 거칠기가 약하다. 반대로 숫자가 작을수록 거칠다.

> **인조파일 사용 순서** 거친 것부터 사용해 준다. 100 → 150 → 180 → 240

파일 사진	이름과 용도
	우드 파일 자연 손톱을 정리할 때 사용한다.
100그릿 150그릿 180그릿	**지브라 파일(인조 파일)** 인조 손톱을 정리할 때 사용하며 파일 표면의 거칠기에 따라 '그릿수'가 나뉘어져 있다.

샌딩 버퍼
샌딩 파일이라고도 불리며 두툼하고 잘 휘어져 주로 네일 바디에 에칭(스크래치)을 내 줄 때 사용한다.

샌딩 블록
네일 표면(네일 바디)을 다듬어 주며 유, 수분 제거를 위해서 사용하는 도구이다.

광택 버퍼(2way, 3way 등)
거칠기가 다른 3가지 그릿수의 면으로 이루어져 있으며 네일 표면에 광택을 낼 때 사용한다.

2way 샤이너

디스크 패드
손톱을 다듬은 후 손톱 밑에 남은 찌꺼기를 빼 주며 털어내는 역할을 한다.

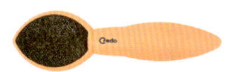 **❿ 페디 파일**
발 관리 시 굳은살이나 각질 제거에 사용한다.

2. 네일 폴리시

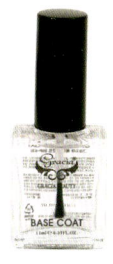

❶ 베이스코트
폴리시를 바르기 전에 네일의 변색, 오염 및 착색 방지, 유색 컬러를 밀착시켜 주는 역할을 하는 용액이다.

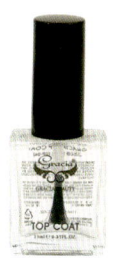

❷ 탑코트
폴리시를 바른 후 마지막 단계에 네일에 광택을 주고 컬러가 쉽게 벗겨지지 않고 보호하기 위해 바르는 용액이다.

③ 폴리시
손톱에 바르는 유색 화장제이다. 휘발성이 강할수록 건조가 빠르다.

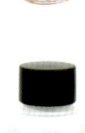

④ 띠너
폴리시 용해제로 굳어 버린 폴리시를 부드럽게 만들어 재사용이 가능하게 만들어 주는 용액이다.

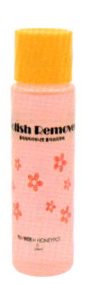

⑤ 폴리시 리무버
액체로 이루어져 있으며 폴리시를 제거할 때 사용하는 전용 리무버이다.

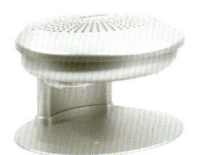

⑥ 네일 드라이어
폴리시를 바른 후 건조 속도를 빠르게 하기 위해 사용하는 바람이 나오는 기계이다.

3. 젤

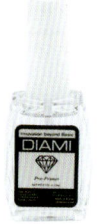

❶ 프라이머/본더
베이스젤의 밀착력과 젤의 유지력을 높여주기 위해 베이스젤을 바르기 전, 전처리 단계로 휘발되는 프라이머와 램프에 경화가 필요한 젤타입의 본더젤이 있다.

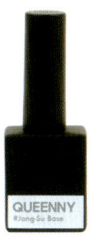

❷ 베이스젤

컬러젤의 착색과 변색을 방지해 주며 컬러젤의 본연의 색상을 잘 내게 해 주는 역할을 한다.

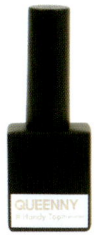

❸ 탑젤

컬러젤을 바른 후 마무리하는 단계로 컬러를 보호하고 광택을 내는 효과를 준다. 대표적으로 유광과 무광이 있다.

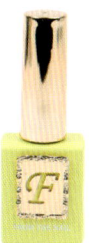

❹ 컬러젤

다양한 컬러들이 있으며 브러시가 내장되어 있는 폴리시젤과 브러시가 내장되어 있지 않은 통젤이 있다.

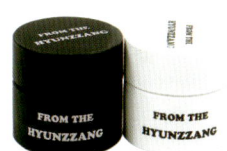

❺ 라인젤

되직한 점도로 세밀한 선을 그리거나 캐릭터 아트 시에 주로 사용하며 다양한 컬러들이 있다.

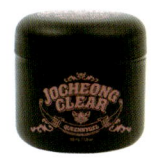

❻ 클리어젤

젤의 유지력을 높이기 위해 오버레이를 할 때 사용되는 투명한 젤로 다양한 점도의 클리어젤이 있다.

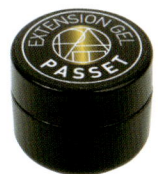

❼ 빌더젤(스컬프처젤)

클리어젤의 점도가 되직하여 연장 시술 시 주로 사용한다.

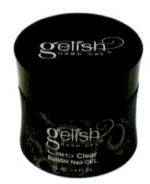

❽ 하드젤

하드젤은 촘촘한 분자량 덕분에 내구성이 좋은 클리어젤이다. 일반 클리어젤을 속오프 하는 것과는 다르게 아세톤에 녹지 않는 게 특징이다.

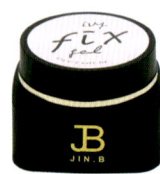

❾ 파츠젤

파츠를 붙일 때 사용하는 젤이다.

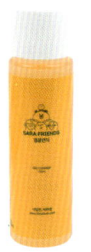

❿ 젤클렌저

유, 수분 제거 및 미경화젤을 닦아낼 때 사용하는 액체류이다.

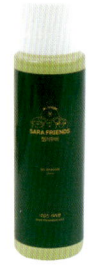

⓫ 젤리무버

손톱 손상을 최소화하며 젤을 녹여 제거할 수 있는 액체류 리무버이다.

⓬ 젤램프

젤을 굳게 해 주는 기계로 UV 램프, LED 램프, UV/LED겸용 램프가 있다. 이 작업을 큐어링(경화)이라고 한다.

4. 기타

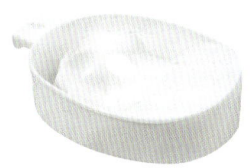

① 핑거볼

습식 케어 시 손톱 주변의 큐티클과 굳은살을 불릴 때 쓰는 볼이다.

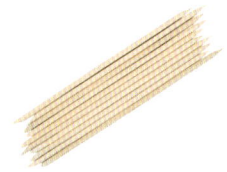

② 우드 스틱

큐티클을 밀어내거나 손톱 주변에 폴리시가 묻었을 경우 사용할 수 있으며 아트 시 도트를 찍어 주는 역할 또는 글루를 덜어 쓸 때 등 다양하게 사용할 수 있는 네일 도구이다.

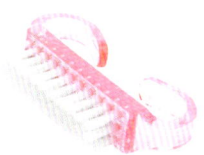

③ 더스트 브러시

시술 시 손톱 주변의 이물질이나 먼지를 털어내는 도구이다.

④ 토우세퍼레이드

페디 시술 시 발가락 사이에 끼워서 서로 달라붙는 것을 방지하고 작업 공간 확보를 위해 사용하는 도구이다.

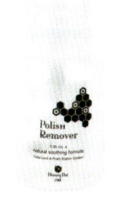

⑤ 디스펜서

리무버를 덜어 사용할 수 있는 용기를 말하며 펌프식으로 되어 있다.

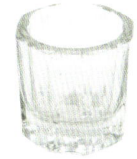

⑥ 디펜디쉬

리퀴드를 소량씩 덜어 사용할 수 있는 유리 용기를 말한다.

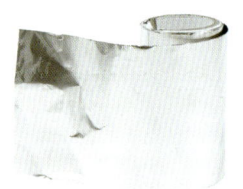

❼ 포일
손톱을 감싸서 속오프를 할 때 용액의 증발을 막기 위해 사용하는 도구이며 젤폴리시를 덜어 컬러 파레트로도 간편하게 사용하기도 한다.

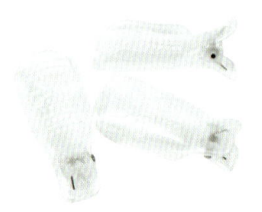

❽ 속오프클립
속오프할 때 젤리무버가 증발하지 않도록 솜을 고정해 주는 역할을 한다.

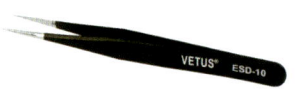

❾ 핀셋
네일 아트 시 스톤이나 작은 아트 재료들을 집는 도구이다.

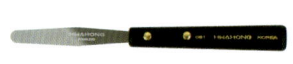

❿ 스패츌러
젤이나 크림과 같은 제형 또는 글리터 등의 아트 재료들을 덜어 내거나, 섞을 때 사용한다.

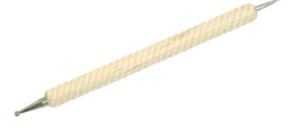

⓫ 도트봉
아트 작업 시 점을 쉽게 찍어 낼 수 있는 도구이다.

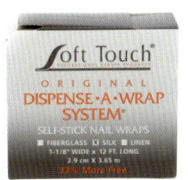

⑫ 실크
자연 네일이 찢어지거나 갈라질 때 보수를 하고 실크 익스텐션 시술 시 연장용으로 사용하는 실크로 이루어진 천이다.

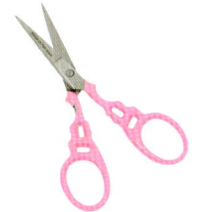

⑬ 실크 가위
실크를 재단할 때 사용하는 실크 전용 가위이다.

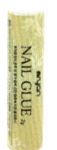

⑭ 글루
네일팁 또는 실크, 파츠를 붙일 때 사용한다.

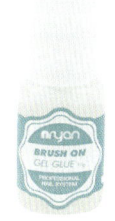

⑮ 젤글루
브러시가 내장되어 있으며 글루보다 접착력이 뛰어나고 점성이 강하여 흐르지 않아 사용 시 편리하다.

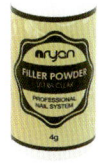

⑯ 필러 파우더
실크 또는 네일팁이 갈라졌거나 떨어져 나간 부분을 메꿀 때, 또는 실크 익스텐션 시술 시 사용한다.

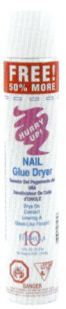
❶⑦ 글루 드라이어
네일글루를 빠르게 건조시킬 때 사용하는 촉매제 역할을 하는 드라이어이다.

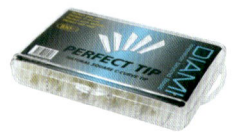
⑱ 네일팁
인조 네일로 길이 연장 시 사용하는 도구이다.

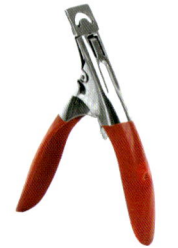
⑲ 팁커터
인조팁을 원하는 길이에 맞게 자를 때 사용하는 도구로 자연 네일에는 사용하지 않는다.

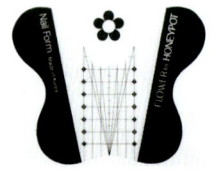
⑳ 폼
연장 시 손톱 아래에 끼워 사용하는 재료이다.

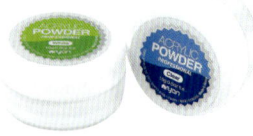
㉑ 아크릴 파우더
리퀴드액(모노머)과 함께 사용하고 다양한 색상이 있는 분말 타입으로 연장과 아트, 네일 보수에 사용한다. 보통 내추럴핑크, 클리어는 자연 손톱이나 팁 위에 올려 주고 화이트는 프렌치를 표현할 때 사용한다.

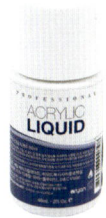
22 아크릴 리퀴드(모노머)
아크릴 파우더와 함께 사용하는 액체 타입이다.
*사용하고 남은 리퀴드는 재사용하지 않는다.

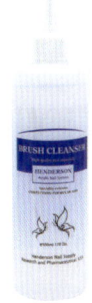
23 브러시 클리너
브러시를 닦을 때 사용하는 전용 클리너로 모의 손상도를 낮춘다.

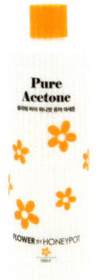
24 퓨어아세톤
손톱에 발라져 있는 컬러젤을 녹여서 제거할 때 사용하는 액체류 아세톤이다.

25 스펀지
그러데이션을 표현할 때 사용하며 스펀지에 뚫려있는 구멍의 크기에 따라 고밀도와 저밀도로 나뉘는데 밀도가 낮을수록 기포 자국이 잘 생긴다.

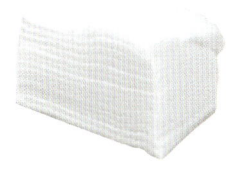
26 솜
폴리시 또는 젤을 제거할 때 리무버 또는 아세톤을 적셔 손톱에 올려 사용한다.

㉗ 페이퍼 타월

시술 전 테이블에 펼쳐 준비해 사용하기도 하며 더스트나 손톱의 유, 수분을 제거하는 와이퍼의 역할을 하기도 한다.

5. 드릴

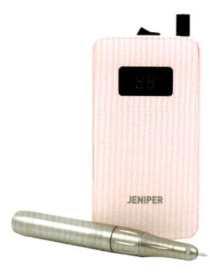

❶ 드릴 머신

파일의 단점을 보완하여 전자식으로 편안하게 손과 발을 시술할 수 있도록 도와주는 기계이다. 오프 및 케어 등 다양하게 사용할 수 있다. 사용법을 충분히 숙지한 후 사용하는 것을 권장한다.

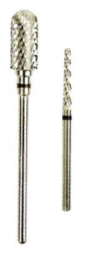

❷ 드릴 비트

드릴 머신 사용 시 필요한 도구로 용도에 맞게 끼워 사용한다. 용도, 재질, 거칠기가 매우 다양하다.

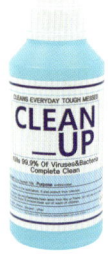

❸ 비트 세척액

네일용 도구, 비트 등을 세척하는 액체로 이물질 제거와 살균을 돕고 녹을 방지한다.

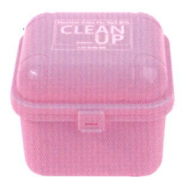

❹ 비트 소독 케이스

비트 세척액을 넣어 네일용 도구나 비트를 담궈 소독할 수 있는 용기이다.

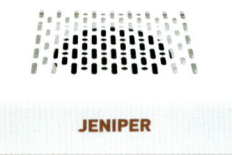

❺ 흡진기

네일아트 시술 시 생기는 먼지나 이물질들을 흡입하는 기계이다.

SECTION 2

브러시의 종류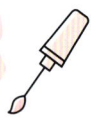

1. 브러시 모의 종류에 따른 분류

❶ 천연모

동물로부터 추출한 털로 이루어져 탄력이 좋고 붓의 결이 남지 않는다. 표면이 파인 듯한 구조로 되어 있어 파우더 제형의 제품을 잘 머금어 준다. 단백질로 구성되어 있는 특성상 브러시의 결이 손상되거나 끊어질 수 있어 브러시의 세척과 꾸준한 관리를 필요로 한다. 네일 브러시로는 보통 콜린스키모(북극여우의 꼬리털)를 많이 쓴다.

❷ 인조모(합성모)

합성 섬유를 가공한 브러시로 모가 매끈하게 코팅되어 있어 크림 제형을 바르기에 적합하고 모 자체의 탄성이 좋기 때문에 쉽게 망가지지 않고 브러시 관리가 어렵지 않아 초보자들도 쉽게 사용할 수 있다.

❸ 혼합모(콜린스키모+합성모)

콜린스키모 80%와 인조모 20%를 혼합하여 만든 브러시이며 브랜드와 제조사마다 혼합하는 비율은 달라질 수 있다. 콜린스키모와 인조모의 단점이 보강되었기 때문에 초보자에서 경력자까지 모두 사용할 수 있다.

2. 용도별 분류

❶ 아크릴 브러시

모노머에 적셔서 아크릴 파우더를 사용해 익스텐션이나 아트에 사용되는 붓이다. 콜린스키모로 이루어져 있으며 대표적으로 스컬프쳐 브러시, 디자인 브러시가 있으며 붓의 모양과 길이, 크기에 따라 종류가 다양하다.

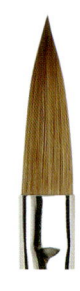

❷ 젤 브러시

젤 시술 시 사용하는 브러시로 시술 방법에 따라 브러시 모양을 선택해 사용할 수 있다.

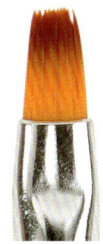

❸ 물감 브러시(수채화, 포크)

① 수채화 브러시

수채화 물감 또는 리퀴드 타입을 사용할 때 주로 사용되는 브러시로 모양은 브랜드와 제조사에 따라 다양하지만, 대체적으로 총알 모양으로 이루어져 있다. 액체를 머금어야 하는 브러시의 뒷부분은 통통한 모양이며 섬세한 작업 시 브러시의 앞부분을 주로 사용한다.

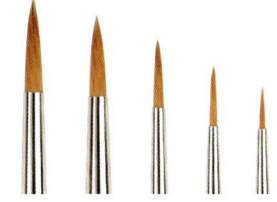

② 포크아트 브러시

아크릴 물감을 이용해 손톱 위에 포크아트 시술 시 사용되는 브러시로 브랜드와 제조사에 따라 모의 종류는 다양하다. 모의 모양은 대표적으로 앵글 브러시, 필벗 브러시, 스텐실 브러시 등이 있으며 그리고자 하는 문양에 따라 사용되는 브러시의 종류가 다양하다.

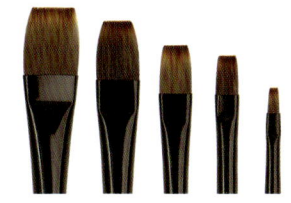

3. 브러시의 모양별 분류

❶ 스퀘어 브러시

풀컬러링 또는 클리어젤을 도포할 때 사용하며 스컬프처, 포크아트 시에도 사용한다.

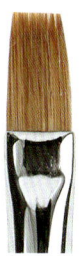

❷ **라운드 브러시**

풀컬러링 또는 클리어젤을 바를 때 큐티클과 프리 에지 부분을 깔끔하게 표현할 수 있고 꽃잎을 그릴 때 사용한다.

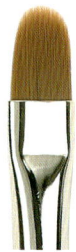

❸ **앵글(사선) 브러시**

체크아트 및 명암을 줄 때 주로 사용하며 다양한 아트에 사용한다.

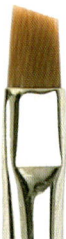

❹ **라이너 브러시**

① **롱라이너 브러시**

주로 긴 라인을 그릴 때 사용된다. 모의 길이별로 구분이 되며 모량이 대체로 적다.

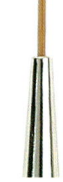

② **숏라이너 브러시**

주로 레터링 또는 정교한 라인을 그리거나 캐릭터를 그릴 때 사용된다. 모의 길이별로 구분이 되며 모량이 대체로 적다.

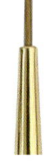

❺ 세필 브러시

① 롱세필 브러시
라인을 그리거나 캐릭터를 그릴 때 주로 사용되며 세밀한 작업 시 주로 사용된다.

② 숏세필 브러시
라인 또는 그림을 그리거나 면적이 작은 곳을 세밀하게 채색할 때 주로 사용된다.

❻ 엠보 브러시
엠보젤을 이용해 3D 아트를 할 때 사용되는 브러시로 다른 브러시에 비해 탄성이 좋아 묵직한 젤을 쉽게 다룰 수 있다.

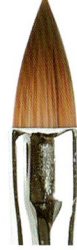

❼ 기타 브러시

① 러프 브러시
거친 느낌을 표현하는 아트에 사용이 되거나 그러데이션을 표현할 때 사용된다.

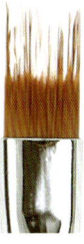

② 팬 브러시

거친 느낌을 표현하는 아트 또는 글리터를 듬성하게 얹어 줄 때 사용된다.

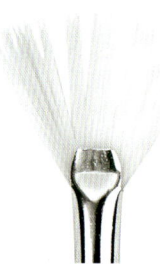

③ 프렌치 브러시

브러시가 스마일 모양으로 되어 있어 프렌치 네일 시술 시 프렌치 라인을 깔끔하고 쉽게 표현할 수 있는 브러시이다.

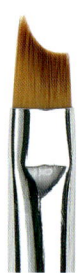

④ 그러데이션 브러시

사선 모양으로 컬러를 적게 머금어 그러데이션 작업 시 컬러의 경계선을 자연스럽고 쉽게 연결되도록 도와주는 브러시이다.

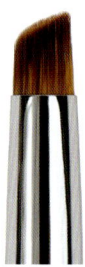

⑤ 실리콘 브러시

실리콘으로 제작되어 손톱에 파우더를 문지를 때 주로 사용된다. 또는 핸드 페인팅 아트나 라인을 수정할 때 사용되기도 한다.

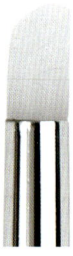

금손 티처의 브러시 관리 방법
Q&A

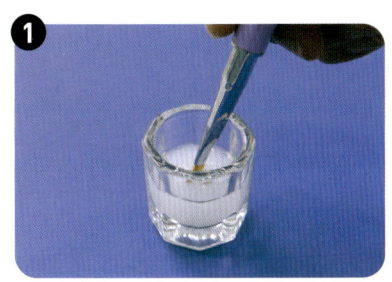

① 디펜디쉬에 브러시 클리너를 소량 덜어 브러시를 가볍게 앞뒤로 터치하며 머금고 있던 젤을 풀어 낸다.

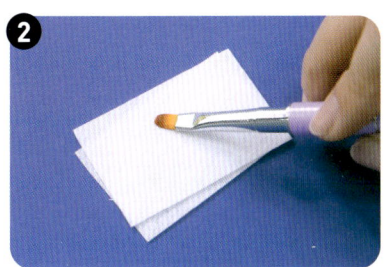

② 충분히 젤을 풀어낸 후 페이퍼 타월에 부드럽게 한 방향으로 닦아 낸다.

TIP 브러시에 묻은 컬러젤이 나오지 않을 때까지 닦아 낸다.

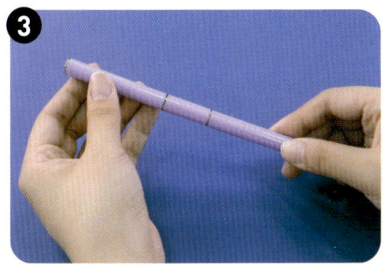

③ 불투명한 브러시 캡을 씌워 보관한다.

TIP 젤 브러시의 경우 빛이 투과되면 굳는 현상이 생길 수 있기 때문에 반드시 불투명한 캡을 사용한다.

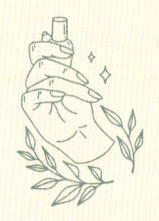

chapter 2

케어

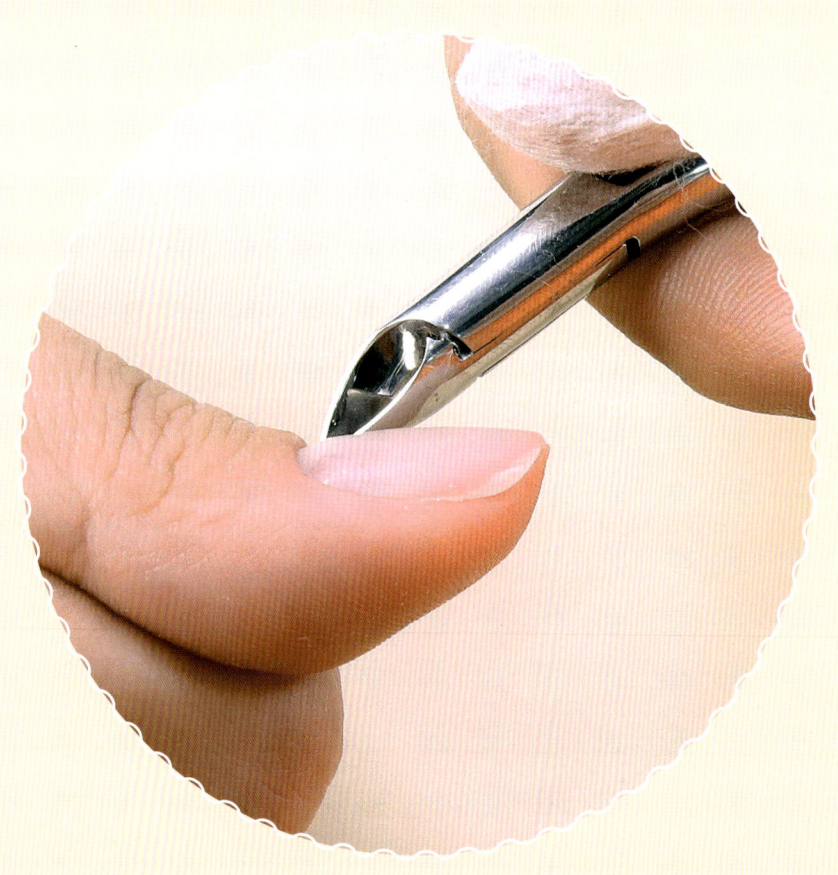

SECTION 1

손톱의 특성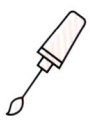

1. 네일이란

네일의 의미는 다루는 사람마다 그 범위를 표현함에 있어 여러 가지로 해석할 수 있으나 근본적인 개념으로는 네일은 손톱을, 패티는 발톱을 지칭한다. 그러나 아름다움을 추구하는 관점으로 보면 매니큐어는 손과 손톱, 페디큐어는 발과 발톱을 정리하고 관리하는 것을 포함한다.
매니큐어는 라틴어의 마누스(Manus : 손) + 큐라(cure : 관리)에서 파생된 단어로 손과 발톱의 모양 정리, 손 마사지, 컬러링(coloring) 등을 포함한 총괄적인 손의 관리를 뜻한다.

2. 손의 성장

손톱의 성장은 매트릭스(조모)에서 시작되며 조모는 3개의 층으로 이루어져 있다. 이곳에 충격이 가해지면 기형 및 성장이 멈추어지기도 한다. 손톱은 하루에 약 0.01mm 정도 자라며 한달에 약 3~5mm 정도 자란다. 발톱은 이에 비해 2~4배 느리게 자란다. 나이, 건강 상태에 따라 손톱이 완전히 새롭게 자라는데 개인차가 있으나 평균 기간은 4~6개월이다(남성의 손톱이 여성보다 빨리 자라는 편이고 나이가 젊을수록 성장 속도는 빨라진다. 날씨가 따뜻하거나 손톱의 끝을 자주 사용하는 직업일 경우 성장 속도에 영향을 미치며, 다섯 손가락 중 중지 손톱이 성장 속도가 가장 빠르고 엄지 손톱이 가장 늦게 자라는 편이다).

3. 건강한 손톱

부드럽고 매끄러우며 광택이 있고 투명한 핑크빛을 띄고 있으며 둥근 모양의 아치형을 형성하고 있어야 건강한 손톱이다. 네일 베드에 강하게 부착되어 있어야 하고, 건강한 손톱은 단단하면서도 탄력을 가지고 있으며 손톱에 결이 없고 수분 함량은 약 12~18% 정도 함유해야 한다.

SECTION 2

손톱의 구조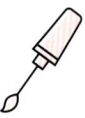

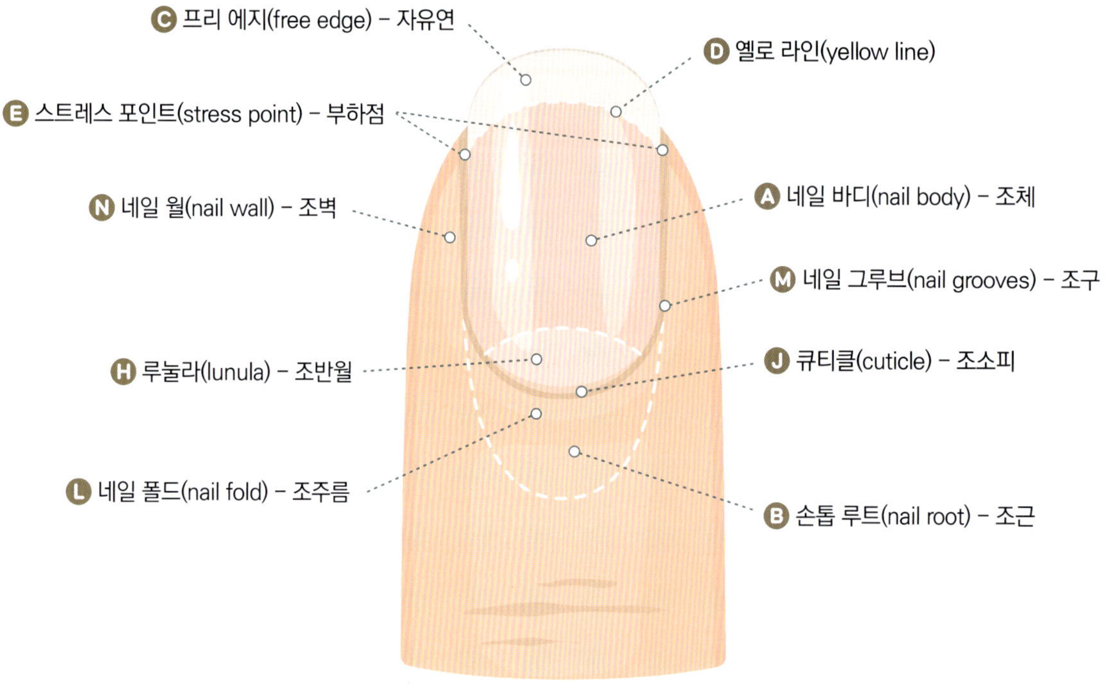

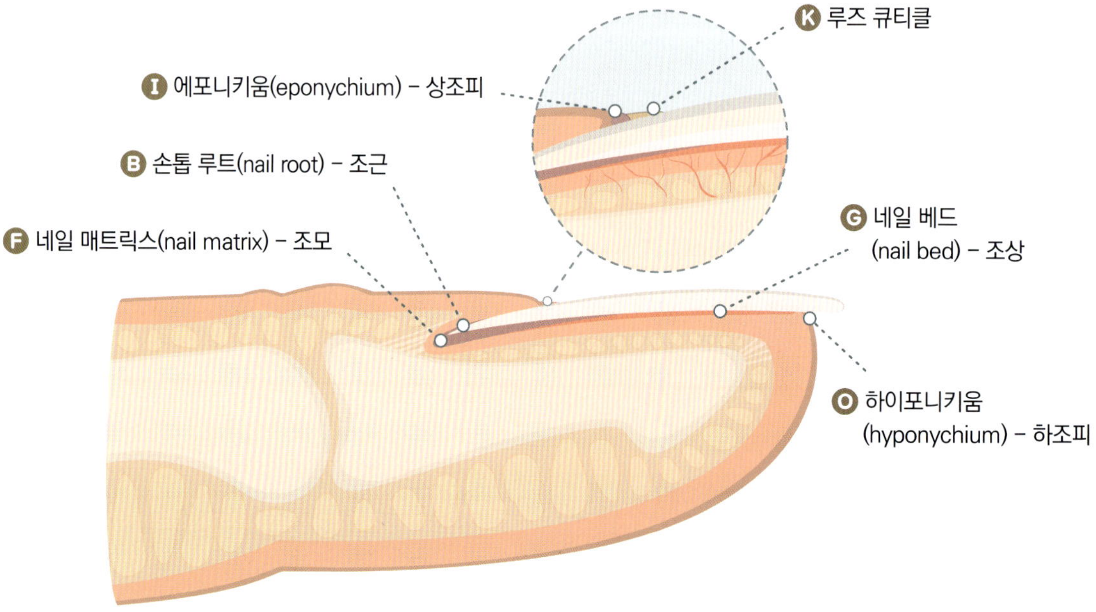

- **C** 프리 에지(free edge) – 자유연
- **D** 옐로 라인(yellow line)
- **E** 스트레스 포인트(stress point) – 부하점
- **A** 네일 바디(nail body) – 조체
- **N** 네일 월(nail wall) – 조벽
- **M** 네일 그루브(nail grooves) – 조구
- **H** 루눌라(lunula) – 조반월
- **J** 큐티클(cuticle) – 조소피
- **L** 네일 폴드(nail fold) – 조주름
- **B** 손톱 루트(nail root) – 조근

- **K** 루즈 큐티클
- **I** 에포니키움(eponychium) – 상조피
- **B** 손톱 루트(nail root) – 조근
- **F** 네일 매트릭스(nail matrix) – 조모
- **G** 네일 베드(nail bed) – 조상
- **O** 하이포니키움(hyponychium) – 하조피

1. 손톱 자체

Ⓐ 네일 바디(nail body) – 조체
일반적으로 손톱이라 하며, 네일 플레이트(nail plate)라고도 부른다. 손톱은 죽은 단백질로 구성되어 있기 때문에 신경과 혈관이 없어서 산소를 필요로 하지 않으며 얇은 여러 개의 층으로 구성되어 있다.

Ⓑ 손톱 루트(nail root) – 조근
손톱 피부 밑에 묻혀 있는 얇고 부드러운 곳이며 손톱이 자라는 가장 중요한 부분이다. 손톱의 새로운 세포가 만들어지는 곳으로 네일이 자라기 시작하는 곳이다.

Ⓒ 프리 에지(free edge) – 자유연
핑크빛 손톱과는 다르게 흰색을 띠고 있는 부분으로 자를 수 있는 손톱 부분이다. 손톱이 자라나면서 네일 베드와 분리된 손톱의 끝을 말하며 이 부분을 꼼꼼하게 칠해야 컬러가 쉽게 벗겨지지 않는다.

Ⓓ 옐로 라인(yellow line)
네일 바디와 프리 에지의 경계선이다.

Ⓔ 스트레스 포인트(stress point) – 부하점
손톱이 자라 나오면서 피부에서 떨어지는 옐로 라인의 양끝의 사이드 부분으로 스트레스 포인트를 다듬는 모양에 따라 손톱 전체의 모양이 달라진다.

2. 손톱 밑 구조

Ⓕ 네일 매트릭스(nail matrix) – 조모
네일 루트(조근) 밑쪽 부분에 손톱 각질세포 생성과 손톱의 성장이 진행되는 곳으로 혈관 및 신경이 분포되어 있다. 이곳에 이상이 생기면 손톱의 변형을 가져온다.

Ⓖ 네일 베드(nail bed) – 조상
네일 바디(조체) 밑의 피부 부분으로 네일 바디를 받치고 있으며 혈관의 신경이 분포되어 있고 신진대사와 수분을 공급한다.

H 루눌라(lunula) - 조반월

반달 모양으로 케라틴화가 덜 된 굉장히 여린 부분이며 센 자극을 받지 않도록 주의해야 한다(대체로 반월이라 부른다).

3. 손톱 주위 구조

I 에포니키움(eponychium) - 상조피

루눌라 바로 위에 위치한 조직이며 에포니키움을 과도하게 자르거나 안쪽이나 위로 밀어 올릴 경우 매트릭스의 감염을 초래할 수 있다.

J 큐티클(cuticle) - 조소피

큐티클은 손톱 주위를 덮고 있는 신경이 없는 부드러운 피부이다. 손톱이나 발톱에 병균이 침입하는 것을 보호하는 역할을 한다.

K 루즈 큐티클

큐티클 아래에 있는 죽은 피부, 루즈 스킨이라고도 부른다. 네일의 리프팅 현상을 줄이고 유지력을 높여주기 위해 루즈 큐티클을 제거해줘야 한다.

L 네일 폴드(nail fold) - 조주름

네일이 시작되는 부분에서 윗부분과 옆선, 네일 플레이트에 맞추어 형성된 주름이다.

M 네일 그루브(nail grooves) - 조구

네일 베드의 양쪽 측면에 좁게 패인 부분을 말한다.

N 네일 월(nail wall) - 조벽

네일 그루브 위에 있는 네일의 양쪽 피부를 말한다.

O 하이포니키움(hyponychium) - 하조피

프리 에지 밑 부분의 피부를 지칭하며 손톱의 밑에 위치한 피부와 연결된 부드러운 부분으로 박테리아 등의 세균이나 이물질 침입으로부터 손톱을 보호해 준다.

SECTION 3

셰이프의 종류와 방법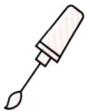

1. 셰이프의 종류

① 스퀘어

양쪽 끝 모서리가 90도로 직각을 이루고 있는 네모 모양의 손톱으로 강한 느낌을 주는 셰이프다. 잘 부러지지 않아 손을 자주 사용하는 사람에게 추천하며 손이 짧거나 굵은 사람들은 피하는 것이 좋다. 파일링 각도는 90도이다.

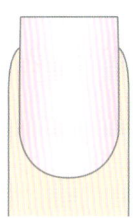

② 스퀘어라운드

프리 에지는 직선을 유지하고(스퀘어 형태) 양쪽 모서리 부분만 각이 생기지 않게 굴려 주는 형태이다. 스퀘어보다는 부드러운 느낌을 표현할 수 있으며 잘 부러지지 않는 모양이여서 사람들이 가장 선호하고 실제로도 많이 하고 있는 손톱 모양이다. 파일링 각도는 양 측면 모서리는 45도, 중앙은 90도이다.

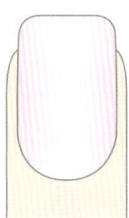

③ 라운드

양쪽 모서리(스트레스 포인트)에서 중앙으로 45도 각도로 파일링을 하며 좌우대칭이 맞아야 하는 형태이다. 손톱이 짧은 경우 적합하고 남성이 가장 선호하며 남녀노소 누구에게나 어울리는 형태이다.

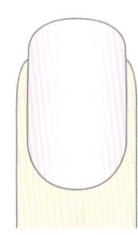

④ 오벌

바디가 길어 보이고 여성미가 강조되는 달걀 모양에 가까운 형태이다. 손가락이 길고 가늘어 보이며 통통한 손에 어울리는 장점이 있지만 약해서 잘 부러진다는 단점이 있다. 양쪽 모서리(스트레스 포인트)에서 중앙으로 15~30도의 각을 주고 라운드보다 경사진 타원형 모양으로 만들어 준다.

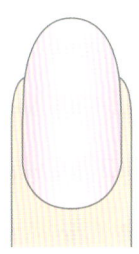

❺ 포인트

아몬드 셰이프라고도 불리는 포인트 셰이프는 손톱의 끝이 날카롭지 않을 정도로 만든 뾰족한 형태이다. 손가락이 길어 보이고 화려해 보인다는 장점이 있지만 반면에 프리 에지가 길어야 만들 수 있는 형태이기 때문에 잘 부러지는 단점이 있다. 10도 각도로 파일링하고 양 측면을 사선으로 대칭되게 한다.

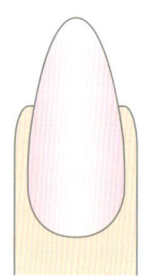

2. 셰이프 잡는 방법

손톱의 모양을 어떻게 하느냐에 따라 분위기, 바디의 길이, 편리함까지 달라질 수 있다.

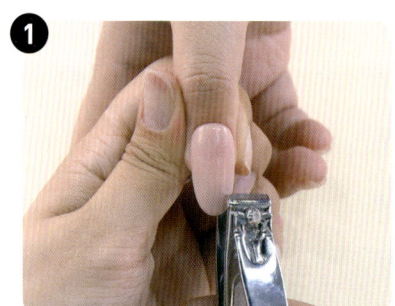

❶ 셰이프를 잡고자 하는 손톱을 엄지와 검지로 지탱해 준 후 클리퍼로 원하는 길이보다 조금 길게 잘라 준다.

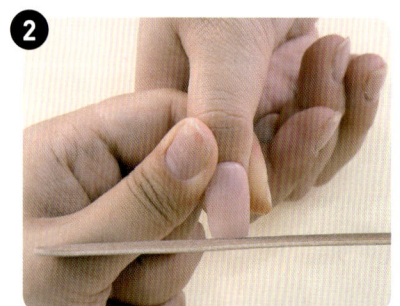

❷ 손톱과 파일의 각도는 90도를 유지하며 원하는 길이만큼 한 방향으로 갈아 준다.

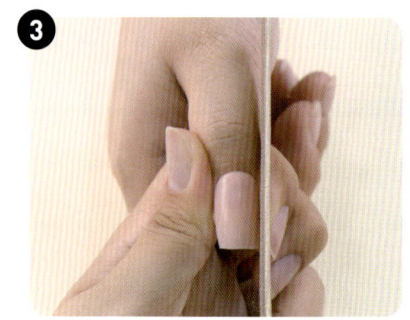

❸ 손톱의 양 사이드를 11자가 되도록 부드럽게 갈아 준다.

> **TIP** 양쪽 방향으로 파일링을 하면 손톱이 손상될 수 있기 때문에 한 방향으로 갈아 준다.

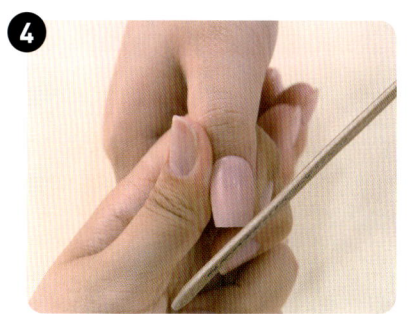

한 방향으로 길이 조절을 해 준 후 양쪽 모서리(스트레스 포인트)를 갈아내며 원하는 셰이프를 만들어 준다.

TIP 전체적인 모양을 위해 손등이 보이게 펼쳐 손가락과 손톱의 모양이 균형을 이루는지 체크하며 파일링한다.

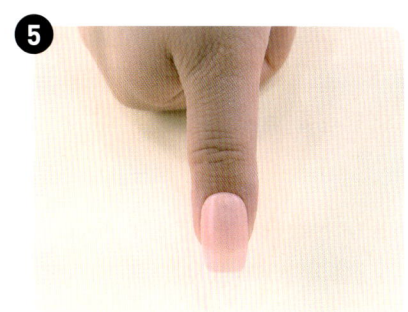

손톱 안쪽에 남아 있는 잔여물을 디스크 패드 또는 샌딩 블록으로 제거한 후 마무리해 준다.

TIP 손톱의 길이와 모양을 잡는 것을 파일링이라고 하는데, 파일을 잡을 때 전체 길이의 1/3 위치에서 한쪽 면은 엄지손가락을 이용하고 다른 한쪽 면은 나머지 손가락으로 잡는 것이 기본이 된다. 손톱 모양의 종류는 크게 다섯 가지로 분류한다.

SECTION 4

케어란?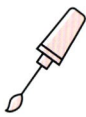

클리퍼(손톱깎이)와 파일을 사용해 손톱 길이와 모양을 다듬고 푸셔와 니퍼를 사용하여 손톱에 자라난 루즈 스킨과 큐티클을 제거하는 것을 뜻한다.

1. 케어가 필요한 이유?

큐티클 라인을 바로 잡아 주어 외관상 깔끔해 보이며 젤 네일 시술 시 리프팅을 방지해 유지력과도 관련이 있어 네일 케어는 가장 기초이면서 네일 아트의 큰 중심을 차지한다.

영상 보기

2. 케어하는 방법

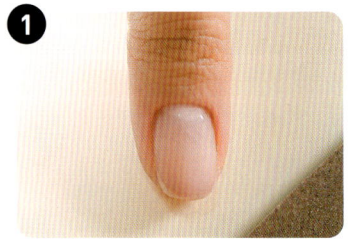

❶ 파일을 사용해 자연 손톱의 길이와 모양을 조절한 다음 표면의 더스트를 제거한다.

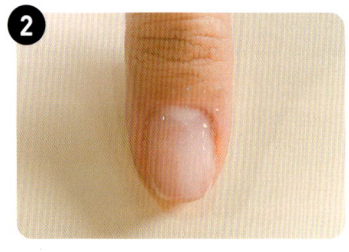

❷ 큐티클 라인에 큐티클 리무버를 발라 준다.

> **TIP** 큐티클이 많이 거칠거나 남성의 손일 경우는 따뜻한 물이 담긴 핑거볼에 불린 다음 시작하는 것을 추천한다.

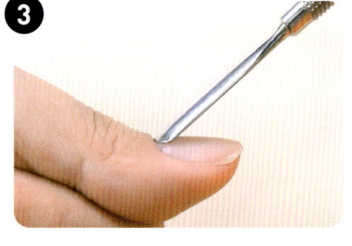

❸ 푸셔를 사용해서 불어난 큐티클을 안쪽으로 살살 밀어 준다.

> **TIP** 세게 밀면 살이 들리거나 손톱에 손상이 갈 수 있어 45도 각도로 루즈 스킨과 함께 밀어 준다.

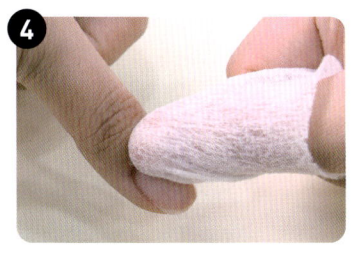
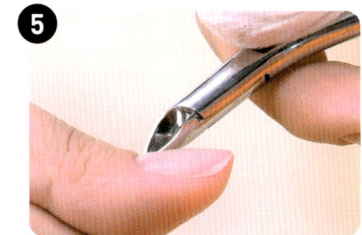

니퍼로 잘라 내기 전 밀린 큐티클과 제거된 루즈 스킨 때문에 잘라 내야 할 부분이 안 보일 수 있기에 물티슈나 거즈로 큐티클 리무버를 어느 정도 닦아 낸다.

니퍼로 큐티클 라인을 따라 큐티클을 자른다.

TIP

▶ 이때 밀어낸 큐티클을 잡아 뜯어내면 피가 나거나 지저분해질 수 있기 때문에 라인을 따라 뒤로 빼면서 잘라 주고 뒷날에 살이 찝히지 않도록 주의한다.

▶ 큐티클 주변에 피부를 당겨 주면 안쪽에 제거되지 않은 큐티클도 꼼꼼히 정리할 수 있다.

▶ 큐티클이 말랐을 때는 중간중간 물티슈나 리무버를 사용하면, 촉촉하게 유지하면서 제거하는 데에 훨씬 더 수월하다.

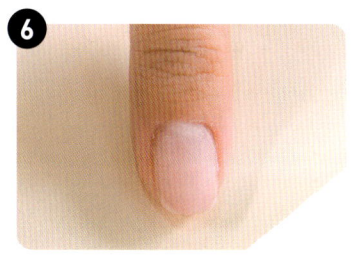
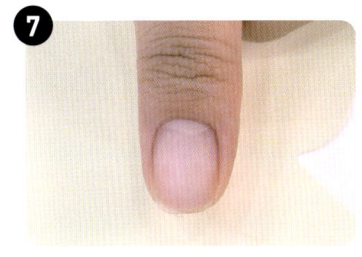

큐티클 제거가 끝난 후 부드러운 파일이나 샌딩 버퍼를 사용하여 남아 있는 루즈 스킨을 가볍게 제거하며 주변의 굳은살도 정리한다.

소독제를 뿌리고 영양제는 기호에 맞게 바른다.

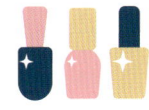

 금손 티처의 **Q&A**

❶ JAW란?

니퍼에서 큐티클을 자르는 날의 길이를 말하며 보통 1/2을 사용하며 초보자이거나 뒷날에 잘 찝히는 경우 1/4을 사용한다. 본인의 스타일에 따라 선택하여 사용하기도 한다.

❷ 니퍼를 사용할 때 주의할 점

손잡이의 중간 스프링 부분을 자주 풀 경우 리벳이 느슨해져 절삭력이 저하될 수 있으니 주의한다. 니퍼는 항상 떨어뜨리지 않게 주의하며 사용한 후 항상 니퍼 캡을 닫아 날이 손상되지 않도록 보관해 주어야 한다. 날의 끝이 손상되거나 휘어졌을 경우 전문 업체에 수리를 맡겨 반드시 날을 교체해야 한다.

❸ 푸셔를 사용할 때 주의할 점

푸셔로 네일 바디 전체를 밀면 스크래치(손톱에 결이 생기거나 갈라지는 현상)가 생길 수 있기 때문에 주의하며 밀어 준다.

3. 프리퍼레이션

준비 단계로 젤 네일 시술 전에 자연 네일의 유, 수분을 제거하여 젤과 자연 네일의 밀착력을 높여 리프팅 현상을 방지해 주고 젤 네일의 유지력을 높이기 위한 작업이다. 베이스젤을 바르기 전 큐티클 정리 후 샌딩 파일로 손톱 표면에 에칭(스크래치)을 내 준다. 젤 네일은 유, 수분과 먼지에 약하기 때문에 프리퍼레이션을 하지 않으면 리프팅 현상 (젤 네일의 끝이 벗겨지는 현상)이 일어날 수 있다.

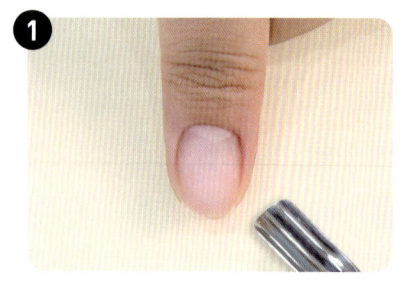

①

푸셔를 사용하여 루즈 스킨을 큐티클 쪽으로 꼼꼼히 밀어 준다.

TIP
▶ 루즈 스킨을 제거하지 않으면 리프팅의 원인이 될 수 있다.
▶ 루즈 스킨의 상태에 따라 라운드 또는 일자 푸셔를 선택해 사용한다.

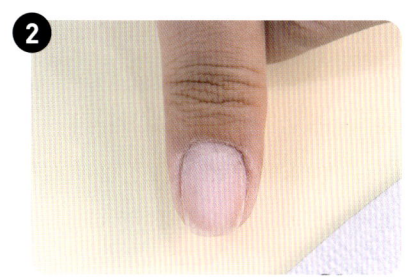

240그릿 파일로 네일 표면 전체를 한 방향으로 스크래치를 낸다.

> **TIP** 유, 수분이 많은 자연 네일은 리프팅이 잘 일어나기 때문에 사이드 부분과 루즈 큐티클 부분을 꼼꼼하게 스크래치를 낸다.

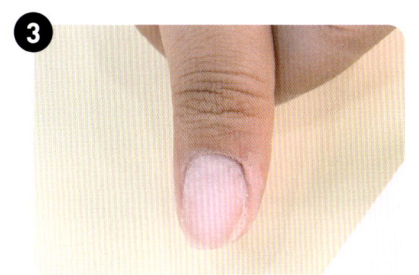

샌딩 버퍼로 손톱 표면을 매끄럽게 정리한다.

> **TIP** 더스트 브러시로 먼지를 꼼꼼히 제거해 준다.

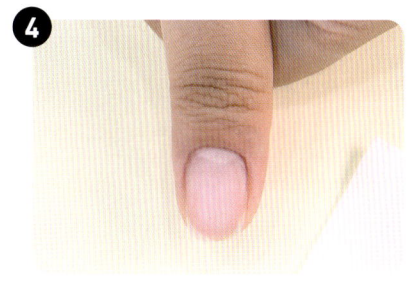

페이퍼 타월에 젤클렌저 또는 아세톤을 묻혀 네일 바디를 닦아 낸다.

> **TIP** 유, 수분기가 많은 네일의 경우 본더를 네일 바디의 중간 부분을 제외한 부분에 바르고 자연 건조시켜 주면 유지력을 높일 수 있다.

SECTION 5

포일 속오프

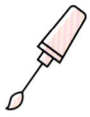

젤 네일을 하는 것과 같이 제거하는 과정도 매우 중요하다. 속오프 도중 잘못된 시술 과정으로 손톱 손상이 일어날 수 있기 때문에 시술 과정과 방법을 충분히 숙지한 후 시술하도록 한다. 젤 네일은 평균적으로 3주 이내에 속오프를 해 줘야 한다. 그렇지 않을 경우 손톱과 젤의 리프팅 현상이 일어나며 젤과 손톱의 사이에 곰팡이균이 생길 수 있다.

영상 보기

포일 속오프 방법

1
150그릿 파일로 탑젤을 전체적으로 파일링을 해 준다.

TIP 탑젤을 제거해야 리무버가 젤의 내부로 침투할 수 있어 젤 네일을 쉽게 제거할 수 있다.

2
아세톤을 충분히 묻힌 솜을 손톱 위에 올려 준다.

TIP
▶ 아세톤을 올리기 전 오일을 손톱 주변에 발라 주면 아세톤에 의해 증발되는 피부의 유,수분을 보호할 수 있다.

▶ 퓨어 아세톤은 빠르게 속오프가 된다는 장점도 있지만 자연 네일의 손상도가 높기 때문에 젤리무버를 추천한다.

3
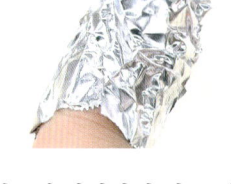
아세톤이 날아가지 않고 잘 녹을 수 있게 포일로 5~10분 정도 감싸 준다.

TIP 솜을 고정시킬 수 있는 속오프 클립을 사용하면 편리하다.

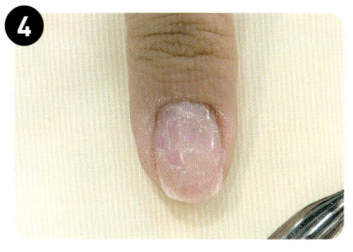 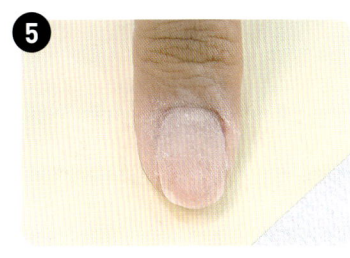 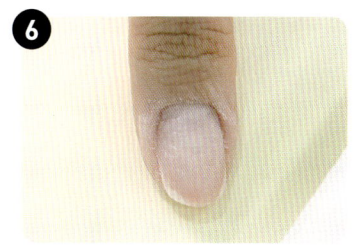

포일을 제거한 후 푸셔로 힘을 빼고 살살 밀어 녹은 젤들을 제거해 준다.

240그릿 파일로 큐티클 라인과 사이드 라인을 정리해 주며 파일링해 준다.

샌딩 버퍼로 손톱 표면 정리를 해 준다.

TIP 제거가 덜 되었다면 전 과정(2~3)을 반복하여 준다.

TIP 점차적으로 그릿수를 높여 부드러운 파일로 바꿔 파일링하면 손톱의 손상도를 줄이며 표면 정리를 할 수 있다.

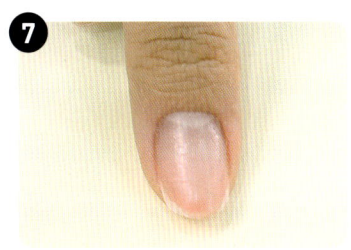

더스트를 털어 낸 후 기호에 맞게 영양제 또는 타월로 마무리해 준다.

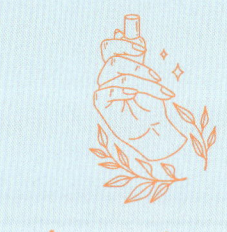

chapter 3

드릴

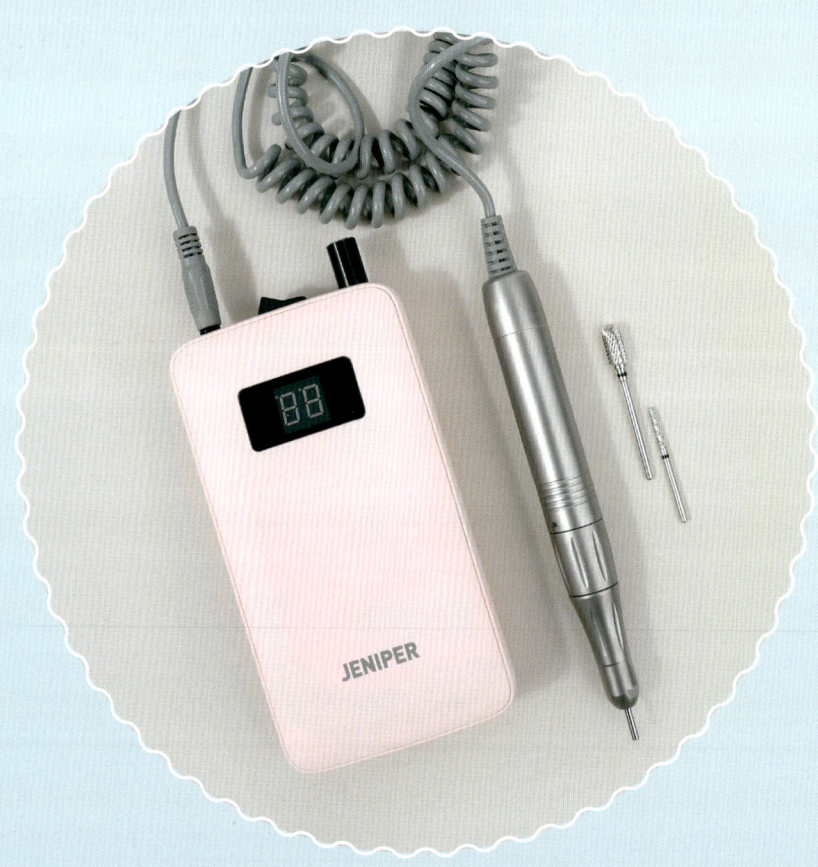

SECTION 1

드릴 설명

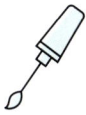

드릴 설명

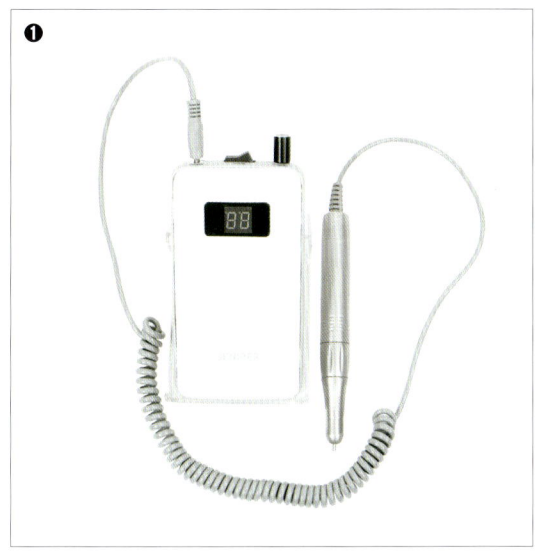

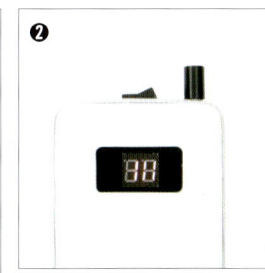

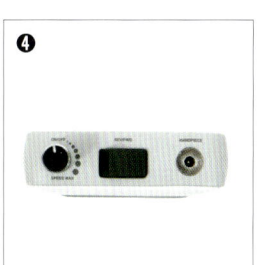

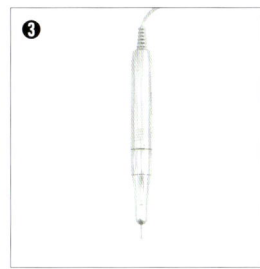

❶ 드릴 본체
❷ 컨트롤 박스
❸ 핸드피스(세트 링, 테스트바)
❹ 컨트롤 박스(R&F, RPM 조절)

드릴은 공통적으로 컨트롤 박스, 핸드피스, 충전용 어댑터로 구성되어 있다.

컨트롤 박스에 내장되어 있는 다이얼을 사용해 속도 조절이 가능하며 전원을 켜고 끌 수 있다. 또한 방향 전환 스위치로 비트의 회전 방향을 설정할 수 있다. 핸드피스는 드릴에서 가장 중요한 모터가 내장되어 있고 세트 링을 돌리면 콜릿이 벌어지면서 비트를 교체할 수 있다.

❶ RPM
기기가 60초 동안 최대로 회전할 수 있는 분당 회전수를 말한다. VR(기본 RPM) / HI(최고 RPM)

❷ R/F(방향 전환)
FWD(정방향) 오른손잡이 권장 / REV(역방향) 왼손잡이 권장

❸ Set ring(세트 링)

핸드피스의 비트 교체 시 돌리는 부분이다. R↔S 라 기재되어 있으며 R은 to Remove로 비트를 교체할 때 R방향으로 돌려 콜릿을 풀어 비트와 핸드피스를 분리해 준다. S는 to Secure로 반대로 콜릿을 조여 비트와 핸드피스를 고정하는 방향이다.

❹ 테스트 바

드릴을 사용하지 않을 때는 기본적으로 구성되어 있는 테스트 바를 항상 끼워 보관하여 핸드피스의 손상을 막아 준다.

❺ 비트

머리(헤드), 목(넥), 다리(싱크), 싱크 지름 *국제 표준 사이즈 2.34mm~2.35mm. 대부분의 네일 비트는 네일(타사)드릴 호환이 가능하다.

SECTION 2

드릴 케어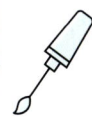

영상보기

드릴 케어

1 세트 링을 열어 테스트바를 꺼낸 뒤 케어 비트를 끼운 후 세트 링을 잠궈 준다.

> **TIP** 비트 교체 시 세트 링만 잡고 살짝 돌려 준다.
> **제니퍼** 디테일 다이아 비트 JS-12

2 큐티클 라인의 루즈 스킨을 네일 바디에서 띄워 준다.

> **TIP** ▶ 비트 브랜드마다 적정 RPM은 다르며, 제니퍼 케어 비트 추천 RPM은 5,000~8,000이다.
> ▶ 비트를 네일 바디와 45도 각도로 하며 큐티클 라인 경계까지만 밀면서 띄워 준다.

3 세트 링을 열어 케어 볼 비트로 교체 후 잠궈 준다.

> **TIP** 볼 비트는 동그란 비트로 좀 더 안전하게 큐티클 및 굳은살을 정리할 수 있다.
> **제니퍼** 볼 다이아 비트 JS-15

4 네일 바디에 남아 있는 루즈 스킨, 큐티클, 굳은살을 제거해 준다.

> **TIP** 사이드 부분의 굳은살은 위에서 아래로 내려 주고 큐티클 부분은 안쪽에서 바깥쪽으로 제거해야 깔끔하게 정리된다.

SECTION 3

드릴 오프

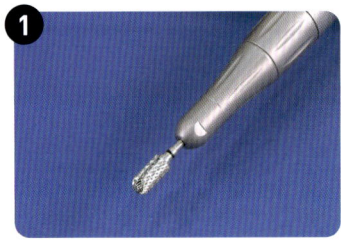

① 세트 링을 열어 테스트바를 꺼낸 뒤 오프 비트를 끼운 후 세트 링을 잠궈 준다.

TIP 비트 교체 시 세트 링만 잡고 살짝 돌려 준다.
`제니퍼` 쏙쏙 비트 CA-01

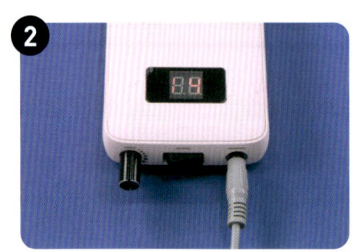

② 개인에 맞는 RPM을 조절한다.

TIP 비트 브랜드마다 적정 RPM은 다르며 제니퍼 속오프 비트 추천 RPM은 10,000~15,000이다.

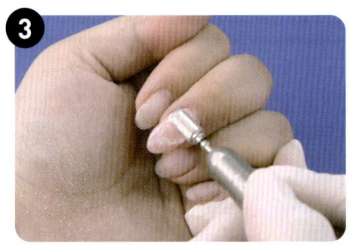

③ 비트는 세우지 않고 손톱면과 수평을 맞춰 프리 에지까지 힘을 고르게 내려 준다.

TIP 힘을 너무 주거나 한 곳에만 머무르면 자연 네일에 히팅감뿐만 아니라 손상을 줄 수 있다.

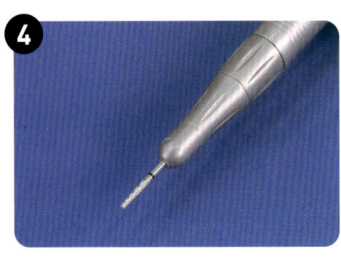

④ 세트 링을 열어 베이스 비트로 교체한 후 잠궈 준다.

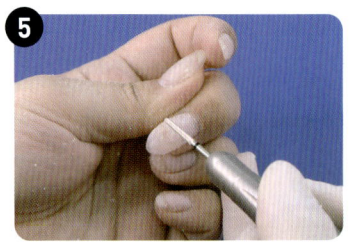

⑤ 남아 있는 컬러젤과 베이스젤을 제거한다.

TIP 베이스 비트는 일반 속오프 비트보다 거칠기가 부드럽기 때문에 바꿔 사용하면서 바디와 인접해 있는 베이스젤 제거 시 네일 베드의 손상을 최소화할 수 있다.
`제니퍼` 블랙 베이스 비트 CA-07

SECTION 4
드릴 오프(파츠 제거)

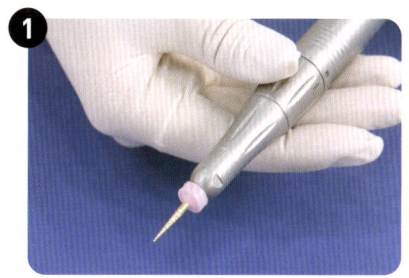

① 세트 링을 열어 테스트바를 꺼낸 뒤 파츠 비트를 끼운 후 세트 링을 잠궈 준다.

TIP 비트 교체 시 세트 링만 잡고 살짝 돌려 준다.
제니퍼 파츠 비트 JS-04

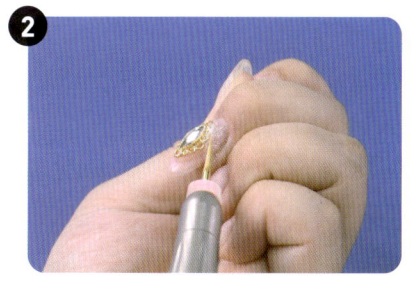

② 적정 RPM을 맞춘 후 파츠 주변에 오버레이한 젤을 제거해 준다.

TIP ▶ 비트 브랜드마다 적정 RPM은 다르며 추천 RPM은 10,000~15,000이다.
▶ 파츠 제거용 니퍼를 사용할 자리를 파츠 비트로 제거하여 만들어 준다.

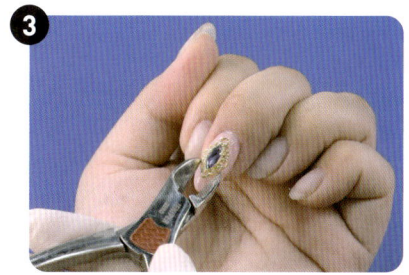

③ 파츠 제거용 니퍼를 사용하여 스톤을 제거해 준다.

TIP 날이 손상되어 큐티클 제거에 사용하지 못하는 니퍼는 파츠 제거나 체인 커팅용으로 사용할 수 있다.

SECTION 5

비트 세척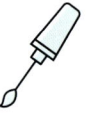

영상 보기

1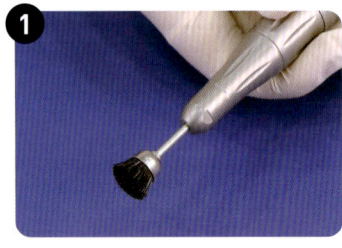

세트 링을 열어 테스트바를 꺼낸 뒤 비트용 더스트 브러시를 끼운 후 세트 링을 잠궈 준다

> **TIP** 비트 교체 시 세트 링만 잡고 살짝 돌려 준다.
> `제니퍼` 말털비트

2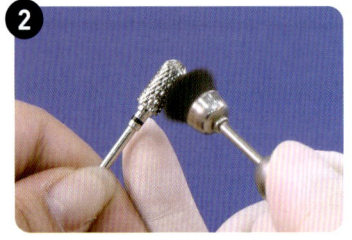

RPM을 맞춰 비트 사이에 끼여 있는 잔여물을 털어 준다.

> **TIP** 비트 브랜드마다 적정 RPM은 다르며 추천 RPM은 7,000~10,000이다.

3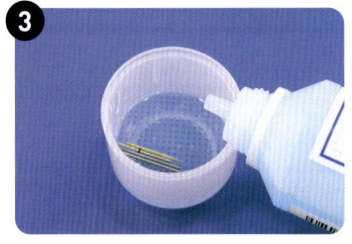

비트 세척 용기에 세척액을 넣고 소독할 비트를 담궈 10분 정도 소독한다.

4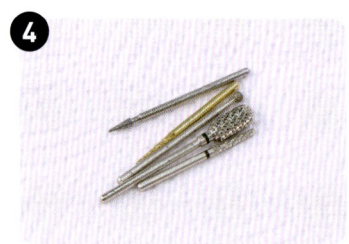

비트를 흐르는 물에 헹구고 페이퍼 타월로 물기를 깨끗이 닦아 자외선 살균기에 소독한다.

X 소독하면 안 되는 비트 (거의 1회용 비트)	○ 소독 가능 비트
종이 비트 스톤 비트(다공성 비트) 실리콘 비트 폴리싱 비트(실리콘 비트) 사포 비트	카바이드 비트 세라믹 비트 다이아몬드 비트

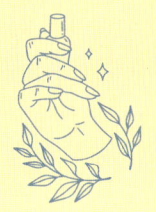

chapter 4

젤 베이직

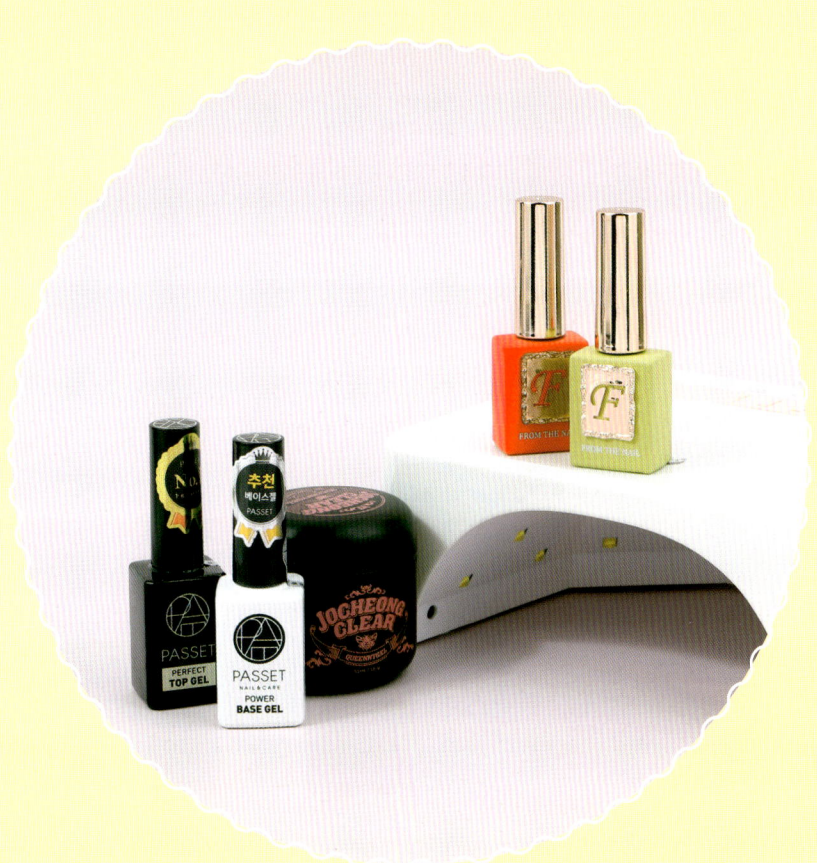

SECTION 1

젤이란?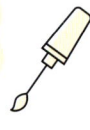

젤은 일반 매니큐어보다 쉽게 벗겨지지 않는 매니큐어의 일종으로 손, 발톱에 바른 뒤 LED 램프 또는 UV 램프에 경화시켜 손톱과 발톱을 꾸며 주는 화장품이다.

젤 네일이 유행하게 된 계기

1980년도에 세계 경제 성장과 함께 네일 산업이 급성장하면서 기존의 일반 폴리시에 비해 유지력이 강하면서도 다양한 기법과 함께, 여러 가지 아트가 가능한 젤 네일이 현대 여성의 압도적인 지지를 받으며 발전해 왔다. 젤 네일은 빠른 경화라는 특징이 있으며, 젤 성분이 유연해서 모양을 내기 쉬우면서도 큐어하면 단단해지면서 모양이 그대로 유지된다. 전용액으로 오프가 가능하다는 장점이 있어 1990년대에는 젤 네일에 대한 유명인들의 관심이 커지면서 자연스레 일반 대중들에게까지 확산되었다.

젤 네일의 유지 기간

젤 네일의 유지 기간은 보통 3~4주이며 손톱이 자라나는 속도와 손의 사용도 또는 상태에 따라 젤 네일의 유지력은 달라진다.

젤 네일은 시간이 지나면서 젤과 손톱 바디 사이에 틈이 생기는데, 그 틈 사이로 수분이 들어가 그 상태가 지속되면 곰팡이균으로 인한 세균 번식의 위험이 있다. 그렇기 때문에 보통 3~4주에 맞춰 젤 네일을 제거하는 것이 가장 좋으며, 장시간 물과의 접촉은 젤 네일의 유지 기간을 짧게 만든다. 또한 클리퍼로 손톱을 자르면 프리 에지 부분에 틈이 생기면서 젤이 금방 떨어지게 되고, 젤을 제거할 때 강제로 힘을 가하여 뜯으면 자연 손톱이 겹겹이 뜯어지며 손톱의 손상도가 높아진다.

SECTION 2

젤 재료 설명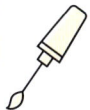

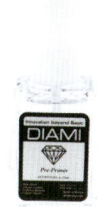

❶ 본더 / 프라이머

프리퍼레이션 후 젤이나 아크릴 시술 전 손, 발톱의 표면에 바르는 제품으로 램프에 경화시켜야 하는 젤 타입과 자연 건조하는 액상 타입이 있다. 산(Acid)이 주성분으로 손톱과 발톱의 단백질을 녹여서 유, 수분을 없애 젤이나 아크릴의 유지력을 높여 준다.

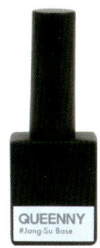

❷ 베이스젤

컬러의 착색을 방지해 주는 기초 젤로 젤의 부착을 도와주는 역할을 하며 각 제조사나 브랜드에 따라 산(Acid)의 정도와 종류가 다르기 때문에 그에 따라 유지력의 차이가 생길 수 있다.

 금손 티처의 Q&A   산성 베이스와 중성 베이스의 차이

산성(Acid) 베이스젤

산성(Acid)의 역할은 손톱의 수분을 제거해 주고 오래도록 유지할 수 있도록 도와준다. 산이 많이 함유된 베이스젤은 전처리를 소홀히 해도 지속력을 얻을 수 있지만 손톱의 손상도가 높아진다. 네일의 용도나 손톱의 상태에 따라 기호에 맞게 선택해 사용하는 것이 좋다.

중성(acid-free) 베이스젤

비교적 손톱 손상이 일반 산성 베이스보다 적고 톡 쏘는 냄새가 덜하며 시술자의 시술 방법과 용도에 따라 베이스젤의 지속력 차이가 크다.

❸ 클리어젤

① 클리어젤

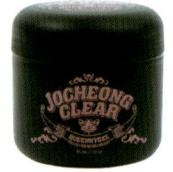
젤 네일에서 가장 기본이 되는 젤로 기본 젤이라고도 칭한다. 젤의 점도에 따라 빌더젤(스컬프처젤)과 클리어젤로 나눠지고 제거에 따라 하드젤과 소프트젤로 나눠진다.

클리어젤은 점도와 투명도가 가장 중요하며 용도나 제조사에 따라 투명도는 달라진다. 클리어젤은 시술 시 유지력을 높여 주는 오버레이 역할도 한다.

클리어젤의 점도가 묽으면 속오프 시술 시 난이도가 빌더젤(스컬프처젤)에 비해 쉽고 손톱과 밀착력이 높아진다. 일부 클리어젤이 푸른색인 이유는 뛰어난 투명도와 흰색 또는 일반 색상을 더 선명하고 하얗게 보이기 위해 형광 물질(포름알데하이드)이 들어 있어 푸른색을 띠기도 한다.

② 빌더젤(스컬프처젤)

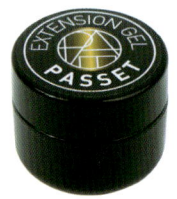
클리어젤의 점도가 되직하여 잘 흐르지 않은 것이 특징이며 빌더젤(스컬프처젤)로 칭하며 연장 시술 시 주로 사용한다. 일반 오버레이하는 방식과는 다르게 브러시에 힘을 주지 않고 자유롭게 손톱 위에서 젤을 머금은 브러시로 젤 양을 조절하면서 연장을 해 준다.

③ 파츠젤

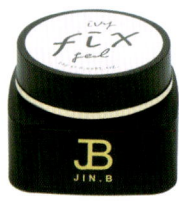
파츠를 붙일 때 사용하는 클리어젤로 점도와 투명도는 브랜드나 제조사에 따라 다양하다. 점도가 되직한 파츠젤은 파츠의 고정력이 높아 크기가 큰 파츠들을 쉽게 붙일 수 있기 때문에 많은 사람들이 신호하기도 한다. 점도가 묽은 파츠젤은 되직한 파츠젤보다 고정력은 떨어지지만 크기가 작은 볼참 또는 데코참 그리고 체인을 붙이는 데에 수월하다.

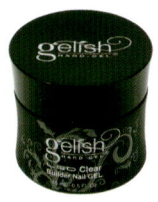

❹ 하드젤

하드젤은 촘촘한 분자량으로 내구성이 좋은 클리어젤 중 하나다. 일반 클리어젤을 아세톤에 녹여 속오프하는 것과는 다르게 아세톤에 녹지 않으며 탄성이 좋다. 연장뿐만 아니라 3D 형태의 네일 아트를 할 수 있다.

 금손 티처의 **Q&A** — 글루와 클리어젤 구분해서 파츠 붙이는 차이

글루의 산도로 금속이 변색이 될 수 있기 때문에 녹이 쓸 수 있는 파츠나 금속은 클리어젤로 고정하는 것을 추천하고 스톤 같은 제품은 글루로 유지력을 높여 클리어젤로 오버레이를 해 주는 것을 추천한다. 금속과 스톤을 같이 붙일 때에는 클리어젤로 먼저 작은 참들을 붙인 후 스톤은 글루로 붙여 기호에 맞게 붙여 준다.

❹ 탑젤

① 탑젤

탑젤은 컬러젤을 바른 후 마지막 단계로 광택을 내고 컬러를 보호하는 역할을 해 준다. 경화 후 손톱 표면에 미경화젤이 남기 때문에 젤클렌저를 사용해 닦아서 마무리해 준다.

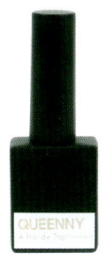

② 논와이프 탑젤

논와이프 탑젤은 미경화젤이 남지 않아 젤클렌저로 닦을 필요가 없는 젤이다. 논와이프 탑젤을 사용할 경우 시간 절약이 가능하며 각 브랜드나 제조사에 따라서 큐어링 시간이 달라질 수 있다.

③ 오버레이 탑젤

일반 탑젤과는 다르게 손톱을 오버레이할 때 볼륨감을 줄 수 있으며 광택을 내 줄 수 있는 탑젤이다.

④ 매트 탑젤

매트 탑젤은 광이 없는 무광을 표현할 때 사용하는 탑젤이다.

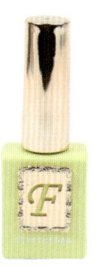

❺ 컬러젤

일반 클리어젤에 안료가 포함되어 있어 네일 아트의 주재료로 사용된다. 컬러젤의 점도, 그리고 레벨링과 발색력은 브랜드와 제조사에 따라 차이가 있을 수 있으며 기호에 따라 선택해 사용할 수 있다.

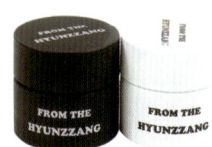

❻ 라인젤

라인젤은 라인을 그릴 때 사용되는 젤로 대부분 통젤로 이루어져 있다. 라인을 그릴 때 번짐이 없어야 또렷한 라인을 표현할 수 있기 때문에 일반 컬러젤보다 대부분 점도가 되직하며 크림 제형으로 이루어져 있다.

❼ 램프

램프는 크게 UV 램프와 LED 램프로 나눠진다. 초기의 램프는 UV 램프로 수은 전등을 이용하는데, 경화 시간이 길고 햇빛과 같은 자외선이기 때문에 오랜 시간 사용 시 피부가 타거나 기미가 생기는 경우가 있다. 반면 LED 램프는 가시광선의 파장이 좁아 경화 시간이 짧고 에너지가 순간적으로 집중되어 젤의 양이 많을 경우 손톱 표면에 뜨거움을 느낄 수 있지만 시술 시간이 절약된다는 장점을 가지고 있다. 즉, UV 램프보다 경화 시간이 비교적 짧은 LED 램프를 주로 사용한다.

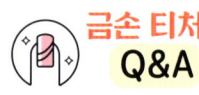 **금손 티처**의 **Q&A**

❶ UV 램프와 LED 램프의 차이

UV 램프는 수은 전등을 최대 1년 가까이 사용한 후 주기적으로 교체해 줘야 하고 LED 전등은 반영구적으로 최대 2년 가까이 사용이 가능하며 UV 램프에 비해 짧은 기간 안에 교체하지 않아도 되는 장점이 있다. 자외선의 유해성은 UV 램프와 LED 램프의 차이가 크게 없다. 공업용 원료들이 사용되는 젤들은 UV 램프에만 경화가 가능하기 때문에 젤을 사용할 때 경화 가능한 램프를 구별해 사용해야 한다. LED 램프는 UV 램프보다 파장이 좁아 경화 시간이 짧다는 장점이 있다.

❷ LED 램프에서 W(와트)란?

전구 수 1개 = 3W(와트)이다. 예 : 전구 수 12개 *3W(와트) = 36W(와트)
W(와트)가 높을수록 경화가 잘 되는 램프이다.
사용 기간에 따라 빛의 세기가 줄어 들어 약한 불빛에 경화가 되지 않는 현상이 발생하기 때문에 보통 UV 램프의 경우 1년, LED 램프는 2년 주기로 전등을 교체해 주어야 한다.

❸ 미경화젤이란?

램프에 경화한 후 표면에 경화되지 않고 남아있는 끈적이는 젤을 말한다. 미경화젤이 남지 않는 젤을 논와이프젤이라고 한다. 요즘은 젤이 호환되는 경우가 많기 때문에 미경화젤을 제거하고 도포해야 하는 경우는 드물지만 다른 브랜드 제품을 사용하는 경우 서로 호환이 안 된다면 미경화젤을 닦고 진행하는 것을 추천한다. ex) 베이스젤에 구멍이 생기거나, 수축 현상이 생겼을 경우

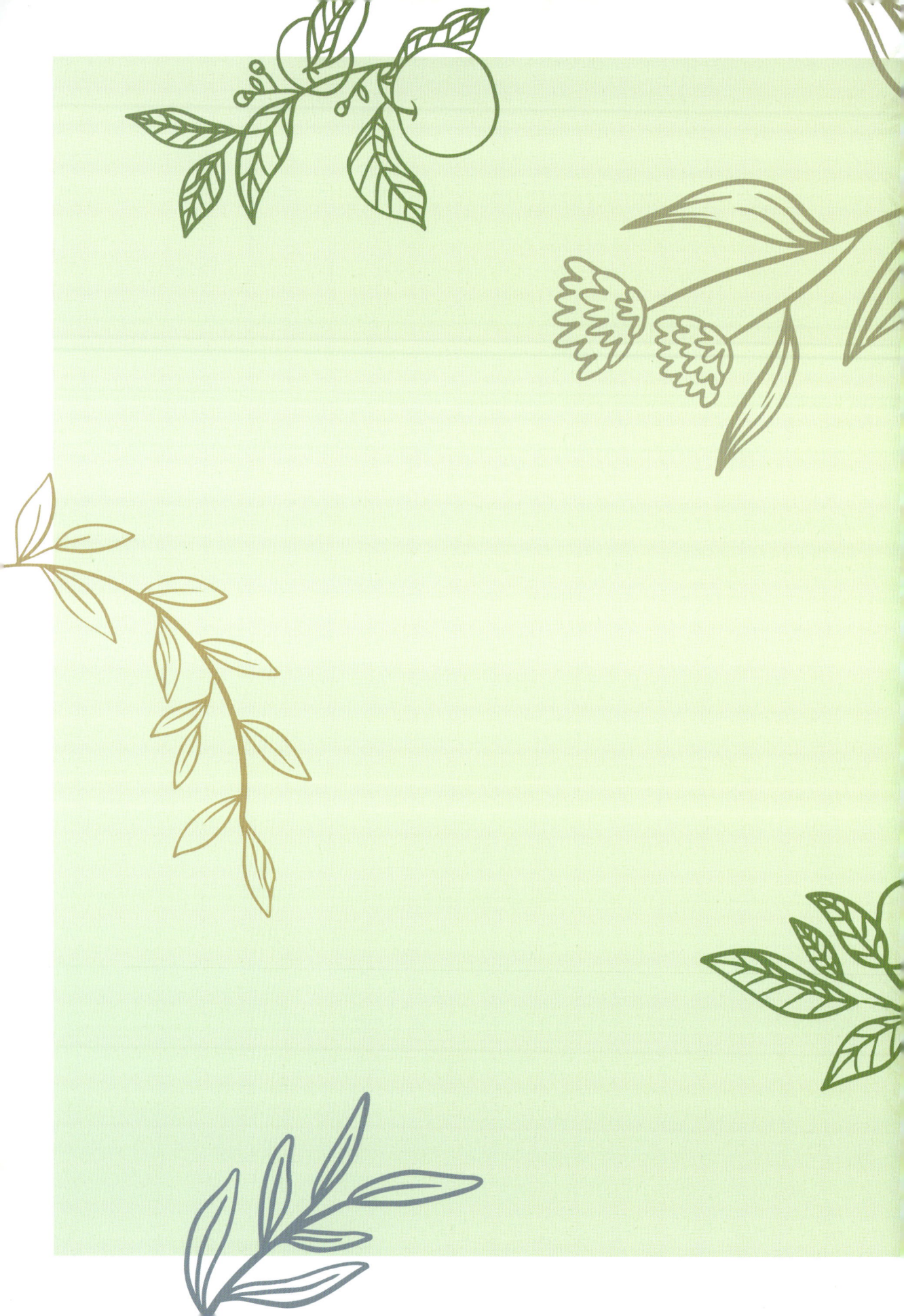

SARACEN NAILART

PART 2

아트

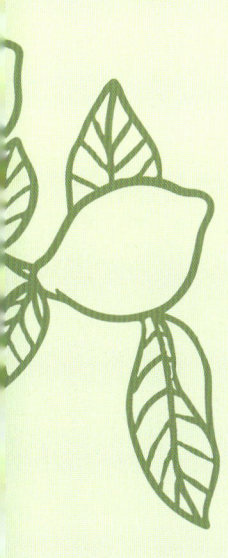
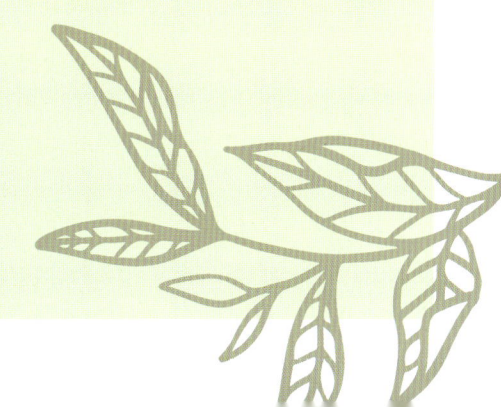

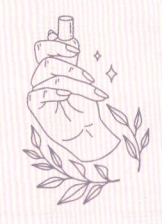

chapter 1

젤 기본 컬러링

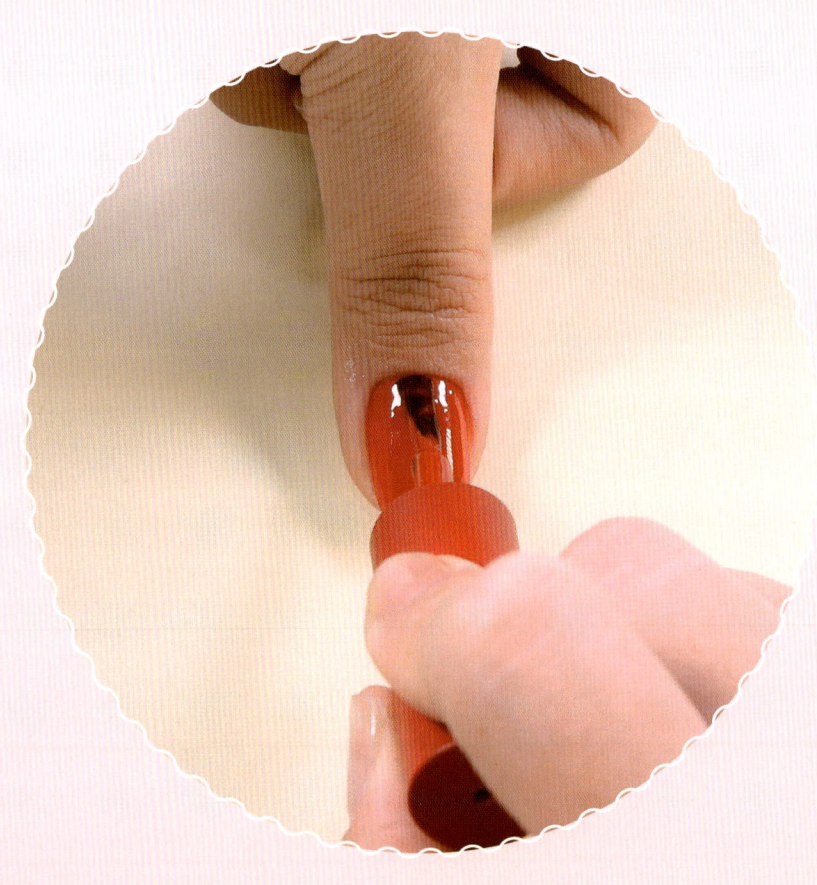

SECTION 1

젤 폴리시 양 조절하기

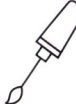

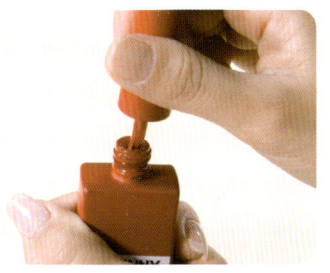

❶ 붓대에 묻어 있는 폴리시를 앞뒤로 병 입구에 닦으며 꺼내 준다.

TIP 붓대에서 컬러가 흐를 수 있기 때문이다.

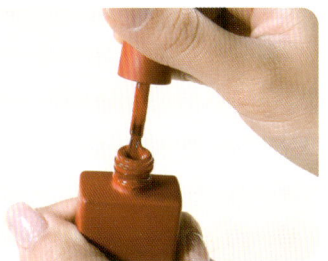

❷ 붓에 묻은 폴리시도 앞뒤로 긁어 모의 끝부분까지 내려 주며 브러시의 모를 펴 준다.

TIP 브러시의 모가 넓직하게 펴져야 네일 바디 라인을 맞추기 수월하기 때문이다.

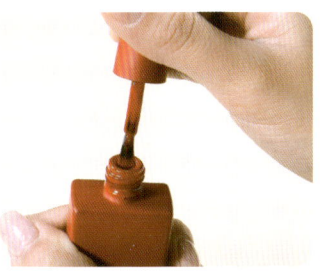

❸ 마지막으로 브러시를 병에서 꺼낼 때 폴리시 병 입구에 가볍게 한쪽 면을 누르면서 브러시를 꺼내 준다.

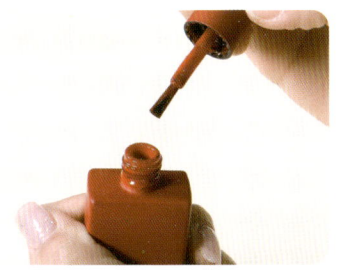

❹ 한쪽 면은 깔끔하게 닦이며 반대쪽 면에는 사용하고자 하는 폴리시의 양이 남는다.

SECTION 2

풀콧

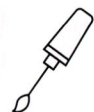

폴리시를 사용해 손톱이나 발톱 전체를 발라 주는 컬러링 방법이다.

영상 보기

레드 풀콧

1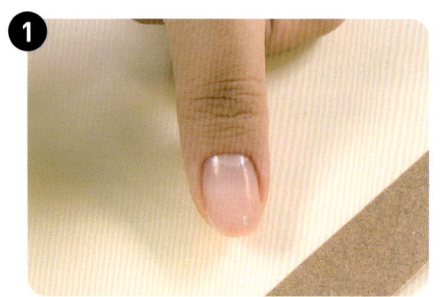

파일을 사용해 자연 손톱의 길이와 모양을 조절한 다음 표면의 유, 수분을 제거한다.

2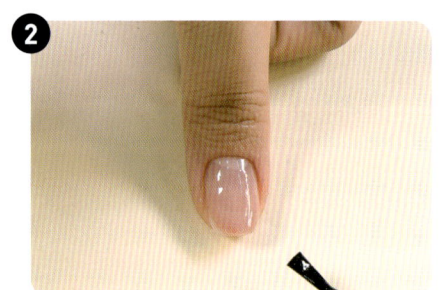

베이스젤을 전체적으로 바른 다음 LED 30초 큐어한다.

3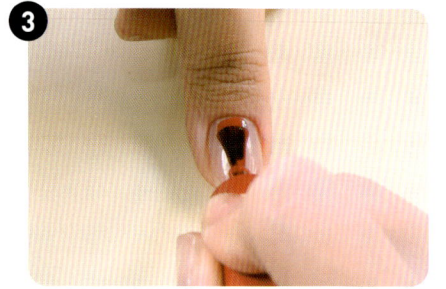

큐티클 라인에 맞춰 중앙부터 발라 준다.

> **TIP**
> ▶ 큐티클 부분의 살을 위로 당겨 주면 보이지 않는 큐티클 라인까지 맞춰 표면에 꽉 찬 풀콧을 표현할 수 있다.
> ▶ 양이 많으면 큐티클 라인을 넘어 피부에도 폴리시가 묻을 수 있기 때문에 젤을 소량을 떠서 큐티클 라인을 잡아 준다.

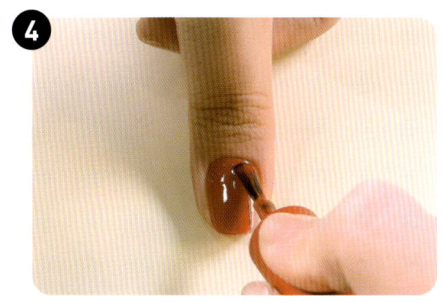

왼쪽과 오른쪽 사이드 라인에 맞춰 전체적으로 바른 다음 LED 30초 큐어한다.

TIP ▶ 리프팅 현상을 줄이고 유지력을 높이기 위해서 프리 에지 부분까지 꼼꼼하게 발라 준다.
▶ 모퉁이 부분은 브러시를 살짝 틀어 큐티클 라인을 잡아 준다.

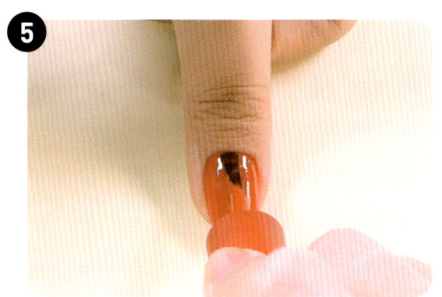

3번과 **4**번 과정을 반복해 준 후 LED 30초 큐어한다.

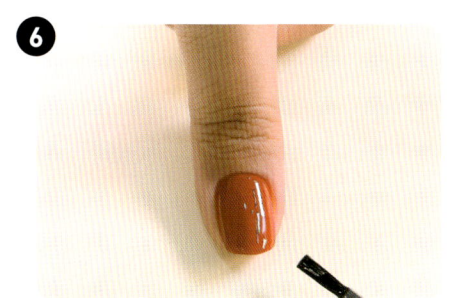

탑젤을 전체적으로 바른 다음 LED 30초 큐어한다.

SECTION 3

프렌치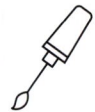

손톱이나 발톱의 끝부분에만 폴리시를 컬러링하는 기법이다.

1. 단방향 프렌치

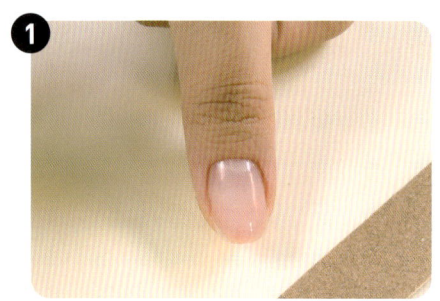

❶ 파일을 사용해 자연 손톱의 길이와 모양을 조절한 다음 표면의 유, 수분을 제거한다.

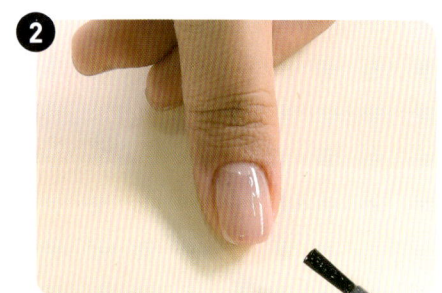

❷ 베이스젤을 전체적으로 바른 다음 LED 30초 큐어한다.

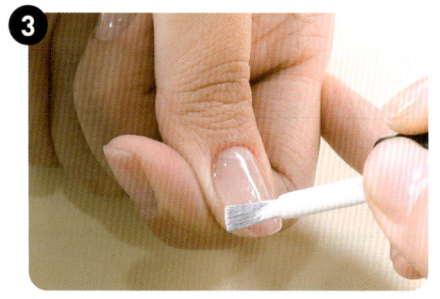

❸ 원하는 높이의 왼쪽 사이드 라인을 시작으로 프렌치(스마일 라인)를 만들며 손톱의 중앙 위치를 최대한 지나쳐 오른쪽 사이드 라인에 가깝게 발라 준다.

> **TIP**
> ▶ 깔끔한 라인이 나오기 위해서는 브러시를 부채꼴 모양으로 넓직하게 만들어 젤을 소량 떠서 프렌치(스마일) 라인을 잡아 준다.
> ▶ 컬러젤이 살에 묻지 않도록 사이드 라인 쪽의 피부를 바깥쪽으로 당겨서 발라 준다.

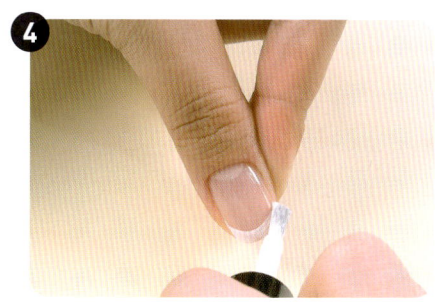

반대쪽도 같은 방법으로 오른쪽 사이드 라인에서 양쪽 대칭(스마일 라인)을 맞춰 가며 빈 곳에 컬러를 채워 발라 준다.

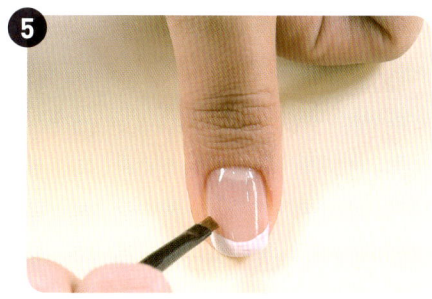

라인이 반듯하지 않거나 고르지 못한 부분은 깨끗한 브러시를 사용해 깔끔하게 정리해 준 후 LED 30초 큐어한다.

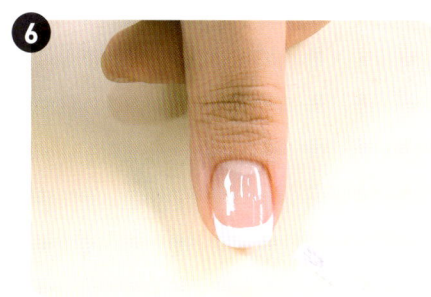

3, 4번 과정을 반복해 준다.

TIP 컬러에 따라 기호에 맞도록 2코트 또는 3코트를 진행한다.

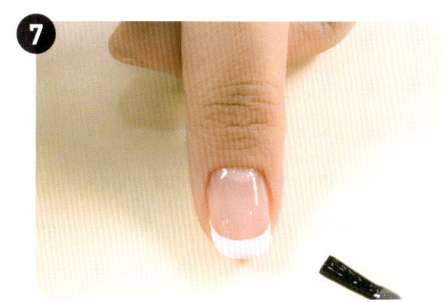

탑젤을 전체적으로 바른 다음 LED 30초 큐어한다.

Chapter 1 젤 기본 컬러링   69

2. 양방향 프렌치

영상 보기

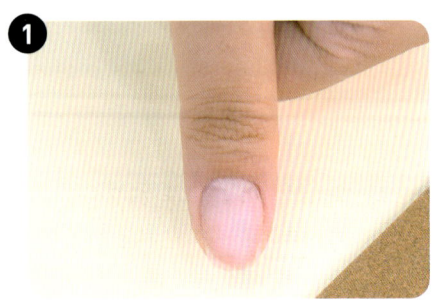

파일을 사용해 자연 손톱의 길이와 모양을 조절한 다음 표면의 유, 수분을 제거한다.

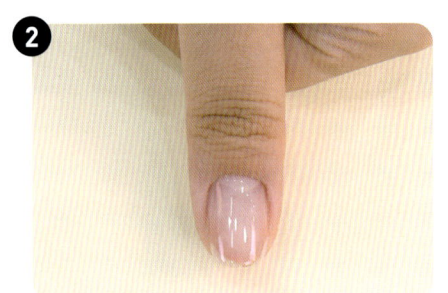

베이스젤을 전체적으로 바른 다음 LED 30초 큐어한다.

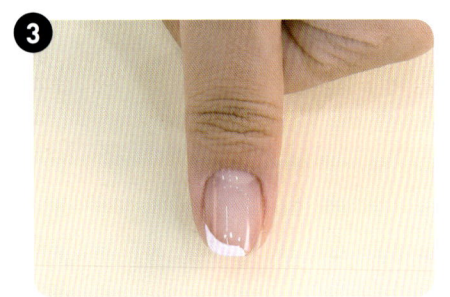

원하는 높이의 왼쪽 사이드 라인을 시작으로 프렌치(스마일 라인)를 만들며 손톱의 중앙 위치까지 발라 준다.

TIP
- ▶ 깔끔한 라인이 나오기 위해서는 브러시를 부채꼴 모양으로 넓직하게 만들고 젤을 소량을 머금어 프렌치 (스마일) 라인을 잡아 준다.
- ▶ 컬러젤이 살에 묻지 않도록 사이드 라인 쪽의 피부를 바깥쪽으로 당겨서 발라 준다.

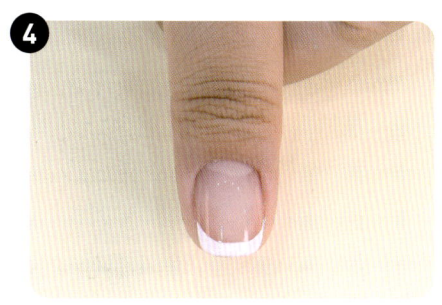

반대쪽도 같은 방법으로 오른쪽 사이드 라인에서 양쪽 대칭(스마일 라인)을 맞춰 가며 빈 곳에 컬러를 채워 발라 준다.

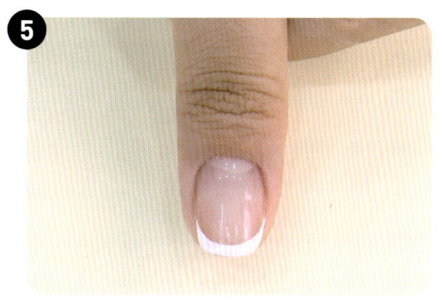

라인이 반듯하지 않거나 고르지 못한 부분은 깨끗한 브러시를 사용해 깔끔하게 정리해 준 후 LED 30초 큐어한다.

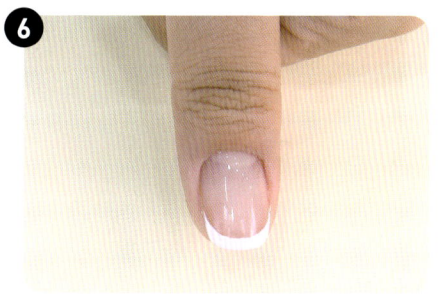

3, 4번 과정을 반복해 준다.

TIP 컬러에 따라 기호에 맞도록 2코트 또는 3코트를 진행한다.

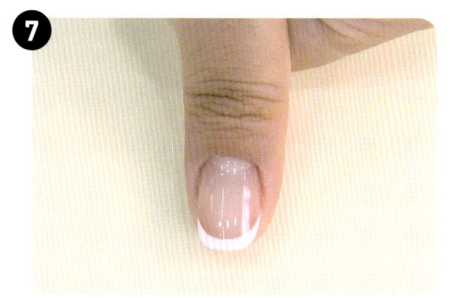

탑젤을 전체적으로 바른 다음 LED 30초 큐어한다.

3. 스마일 브러시 프렌치

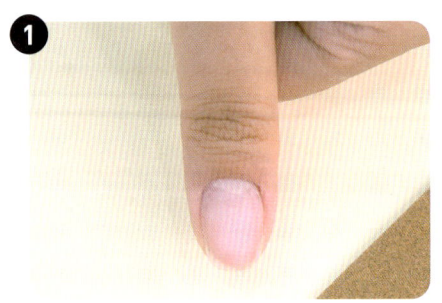

❶ 파일을 사용해 자연 손톱의 길이와 모양을 조절한 다음 표면의 유, 수분을 제거한다.

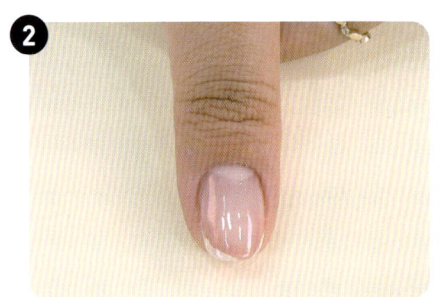

❷ 베이스젤을 전체적으로 바른 다음 LED 20초 큐어한다.

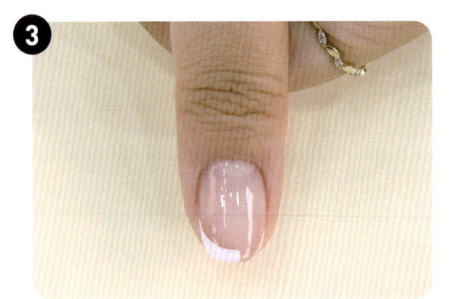

❸ 브러시의 앞뒤에 컬러젤을 충분히 묻혀 준 뒤 원하는 높이에서 중앙을 기준으로 왼쪽부터 반쪽 프렌치 모양에 맞춰 발라 준다.

> **TIP** 컬러젤이 살에 묻지 않도록 사이드 라인 쪽의 피부를 바깥쪽으로 당겨서 꼼꼼히 발라 준다.

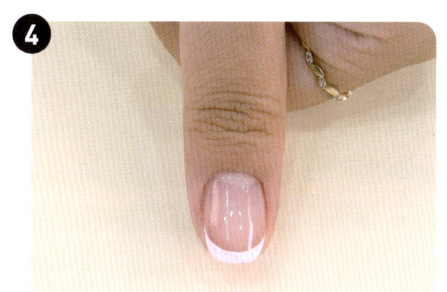

반대쪽도 같은 방법으로 양쪽 대칭(스마일 라인)을 맞춰 바른 다음 LED 30초 큐어한다.

TIP 깔끔한 라인을 만들어 주며 결이 지지 않도록 손에 힘을 빼고 쓸어내려 준다.

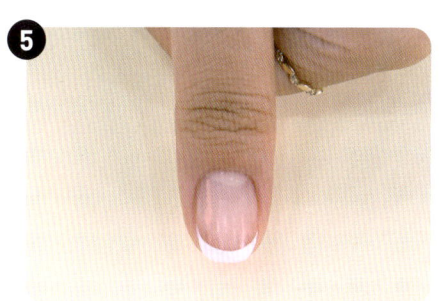

3, **4**번 과정을 반복해 준다.

TIP 리프팅 현상을 줄이고 유지력을 높이기 위해서 프리 에지 부분까지 꼼꼼하게 발라 준다.

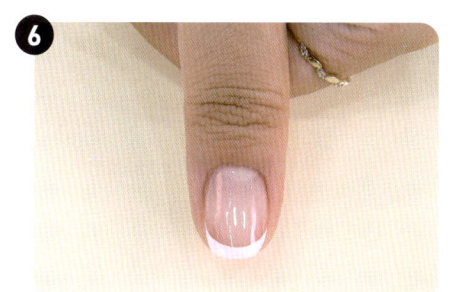

탑젤을 전체적으로 바른 다음 LED 20초 큐어한다.

SECTION 4

딥 프렌치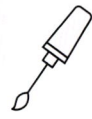

폴리시를 사용해 손톱이나 발톱의 전체 길이의 1/2 이상 컬러링하는 방법이다.

영상 보기

1. 단방향 딥 프렌치

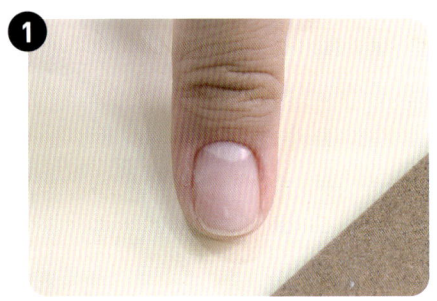

① 파일을 사용해 자연 손톱의 길이와 모양을 조절한 다음 표면의 유, 수분을 제거한다.

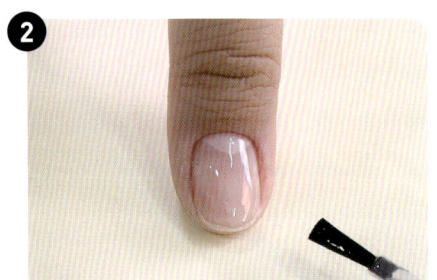

② 베이스젤을 전체적으로 바른 다음 LED 30초 큐어한다.

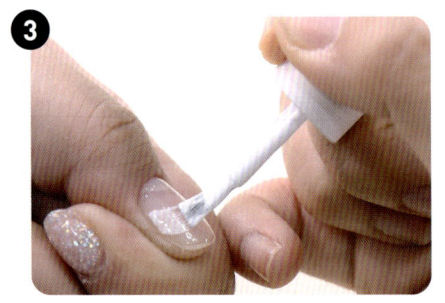

③ 손톱의 1/2 높이의 왼쪽 사이드 라인을 시작으로 프렌치(스마일 라인)를 만들며 손톱의 중앙 위치를 최대한 지나쳐 오른쪽 사이드 라인에 가깝게 발라 준다.

> **TIP**
> ▶ 깔끔한 라인이 나오기 위해서는 브러시를 부채꼴 모양으로 넓직하게 만들어 젤을 소량을 떠서 프렌치(스마일) 라인을 발라 준다.
> ▶ 컬러젤이 살에 묻지 않도록 사이드 라인 쪽의 피부를 바깥쪽으로 당겨서 발라 준다.

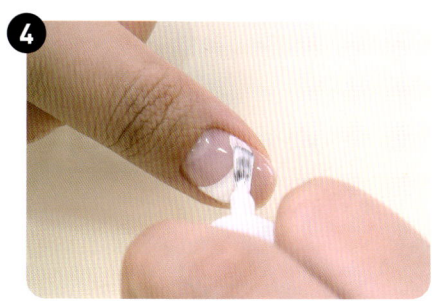

반대쪽도 같은 방법으로 오른쪽 사이드 라인에서 양쪽 대칭(스마일 라인)을 맞춰 가며 빈 곳에 컬러를 채워 발라 준다.

TIP 사이드와 프리 에지까지 꼼꼼히 발라 줘야 유지력이 길어진다.

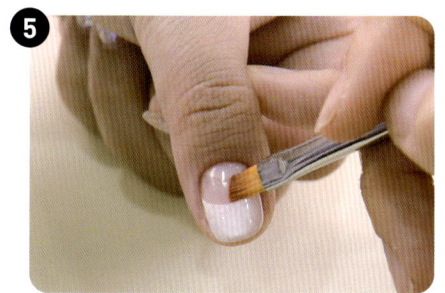

라인이 반듯하지 않거나 고르지 못한 부분은 브러시를 사용해 깔끔하게 정리해 준 후 LED 30초 큐어한다.

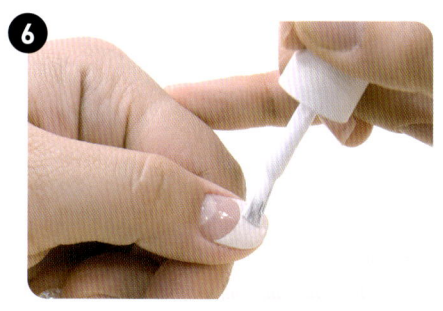

3, 4번 과정을 반복해 준다.

TIP 컬러에 따라 기호에 맞도록 2코트 또는 3코트를 진행한다.

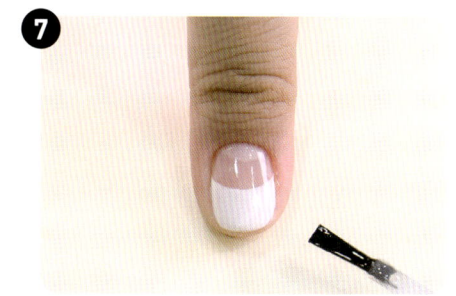

탑젤을 전체적으로 바른 다음 LED 30초 큐어한다.

Chapter 1 젤 기본 컬러링

2. 양방향 딥 프렌치

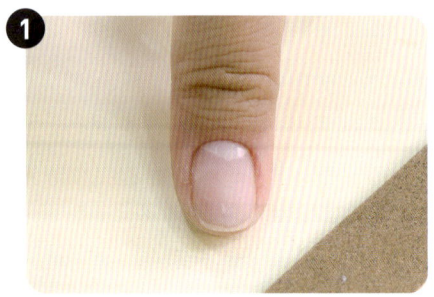

파일을 사용해 자연 손톱의 길이와 모양을 조절한 다음 표면의 유, 수분을 제거한다.

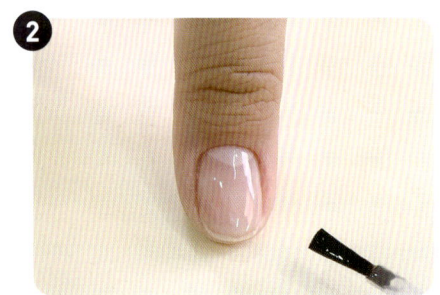

베이스젤을 전체적으로 바른 다음 LED 30초 큐어한다.

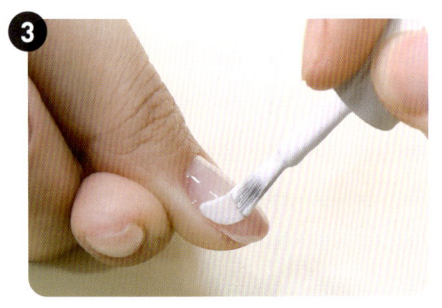

원하는 높이의 왼쪽 사이드 라인을 시작으로 프렌치(스마일 라인)를 만들며 손톱의 중앙 위치까지 발라 준다.

TIP 컬러젤이 살에 묻지 않도록 시작할 때 브러시에 최소한의 컬러젤을 얇게 도포해 주며 사이드 라인의 피부를 바깥쪽으로 당겨 주고, 브러시는 부채꼴 모양으로 넓게 펼쳐 주면 브러시의 두께가 얇아지고 도포할 수 있는 면적이 넓어지기 때문에 피부에 컬러젤이 묻어나지 않는다.

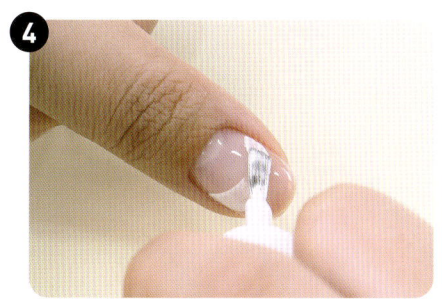

반대쪽도 같은 방법으로 오른쪽 사이드 라인에서 양쪽 대칭(스마일 라인)을 맞춰 가며 빈 곳에 컬러를 채워 발라 준다.

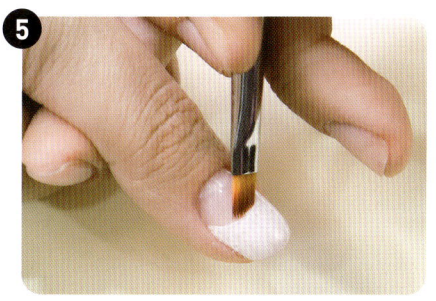

라인이 반듯하지 않거나 고르지 못한 부분은 깨끗한 브러시를 사용해 깔끔하게 정리해 준 후 LED 30초 큐어한다.

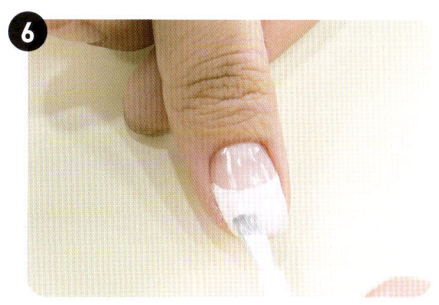

3, 4번 과정을 반복한다.

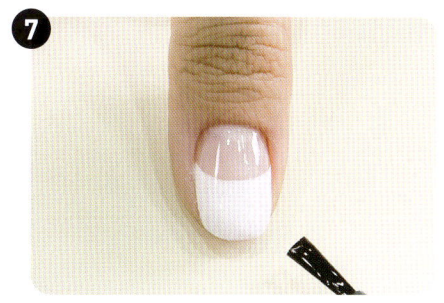

탑젤을 전체적으로 바른 다음 LED 30초 큐어한다.

SECTION 5

그러데이션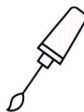

손톱의 가장 끝인 프리 에지를 기점으로 큐티클 라인까지 폴리시의 농도를 점차적으로 옅게 표현하는 가장 대표적인 기법이며, 2가지 이상의 컬러 또는 여러 가지 컬러 그러데이션을 표현의 경우 컬러 간의 경계가 없도록 블렌딩해 주는 기법이다.

영상 보기

1. 원톤 그러데이션

1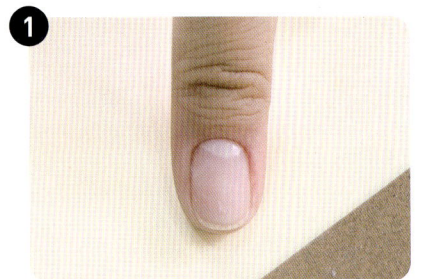
파일을 사용해 자연 손톱의 길이와 모양을 조절한 다음 표면의 유, 수분을 제거한다.

2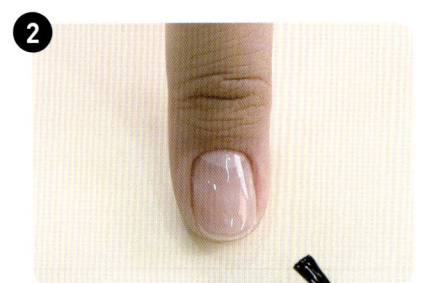
베이스젤을 전체적으로 바른 다음 LED 30초 큐어한다.

3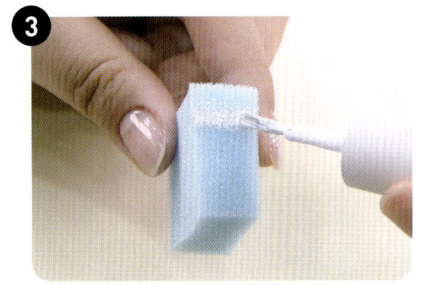
스펀지에 컬러 젤 소량을 발라 준다.

> **TIP** 너무 많은 양의 젤이 손톱에 도포되면 자연스러운 그러데이션 표현이 어렵기 때문에 팔레트에 젤이 도포된 스펀지를 두드리며 양 조절을 한다.

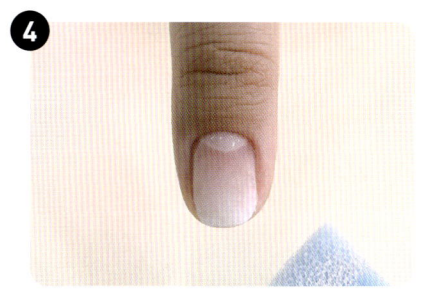

프리 에지에서 큐티클 방향으로 손톱의 1/2 정도를 가볍게 두드리며 그러데이션 후 LED 30초 큐어한다

TIP 손에 힘을 빼고 가볍게 두드려 줘야 기포가 생기지 않는다.

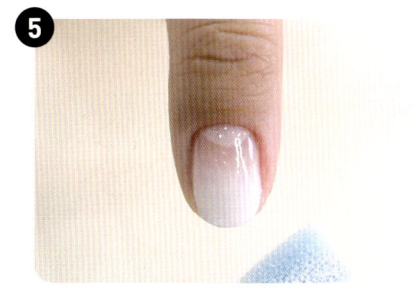

4번과 같은 방법으로 손톱의 1/3 정도 그러데이션 후 LED 30초 큐어한다.

TIP 컬러에 따라 기호에 맞도록 2코트 또는 3코트를 진행한다.

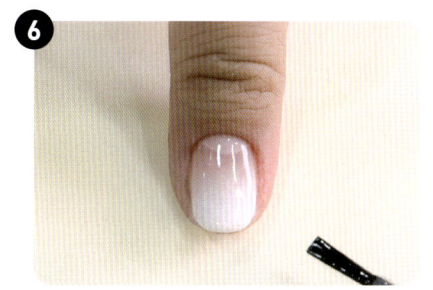

탑젤을 전체적으로 바른 다음 LED 30초 큐어한다.

2. 가로 그러데이션

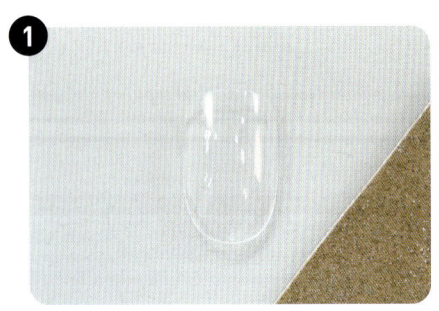

파일을 사용해 자연 손톱의 길이와 모양을 조절한 다음 표면의 유, 수분을 제거한다.

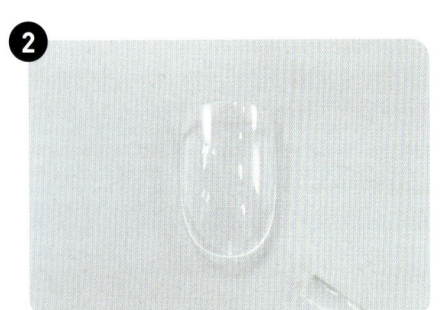

베이스젤을 전체적으로 바른 다음 LED 30초 큐어한다.

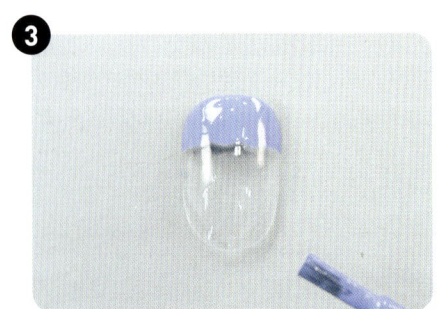

파란색 젤을 가로 1/3 지점까지 발라 준다.

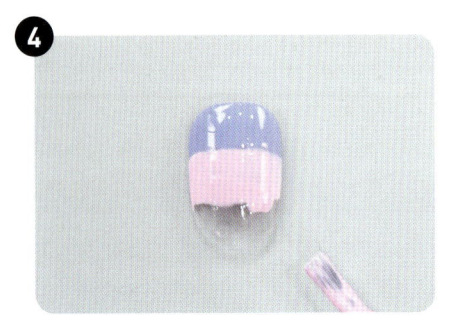

분홍색 젤을 가로 2/3 지점까지 발라 준다.

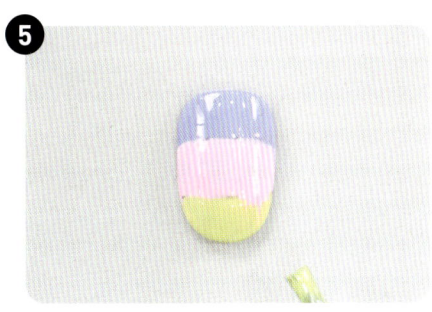

노란색 젤로 나머지 부분을 발라 준다.

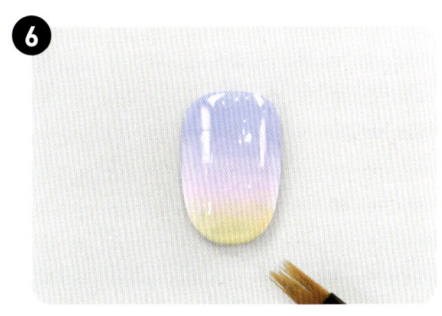

러프 브러시로 큐티클 라인부터 조금씩 내려 주며 컬러들의 경계를 풀어 준 뒤 LED 30초 큐어한다.

TIP ▶ 브러시를 사용해 왼쪽부터 좌우로 반복해 1mm씩 쓸어내리면서 가볍게 터치하며 경계를 풀어 주면 더 자연스럽게 색을 연결해 줄 수 있다.
▶ 러프 브러시 대신 모가 비교적 적은 세필 브러시도 가능하다.

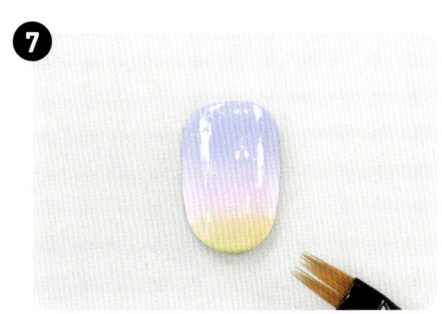

3~6번까지의 과정을 반복해 준다.

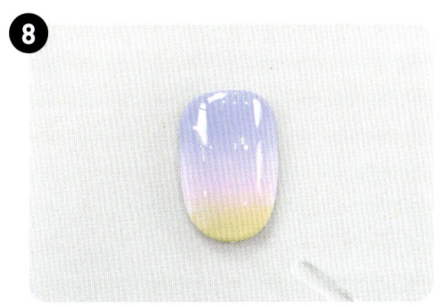

탑젤을 전체적으로 바른 다음 LED 45초 큐어한다.

3. 세로 그러데이션

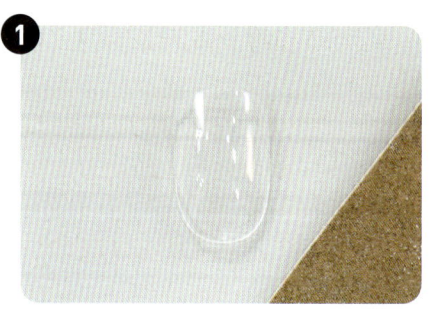

파일을 사용해 자연 손톱의 길이와 모양을 조절한 다음 표면의 유, 수분을 제거한다.

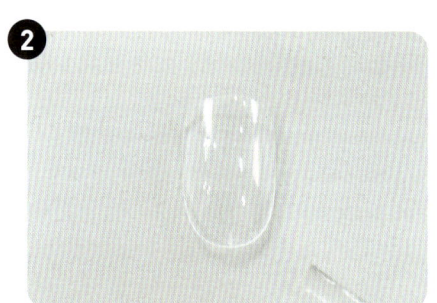

베이스젤을 전체적으로 바른 다음 LED 30초 큐어한다.

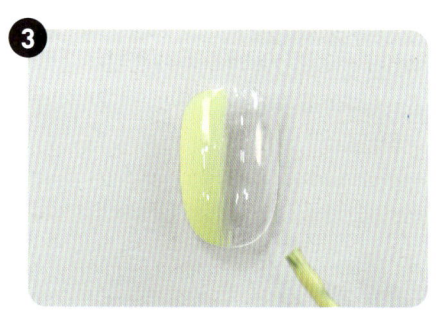

노란색 젤을 세로 1/3 지점까지 발라 준다.

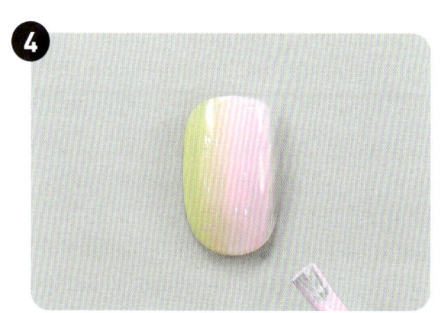

브러시에 분홍색 젤을 최대한 덜어 낸 뒤 큐어되지 않은 노란색 젤의 끝 지점을 겹쳐 발라 그러데이션한 후 세로 2/3 지점까지 발라 준다.

> **TIP** 최대한 손에 힘을 빼고 쓸어 줘야 붓 자국이 남지 않아 자연스럽게 색이 섞이며 자연스러운 그러데이션이 된다.

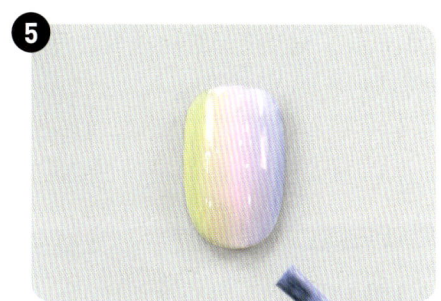

4번과 같이 파란색 젤도 동일하게 바른 다음 LED 30초 큐어한다.

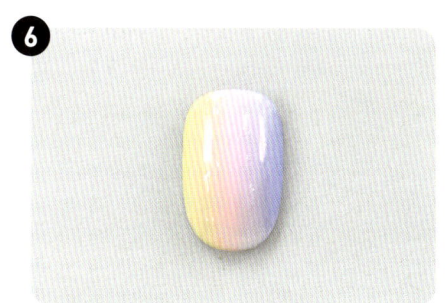

3~5번까지의 과정을 반복해 준다.

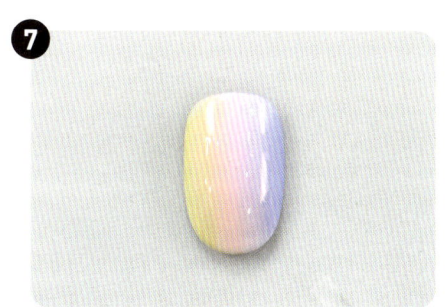

탑젤을 전체적으로 바른 다음 LED 45초 큐어한다.

SECTION 6

영상 보기

병 입구 닦기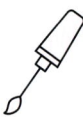

시술을 하다 보면 입구에 컬러가 묻게 되는데 그대로 방치할 경우, 컬러에 이물질이 들어가 시술 시 방해가 되거나 병 입구와 붙어 열리지 않는 경우가 발생할 수 있기 때문에 주기적으로 닦아 내 주어야 한다.

1

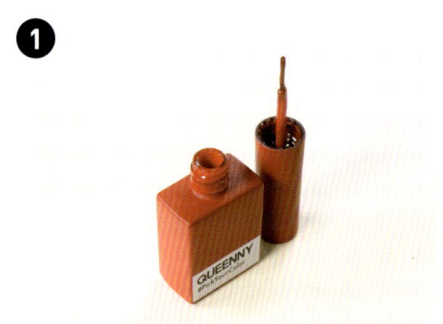

폴리시가 흐르지 않게 붓대에서부터 쓸어내려 컬러를 최대한 덜어 낸 뒤 브러시가 위로 향하도록 세워 놓는다.

2

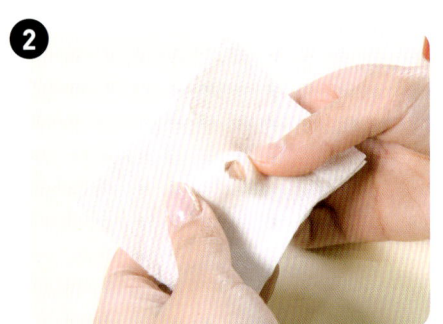

여러 장을 겹친 페이퍼 타월에 젤클렌저를 묻혀 병 입구의 크기만큼 구멍을 뚫어 준다.

> **TIP** 한 장만 사용하면 얇기 때문에 뚜껑이 제대로 닦이지 않을 수 있으며 또한 너무 두꺼우면 뚜껑이 닫히지 않아 제대로 닦이지 않는 현상이 발생할 수 있다.

3

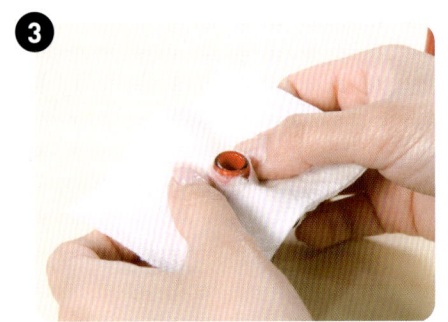

폴리시 병 입구에 뚫어 놓은 페이퍼 타월을 맞춰 끼워 넣어 준다.

> **TIP** 구멍에 넣었을 때 페이퍼 타월이 입구를 어느 정도 감싸 주는 것이 좋다.

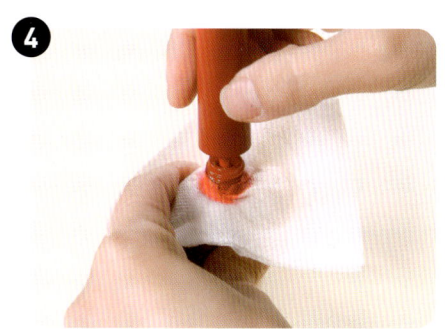

④ 뚜껑의 안쪽에 묻은 젤도 같이 닦일 수 있도록 페이퍼 타월을 폴리시 입구에 끼워 둔 채 폴리시 뚜껑을 돌려서 닫은 후 다시 열어 준다.

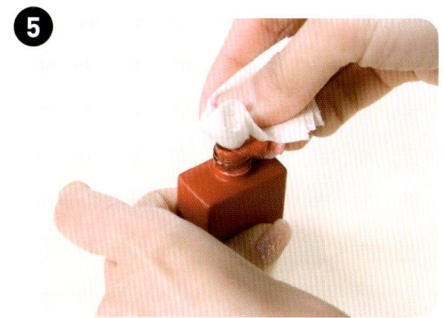

⑤ 페이퍼 타월을 돌려 닦으면서 빼 준다.

TIP 병 입구를 잡고 돌려 닦을 때 닦이지 않은 부분을 모두 닦아 준다고 생각하면 된다.

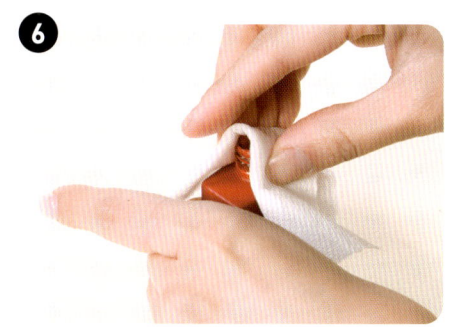

⑥ 젤클렌저를 묻힌 페이퍼 타월로 한 번 더 깨끗이 닦아 마무리해 준다.

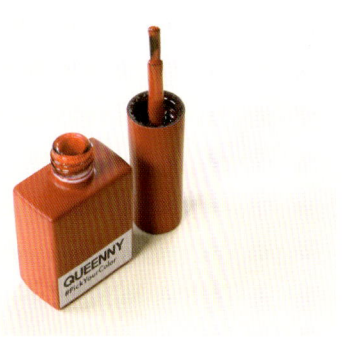

Chapter 1 젤 기본 컬러링

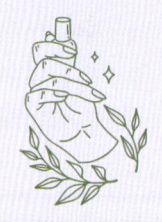

Chapter 2

아트

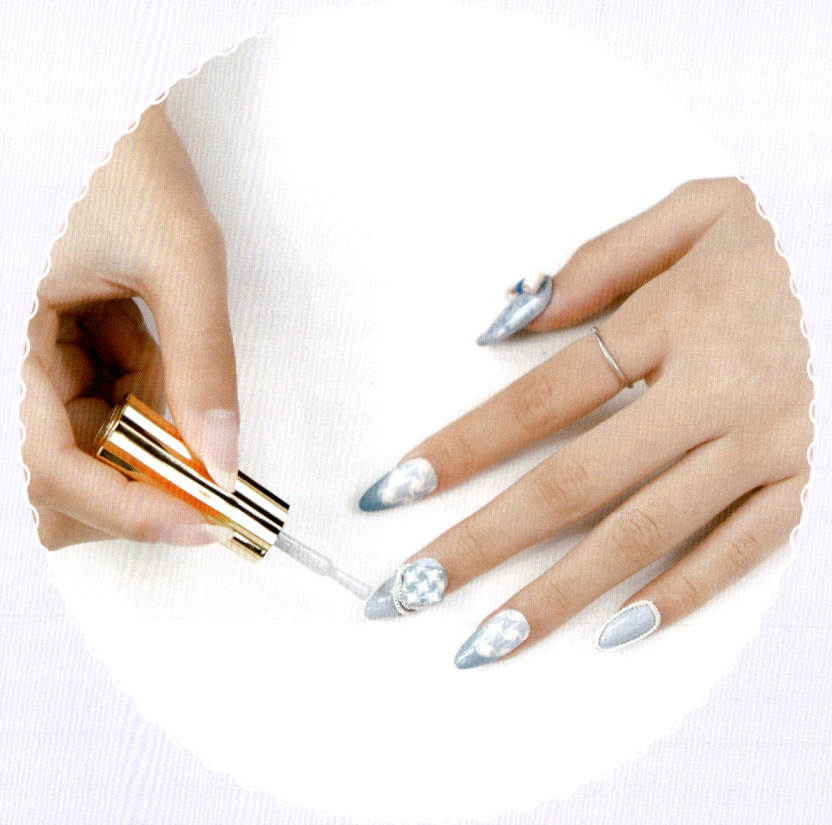

* 재료와 도구에 있는 아트 재료들은 검색하기 편하도록 사라센 홈페이지에 나와 있는 표기법을 따랐습니다.

SECTION 1

봄

 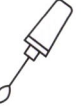

계절별 난이도(하)상

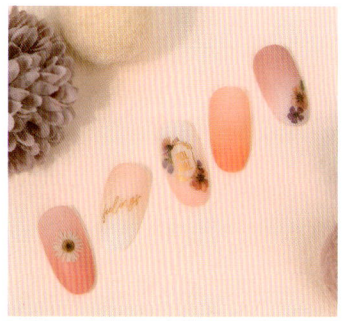

글로시 플라워 1, 2   88

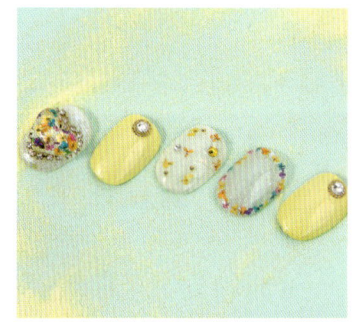

생화   96

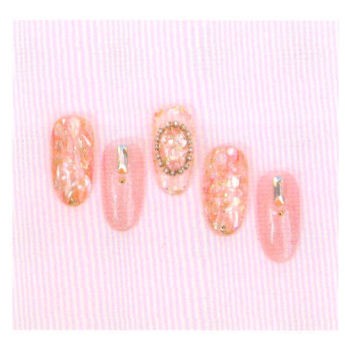

피치 마블 자개   100

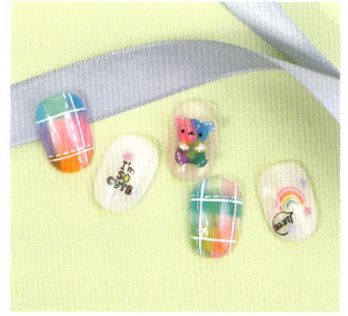

러블리 체크   104

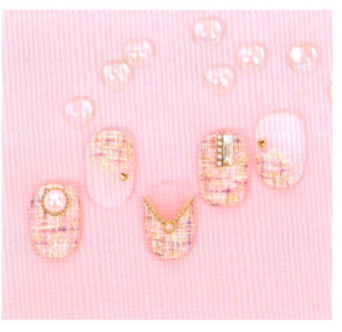

파스텔 트위드 체크   109

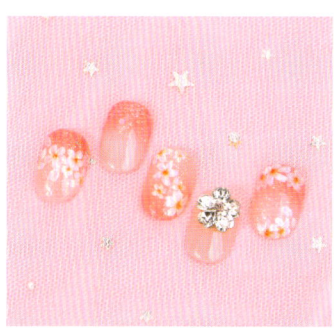

벚꽃   114

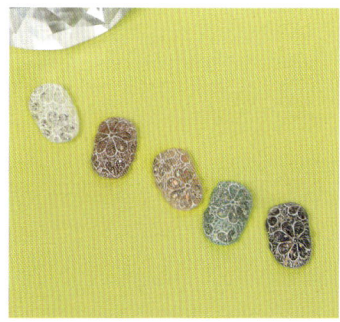

슈팅스타 오렌지 플라워   118

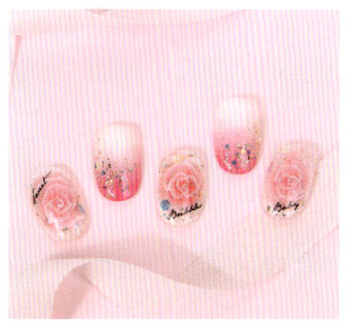

시럽 로즈 1, 2   123

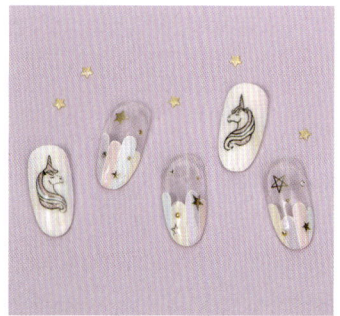

리얼 유니콘 1, 2   129

Chapter 2 아트

Spring 1
글로시 플라워
Glossy Flower

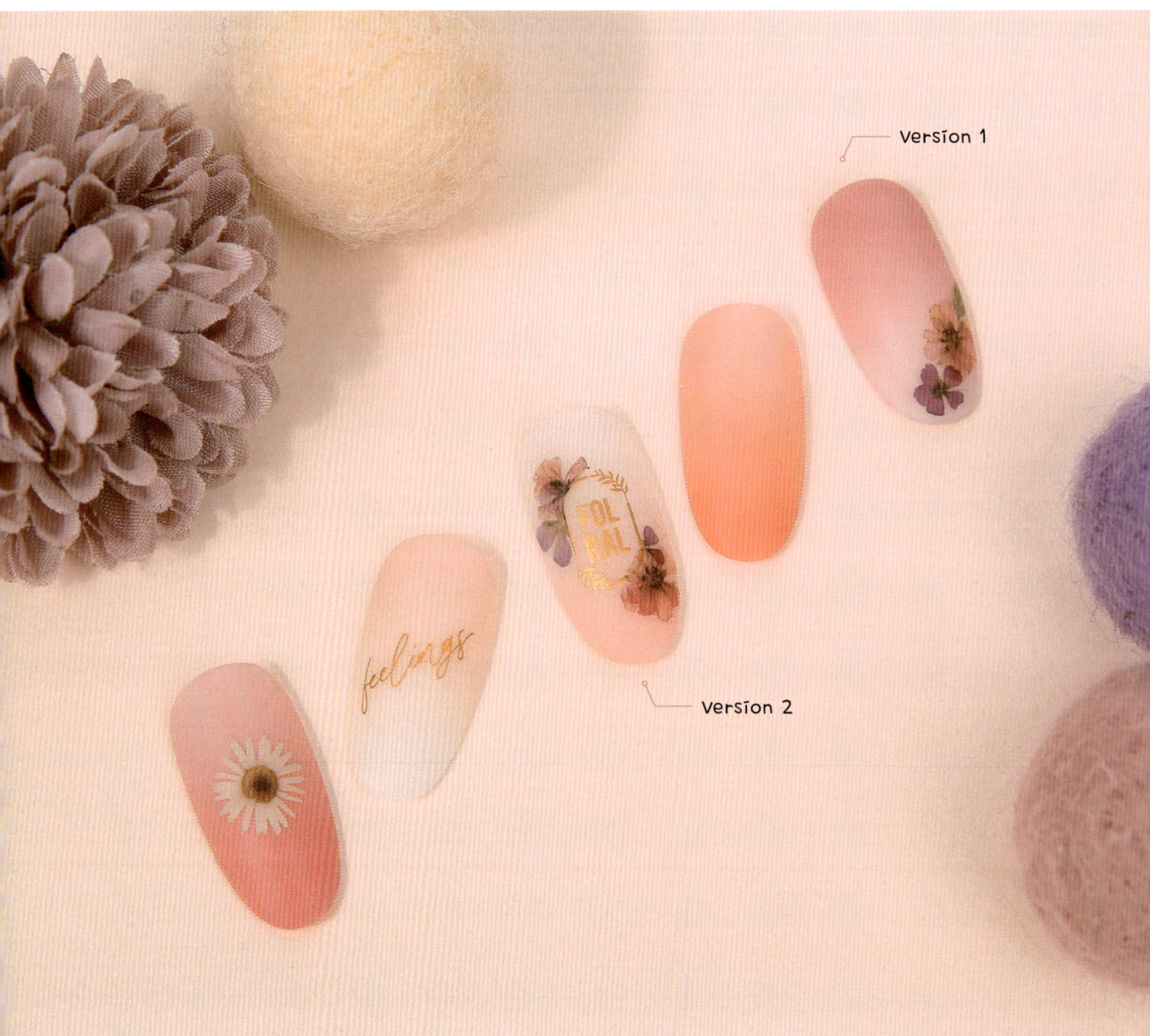

Version ❶

🧰 재료와 도구

젤
- 파셋 베이스젤
- 파셋 매트 탑
- 파셋 그레이스 시리즈(GR04)
- 파셋 그레이스 시리즈(GR07)

브러시
- 파셋 젤브러쉬 그라&치크브러쉬(PB11)

기타 재료
- 파셋 워셔블 버퍼 400/2500
- 파셋 리얼 아트스티커 138
- 파셋 젤 클렌져
- 사라센 트위저 중급형 일자형 핀셋 VETUS ESD-12

디자인영상보기

🗝️ 디자인하는 법

1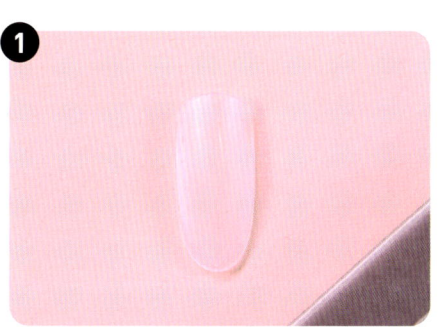
파일을 사용해 자연 손톱의 길이와 모양을 조절한 다음 표면의 유, 수분을 제거한다.

2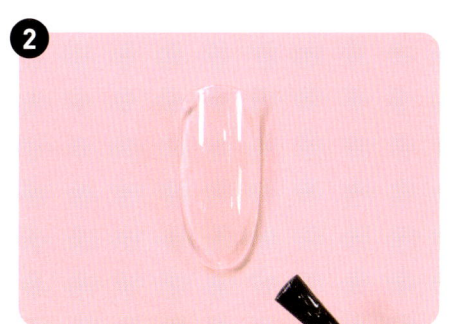
베이스젤을 전체적으로 바른 다음 LED 30초 큐어한다.

3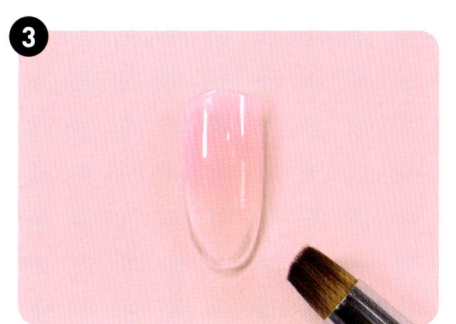
큐티클 라인에서 밑으로 1/2 정도 분홍색 시럽젤(GR04)을 바른 다음 그라&치크 브러시를 사용해 컬러의 경계를 가볍게 터치하여 그러데이션을 표현하고 LED 30초 큐어한다.

> **TIP** 그라앤치크 브러시는 깨끗하고 건조된 상태에서 가볍게 터치해야 자연스러운 그러데이션이 된다.

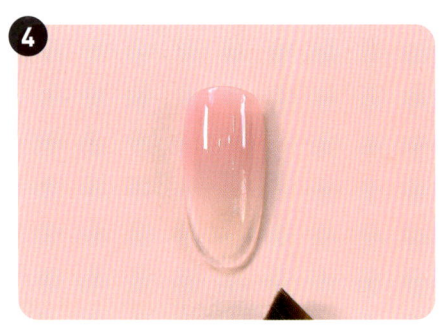

3번 과정과 동일하게 약 1/3 정도 분홍색 시럽젤을 바른 다음 그라&치크 브러시를 사용해 컬러의 경계를 가볍게 터치하여 그러데이션을 표현하고 LED 30초 큐어한다.

TIP 면적을 나눠 바르는 이유는 컬러의 농도 차이를 주기 위함이다.

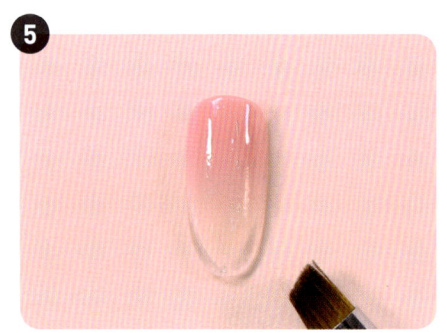

4번 과정과 동일하게 약 1/4 정도 분홍색 시럽젤을 바른 다음 그라&치크 브러시를 사용해 컬러의 경계를 가볍게 터치하여 그러데이션을 표현하고 LED 30초 큐어한다.

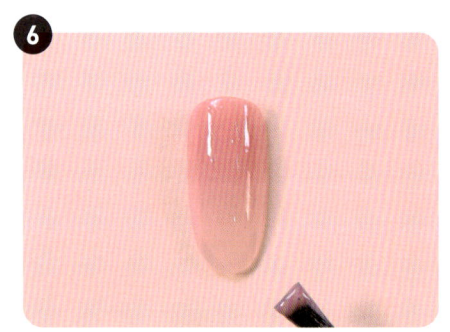

분홍색 시럽젤을 전체적으로 바른 다음 LED 30초 큐어한다.

TIP 시럽 그러데이션 마지막 컬러링은 최대한 얇게 발라야 자연스러운 그러데이션 표현이 된다.

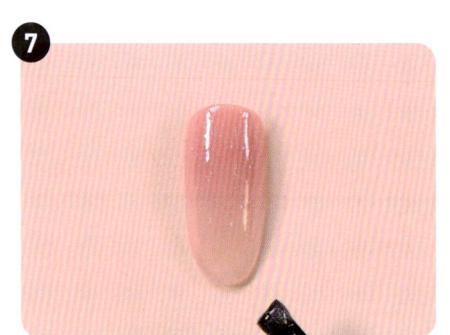

글리터젤(GR07)을 전체적으로 바른 다음 LED 30초 큐어한다.

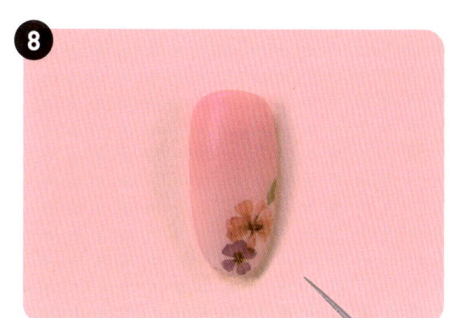

젤클렌저를 사용해 미경화젤을 제거한 후 스티커를 사용해 데코한다.

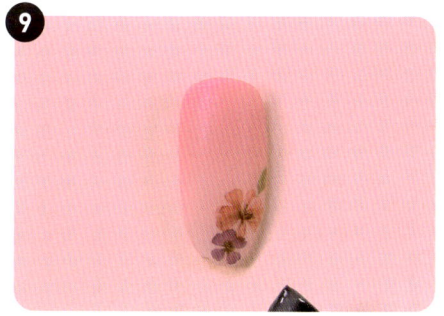

매트 탑젤을 전체적으로 바른 다음 LED 30초 큐어한다.

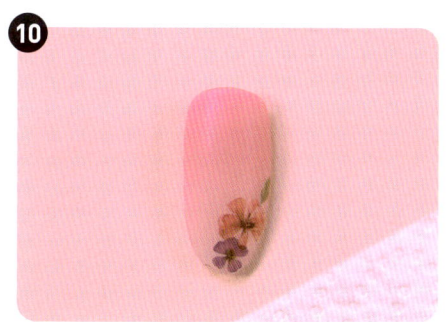

젤클렌저를 사용해 미경화젤을 닦아 준다.

Version ❷

🧰 재료와 도구

젤
- 파셋 베이스젤
- 파셋 매트 탑
- 파셋 젤 폴리시 글로시핑크3
- 파셋 그레이스 시리즈(GR07)

브러시
- 파셋 젤브러쉬 그라&치크브러쉬(PB11)

기타 재료
- 파셋 워셔블 버퍼 400/2500
- 파셋 리얼 아트스티커 138, 144
- 파셋 젤클렌져
- 사라센 트위저 중급형 일자형 핀셋 VETUS ESD-12

🪛 디자인하는 법

1

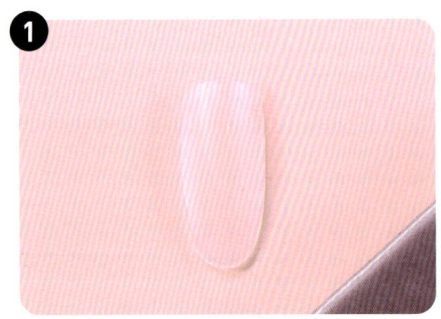

파일을 사용해 자연 손톱의 길이와 모양을 조절한 다음 표면의 유, 수분을 제거한다.

2

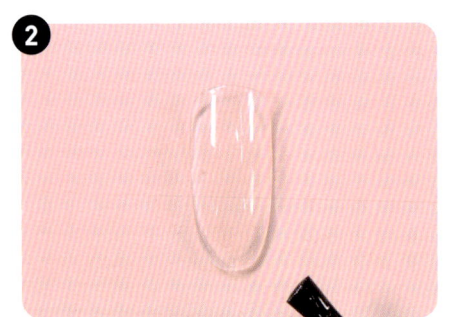

베이스젤을 전체적으로 바른 다음 LED 30초 큐어한다.

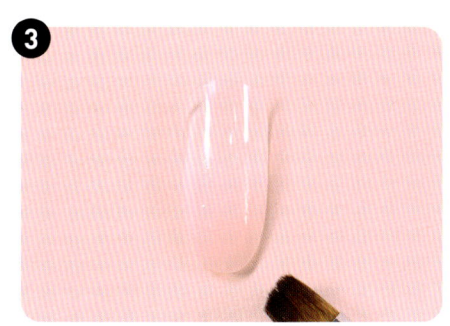

분홍색 시럽젤(글로시핑크3)을 1/2 정도 바른 다음 그라&치크 브러시를 사용해 컬러의 경계를 가볍게 터치하여 그러데이션을 표현해 주고 LED 30초 큐어한다.

TIP 그라&치크 브러시 관리법은 브러시 끝부분에 묻은 젤을 페이퍼타올에 닦아 가며 사용하면 깨끗한 브러시 상태를 오래 유지할 수 있다. 브러시 안쪽으로 젤이 흡수되어 있다면 젤클렌저, 브러시 클렌저를 사용해 흡수되어 있는 젤을 제거하고 건조된 상태를 유지한다.

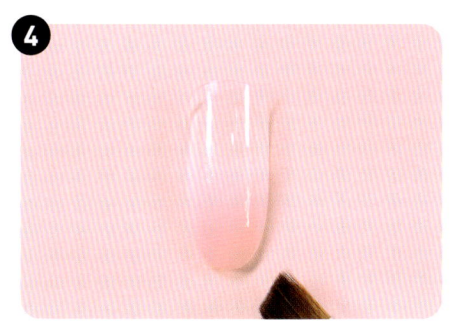

3번 과정과 동일하게 분홍색 시럽젤을 약 1/3 정도 바른 다음 그라&치크 브러시를 사용해 컬러의 경계를 가볍게 터치하여 그러데이션을 표현해 주고 LED 30초 큐어한다.

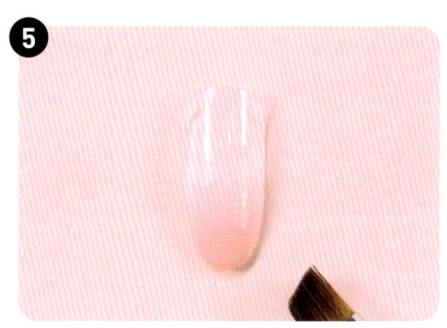

4번 과정과 동일하게 분홍색 시럽젤을 약 1/4 정도 바른 다음 그라&치크 브러시를 사용해 컬러의 경계를 가볍게 터치하여 그러데이션을 표현해 주고 LED 30초 큐어한다.

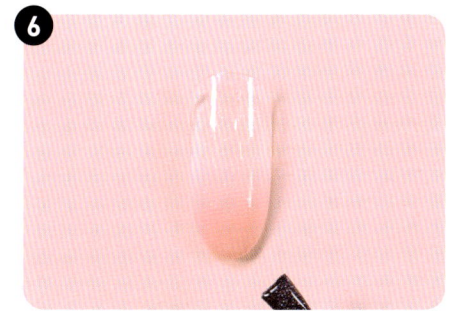

글리터젤(GR07)을 전체적으로 바른 다음 LED 30초 큐어한다.

TIP 색상이 들어가 있거나 입자 크기가 크고 두꺼운 글리터가 함유된 젤을 사용하면 그러데이션이 가려지기 때문에 투명하고 잔잔한 글리터가 들어가 있는 글리터젤을 바르는 것을 추천한다.

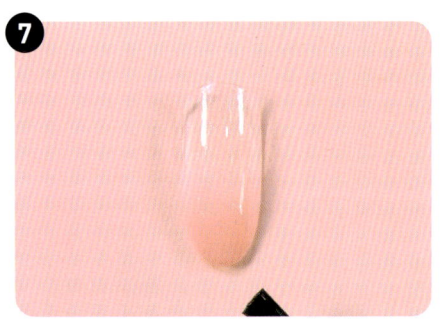

베이스젤을 전체적으로 바른 다음 LED 30초 큐어한다.

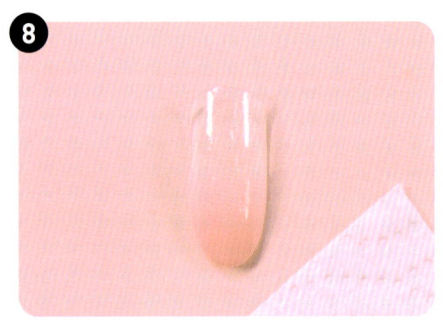

젤클렌저를 사용해 미경화젤을 닦아 준다.

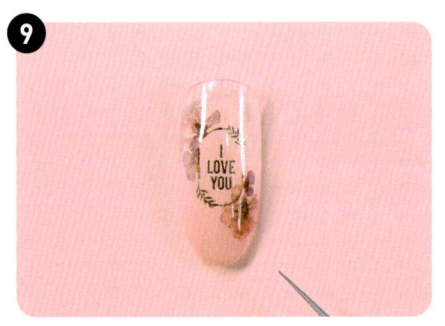

스티커를 붙여 데코한다.

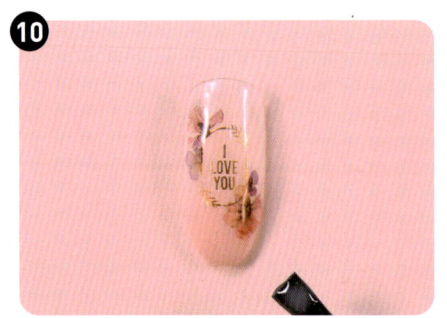

매트 탑젤을 전체적으로 바른 다음 LED 30초 큐어한다.

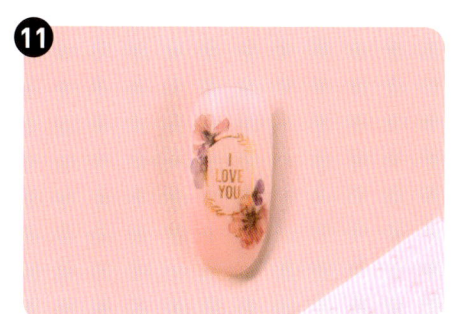 ⑪ 젤클렌저를 사용해 미경화젤을 제거한다.

디자인영상보기

Spring 2

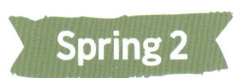

생화

Natural Flower

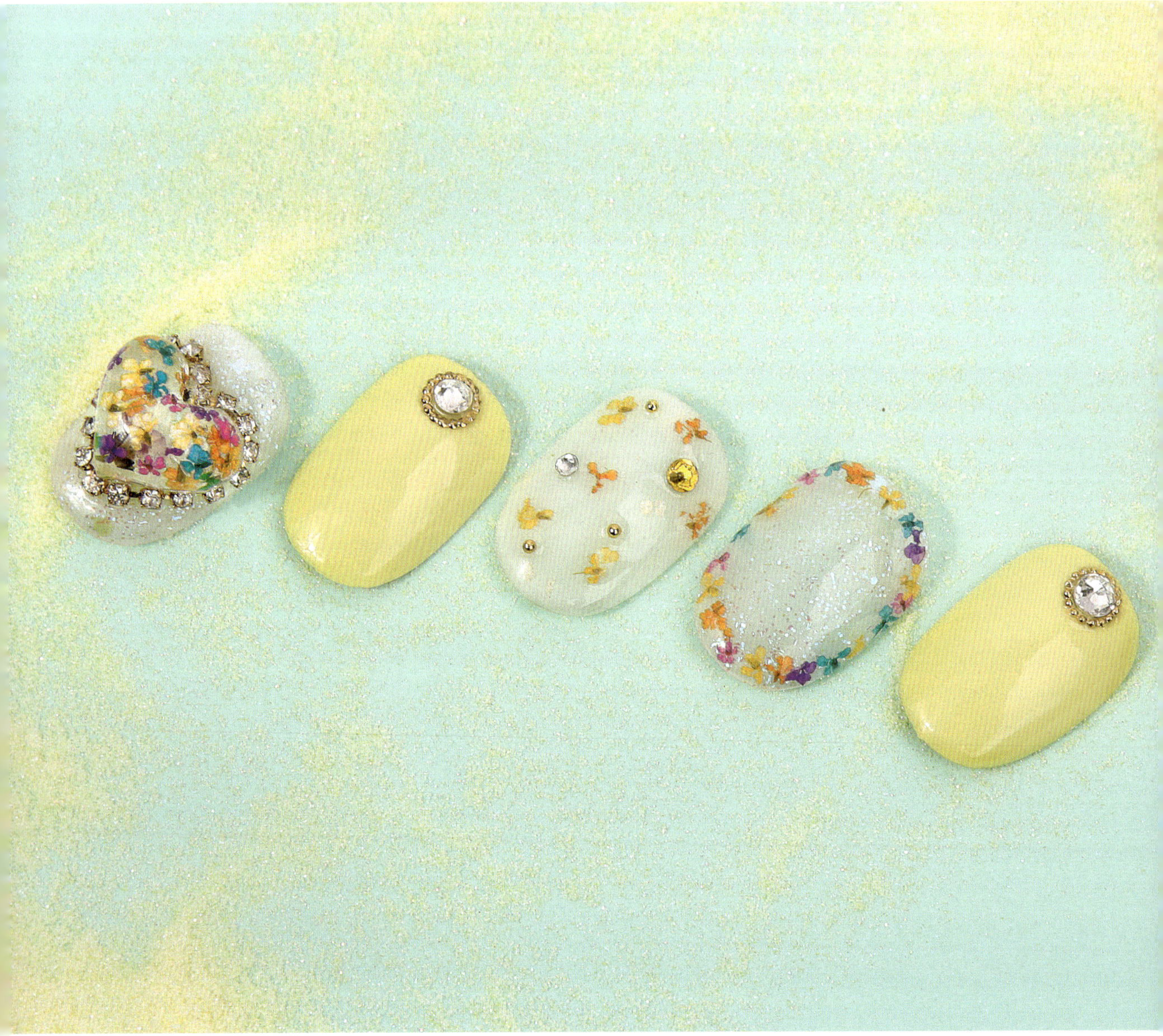

사라센 에듀케이터 김지은

🧺 재료와 도구

젤
- [프롬더네일] 거머리베이스
- [프롬더네일] 거머리탑젤
- [프롬더네일] 논 와이프 클리어젤
- [프롬더네일] 엔티크 시럽 FS01
- [프롬더네일] 언더더씨 FG15

브러시
- [사라센] 인어공주 세필 브러쉬 3종 세트

기타 재료
- [사라센] 트위저 중급형 일자형 핀셋 VETUS ESD-10
- [사라센] 말랑이 몰드 20
- [사라센] 크리스탈 줄참 골드(1.5mm)
- [사라센] 생화조팝 12종 세트

디자인하는 법

1

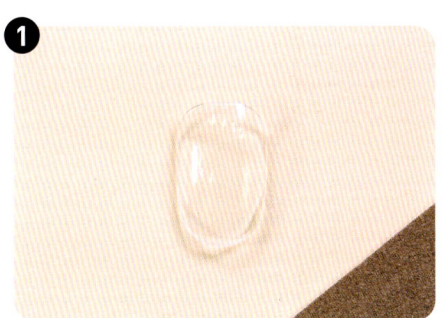

파일을 사용해 자연 손톱의 길이와 모양을 조절한 다음 표면의 유, 수분을 제거한다.

2

베이스젤을 전체적으로 바른 다음 LED 30초 큐어한다.

3

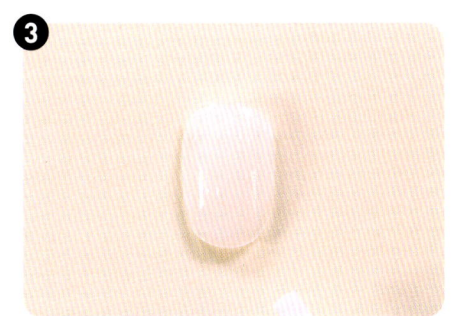

흰색 시럽젤(FS01)을 전체적으로 바른 다음 LED 60초 큐어한다.

TIP 시럽젤은 손에 힘을 최대한 빼고 발라 줘야 붓결이 남지 않는다.

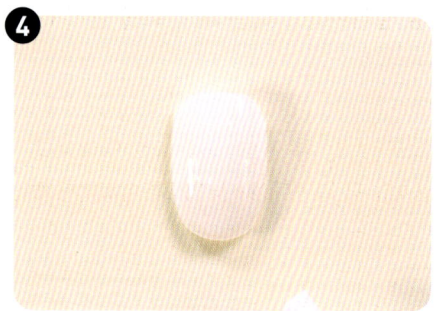

3번 과정을 반복한다.

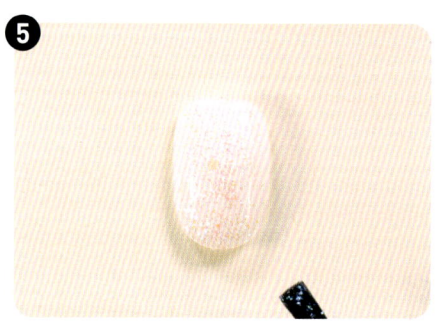

글리터젤(FG15)을 전체적으로 바른 다음 LED 60초 큐어한다.

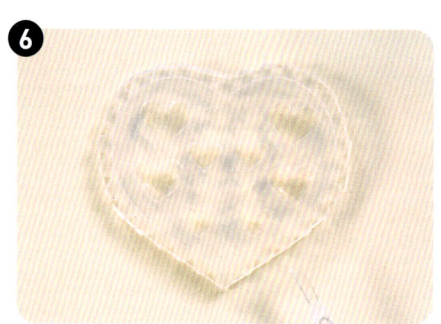

만들고자 하는 몰드에 논와이프 탑젤을 얇게 바른 다음 LED 60초 큐어한다.

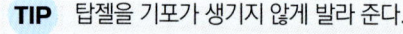

TIP ▶ 탑젤을 기포가 생기지 않게 발라 준다.

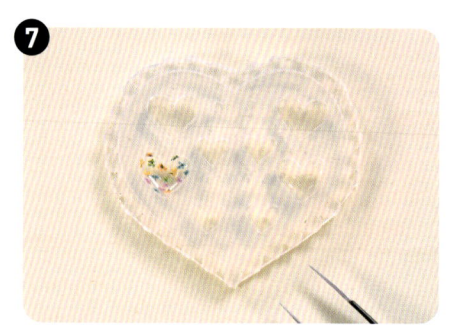

몰드 모양에 클리어젤을 반 정도 채워 준 후 생화를 올려 LED 60초 큐어한다.

TIP ▶ 생화를 물티슈 위에 얹은 후 눌러 생화에 수분을 흡수시켜 주면 부서지지 않게 사용할 수 있다.
▶ 생화를 몰드에 넣을 때 핀셋을 사용해 몰드의 안쪽으로 밀어 넣어 준다.

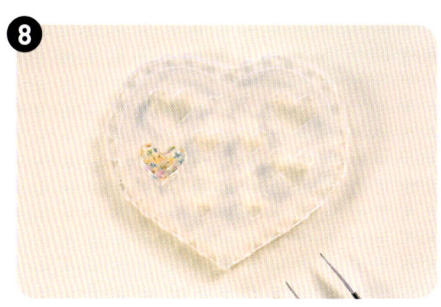

8 몰드의 남은 부분을 클리어젤로 채운 후 생화를 올려 LED 60초 큐어한다.

> **TIP** ▶ 몰드 안에 생화를 넣을 때 생화가 겹치지 않게 넣어 준다.
> ▶ 클리어젤을 채울 때 기포가 생기지 않도록 유의해서 채워 준다.

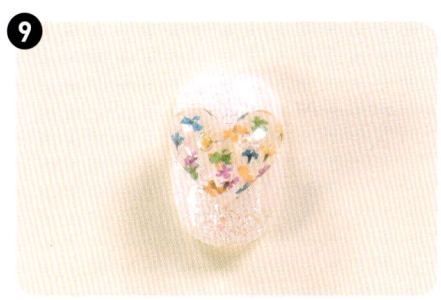

9 클리어젤을 바른 다음, 완성된 몰드를 올리고 LED 60초 큐어한다.

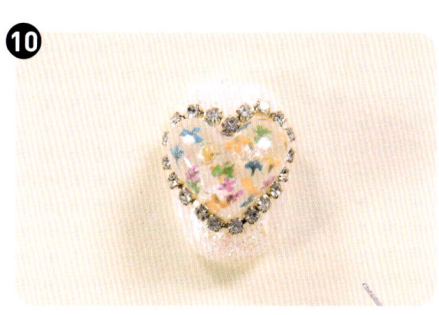

10 체인을 둘러 줄 부분에 클리어젤을 소량 바른 다음 체인을 얹은 후 LED 60초 큐어한다.

> **TIP** 클리어젤을 바를 때 손톱 표면과 몰드의 사이를 채워 오버레이해 준다.

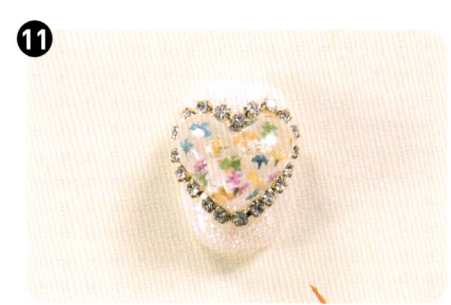

11 체인의 유지력을 위해 클리어젤로 오버레이한 후 LED 60초 큐어한다.

> **TIP** 체인의 스톤을 더 빛나게 하고 싶다면 세필 브러시로 스톤에 젤이 닿지 않게 오버레이해 준다.

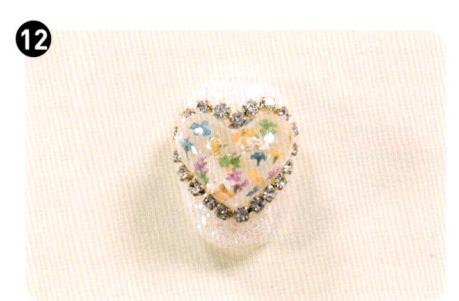

12 탑젤을 전체적으로 바른 다음 LED 60초 큐어한다.

디자인 영상 보기

Spring 3

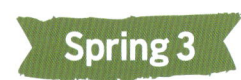

피치 마블 자개

Pitch Marble Shell

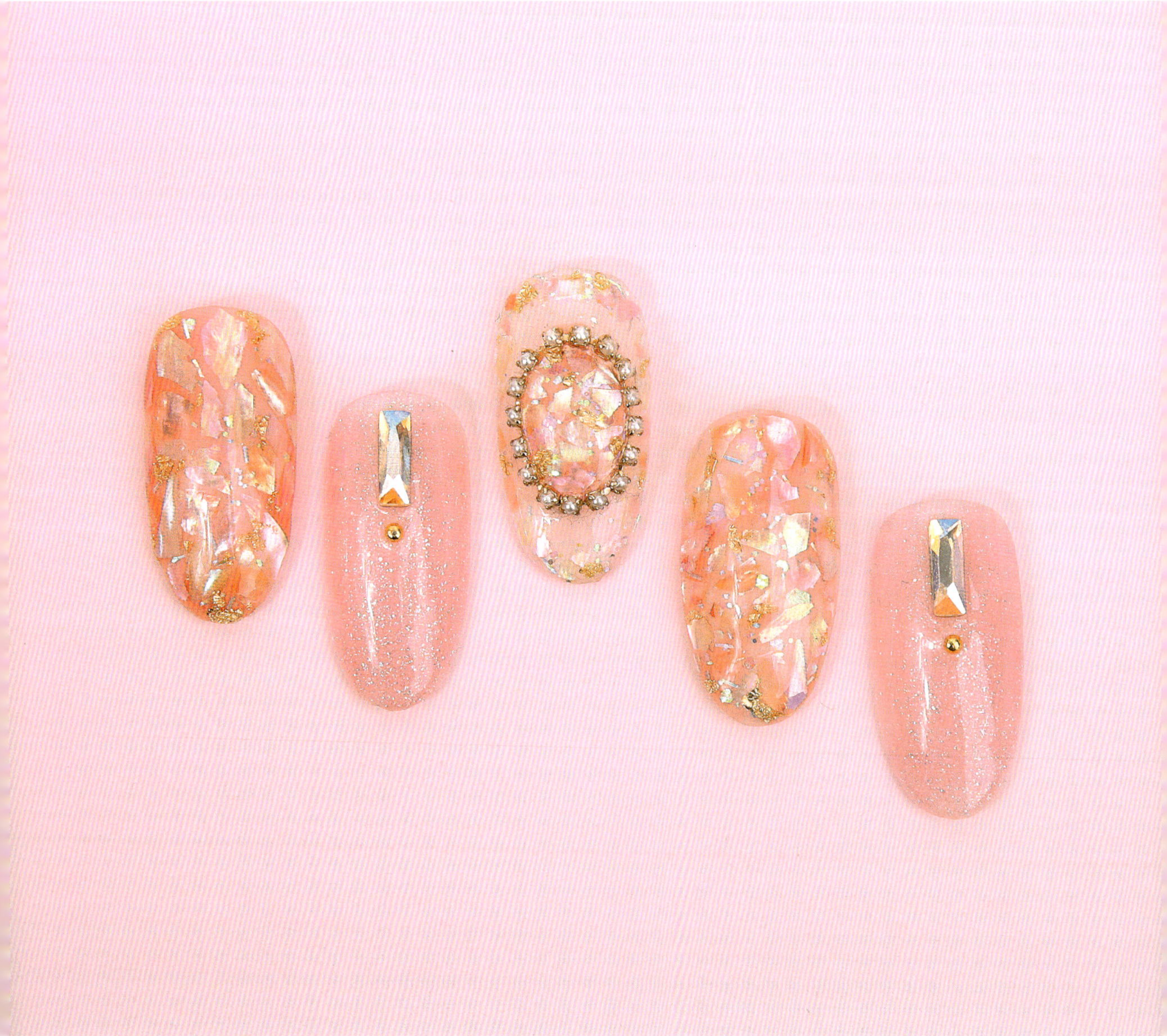

사라센 에듀케이터 문정현

🧴 재료와 도구

젤
- 파셋 베이스젤
- 파셋 퍼펙트 탑젤
- 파셋 젤 폴리쉬 워터컬러 WC10
- 파셋 그레이스 시리즈(GR03)
- 파셋 15g 익스텐션젤

브러시
- 파셋 젤 브러쉬 아트브러쉬
- 파셋 젤 브러쉬 오벌

기타 재료
- 파셋 크리스탈 멀티 글리터
- 사라센 머메이드 판자개 6종 세트
- 네일스케치 난사리프(골드)

디자인하는 법

❶

파일을 사용해 자연 손톱의 길이와 모양을 조절한 다음 표면의 유, 수분을 제거한다.

❷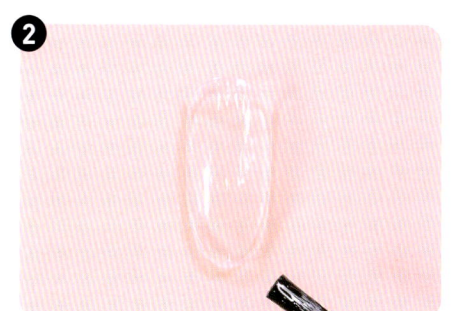

베이스젤을 전체적으로 바른 다음 LED 30초 큐어한다.

❸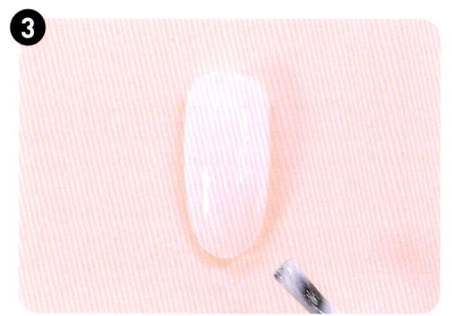

흰색 워터젤(WC10)을 전체적으로 바른 다음 LED 30초 큐어한다.

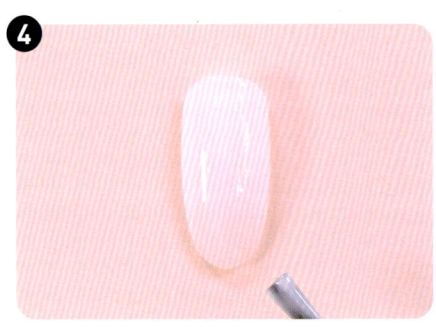

3번 과정을 반복한다.

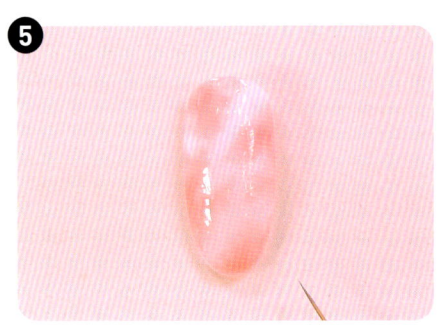

코랄색 시럽젤(GR03)을 부분적으로 바른 다음 큐어하기 전 마블을 표현해 주고 LED 30초 큐어한다.

> **TIP** 세필 브러시를 사용해 시럽젤의 경계선을 가볍게 터치해 퍼트려 준다.

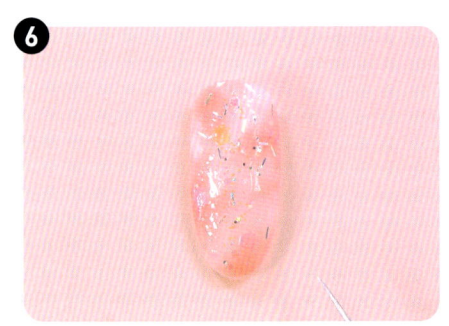

베이스젤을 전체적으로 바른 다음, 위에 글리터를 올리고 LED 30초 큐어한다.

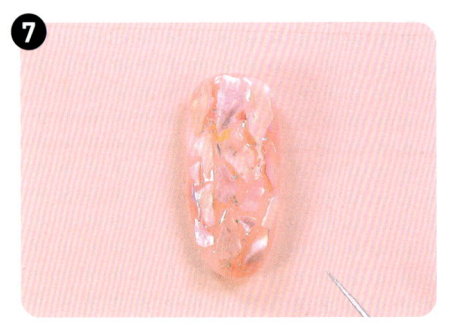

클리어젤을 전체적으로 얇게 바른 다음 큐어하기 전 재단해 둔 자개를 올려 주고 LED 30초 큐어한다.

> **TIP** 클리어젤로 글리터를 오버레이하며 바로 자개를 올려 주는 방법은 시술 시간을 줄일 수 있다.

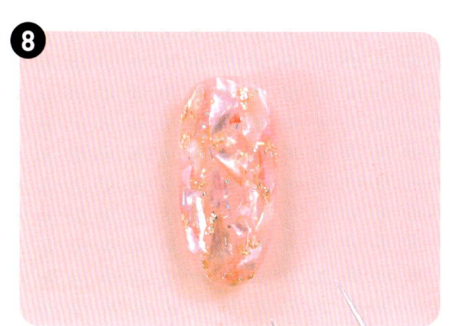

클리어젤을 전체적으로 바른 다음 큐어하기 전 금박 글리터를 올려 준 후 LED 30초 큐어한다.

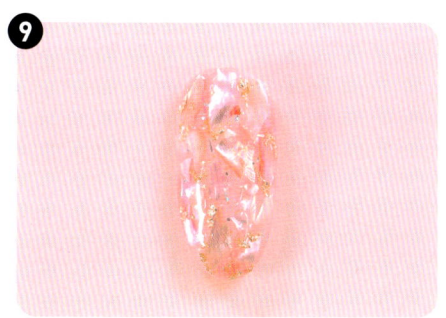

베이스젤을 전체적으로 얇게 오버레이한 후 LED 30초 큐어한다.

> **TIP** 클리어젤로 오버레이를 하면 두께감이 두꺼워져 예쁘지 않은 손톱 모양이 나올 수 있기 때문에 베이스젤로 코팅하듯이 얇게 오버레이해 준다.

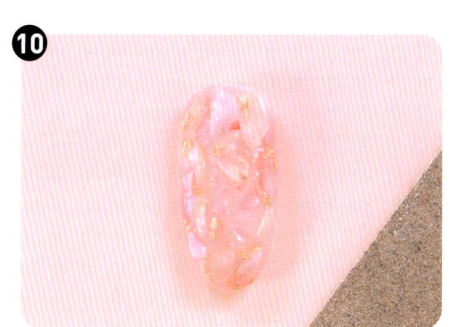

젤클렌저를 사용해 미경화젤을 닦아 주고 파일을 사용해 표면 정리를 해 준다.

> **TIP** 오버레이한 후 파일을 사용해 고르지 못한 표면을 파일링 해 준다.

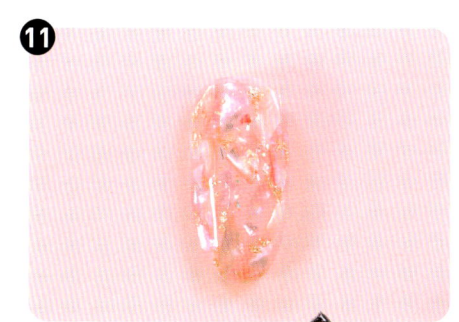

탑젤을 전체적으로 바른 다음 LED 30초 큐어한다.

디자인 영상 보기

Spring 4

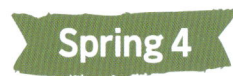

러블리 체크

Lovely Check

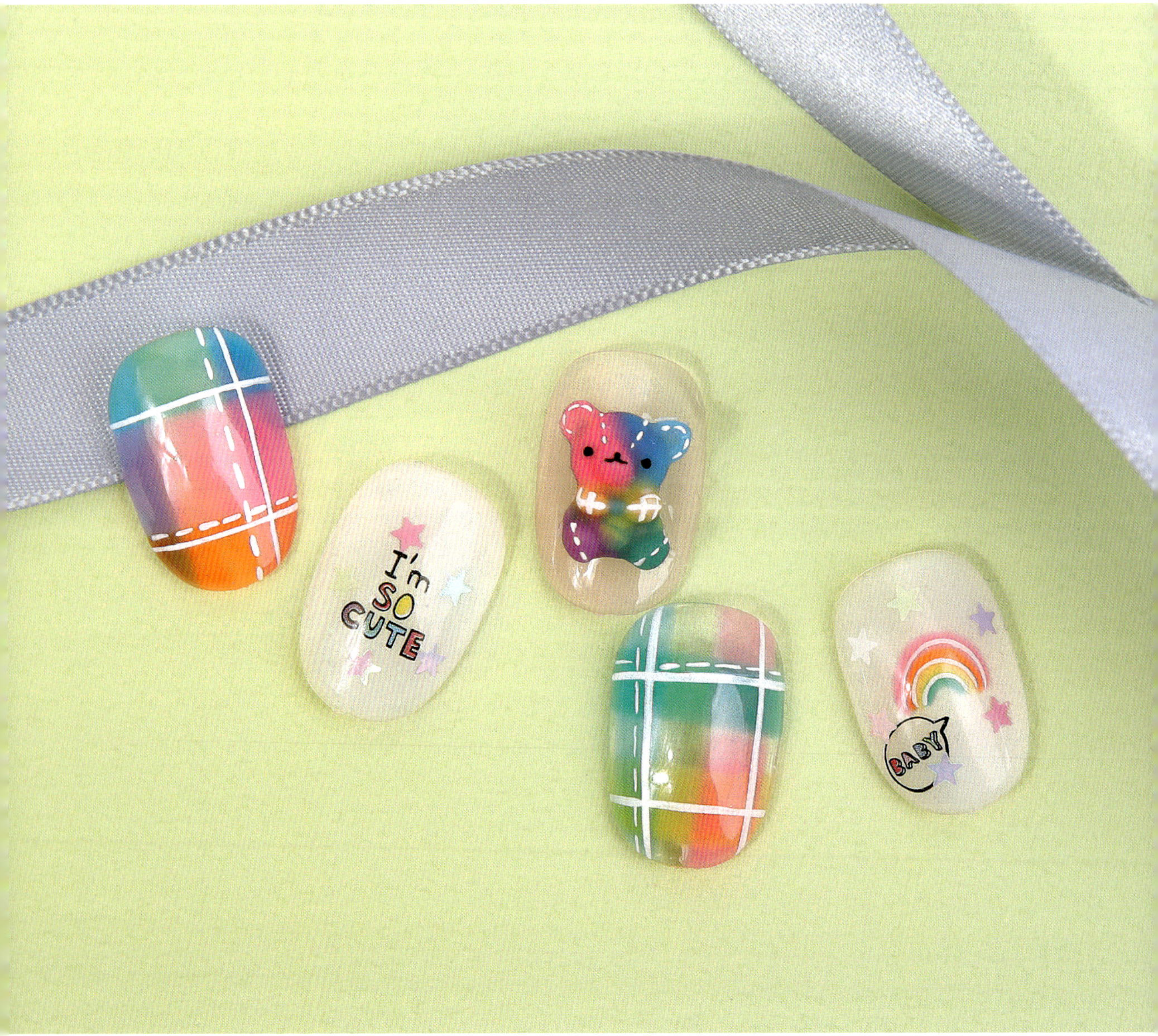

사라센 에듀케이터 김지은

🛍 재료와 도구

젤
- `그라시아` 지젤리 베이스젤
- `그라시아` 티아라 크레이지 논와이프 탑젤 소프트
- `그라시아` 진비 아이비 시럽컬러젤 캔디팝 세트
- `그라시아` 티아라 리얼 라이너젤(화이트)
- `그라시아` 베이직 젤(슈퍼클리어젤)

브러시
- `사라센` 크리스탈 세필 브러쉬

디자인하는 법

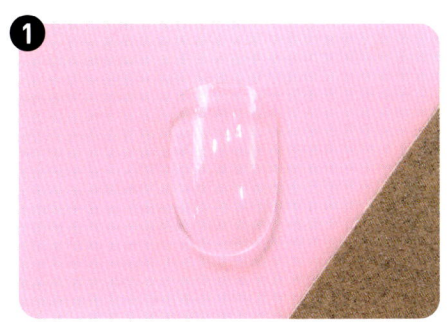

① 파일을 사용해 자연 손톱의 길이와 모양을 조절한 다음 표면의 유, 수분을 제거한다.

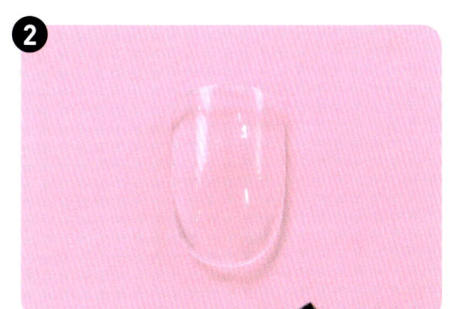

② 베이스젤을 전체적으로 바른 다음 LED 30초 큐어한다.

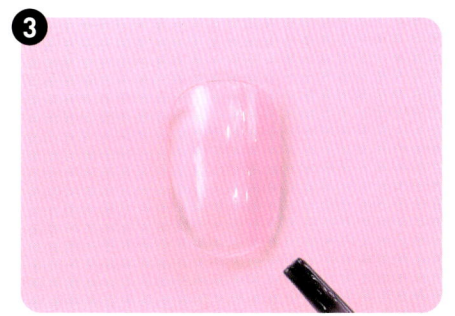

③ 분홍색 시럽젤(JBI-119)을 오른쪽의 1/3 정도 세로로 얇게 발라 준 다음 LED 30초 큐어한다.

> **TIP** 시럽젤은 손에 힘을 최대한 빼고 발라 줘야 붓결이 남지 않는다.

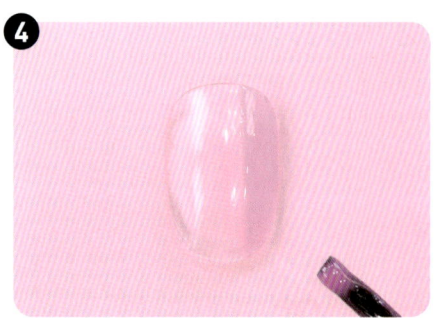

3번 과정을 반복한다.

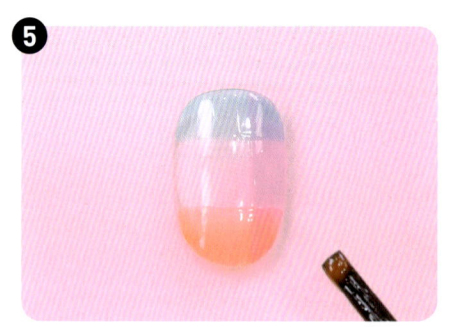

민트색 시럽젤(JBI-122)과 주황색 시럽젤(JBI-124)을 위아래로 1/3 정도 각각 가로로 발라 준 다음 LED 30초 큐어한다.

> **TIP** 먼저 칠한 분홍색 젤이 보일 수 있게 얇게 도포해 준다.

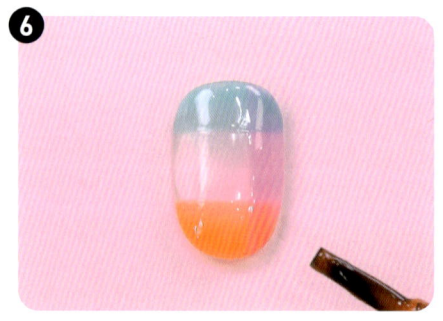

5번 과정을 반복한다.

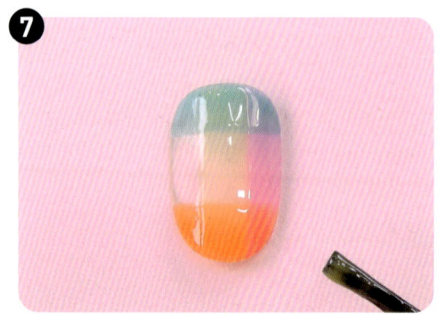

노란색 시럽젤(JBI-123)로 세로의 1/3 정도 발라 준 다음 LED 30초 큐어한다.

> **TIP** 색상이 겹쳐지며 여러 색깔이 보이는 체크 패턴이기 때문에 컬러를 바른 지점을 기억하며 시술한다.

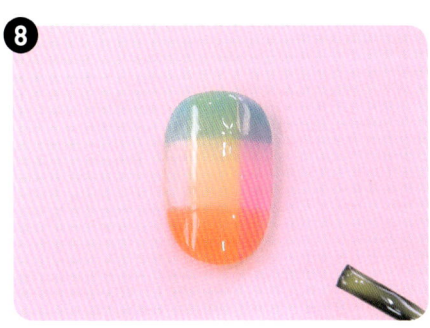

7번 과정을 반복한다.

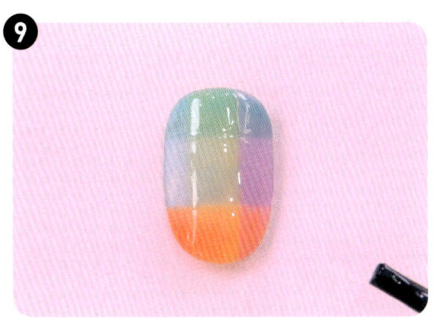

파란색 시럽젤(JBI-121)을 가로로 남은 빈 곳에 발라 준 다음 LED 30초 큐어한다.

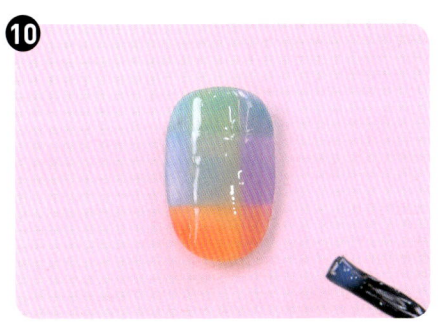

9번 과정을 반복한다.

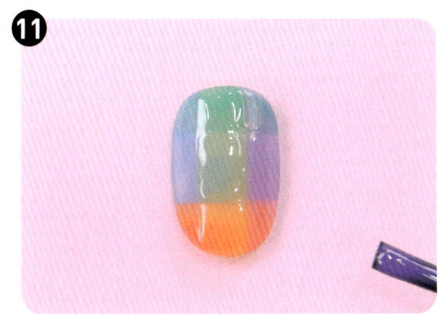

보라색 시럽젤(JBI-120)로 세로의 남은 빈 곳에 발라 준 다음 LED 30초 큐어한다.

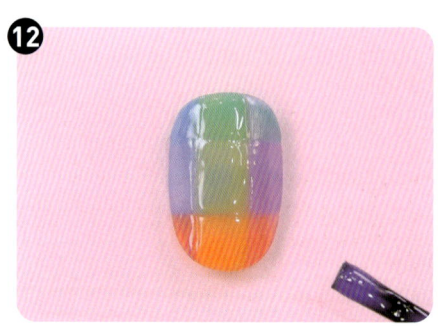

11번 과정을 반복한다.

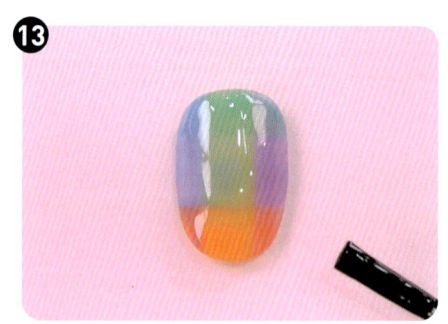

클리어젤을 전체적으로 바른 다음 LED 30초 큐어한다.

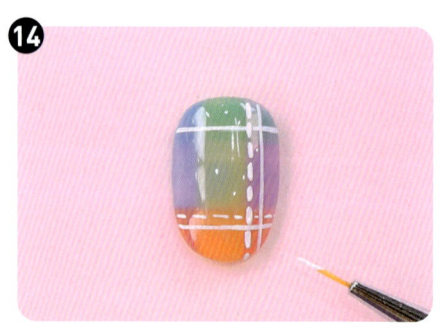

흰색 라인젤로 가로, 세로 라인과 스티치 라인을 그려 준 다음 LED 30초 큐어한다.

TIP 라인이 삐뚤어졌다면 깨끗한 브러시나 툴로 수정해 준다.

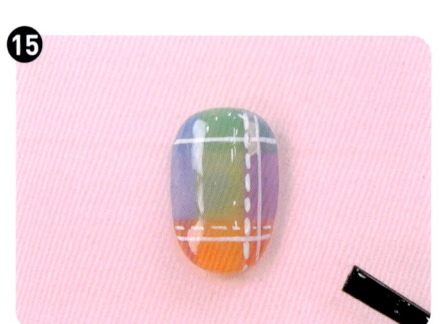

탑젤을 전체적으로 바른 다음 LED 30초 큐어한다.

Spring 5

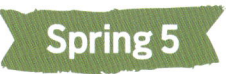

파스텔 트위드 체크

Pastel Tweed Check

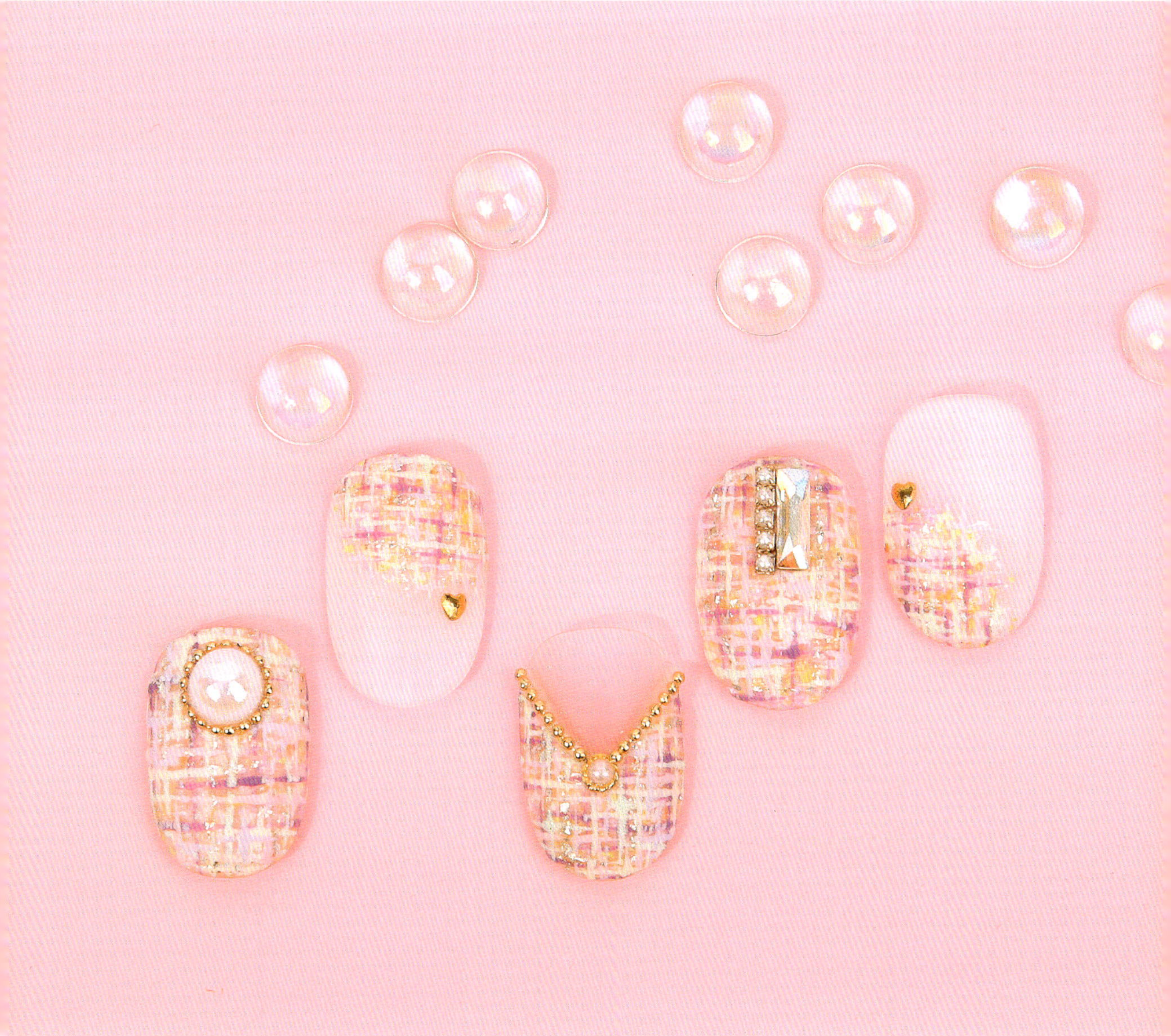

사라센 에듀케이터 문정현

🧰 재료와 도구

젤
- `파셋` 베이스젤
- `파셋` 15g 익스텐션젤
- `파셋` 퍼펙트 탑젤
- `파셋` 매트탑
- `파셋` 젤 폴리쉬 SS001
- `파셋` 아임파스텔 시리즈(IM06)
- `파셋` 젤폴리쉬 다이아글리터 DG003(샴페인골드)
- `파셋` 젤 폴리쉬 해피니스퍼플3(프리미엄)
- `파셋` 아임파스텔시리즈(IM02)
- `파셋` 젤 폴리쉬 해피니스퍼플2

브러시
- `파셋` 아트 오벌 젤 브러쉬
- `파셋` 젤 브러쉬 아트브러쉬

기타 재료
- `사라센` 솜사탕 글리터
- `사라센` 진주 반구 5mm(화이트)
- `사라센` 아트용 줄참 1mm(골드)

🎨 디자인하는 법

1

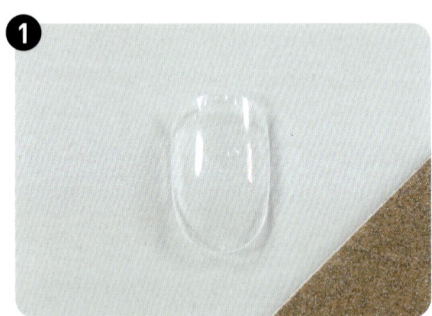

파일을 사용해 자연 손톱의 길이와 모양을 조절한 다음 표면의 유, 수분을 제거한다.

2

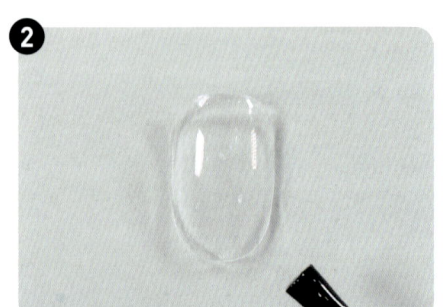

베이스젤을 전체적으로 바른 다음 LED 30초 큐어한다.

3

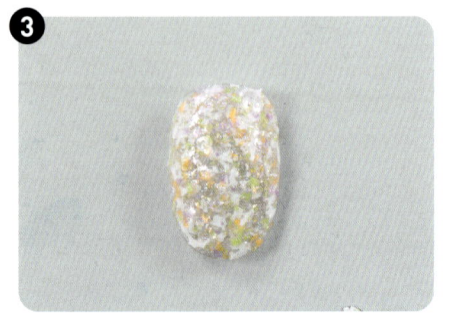

클리어젤과 글리터를 섞어 전체적으로 바른 다음 LED 30초 큐어한다.

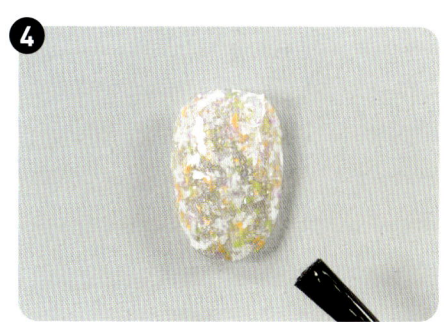

베이스젤로 얇게 오버레이한 후 LED 30초 큐어한다.

TIP 거친 질감 표현을 위해 얇게 오버레이한다.

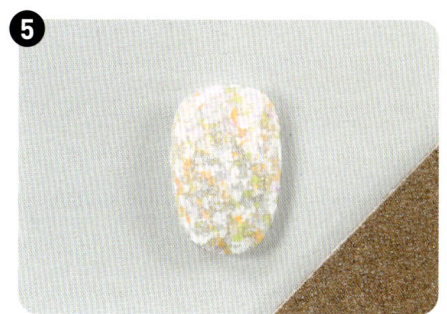

거친 표면을 가볍게 파일링해 준다.

TIP 피부에 긁힐수 있는 거친 표면은 파일링해 준다.

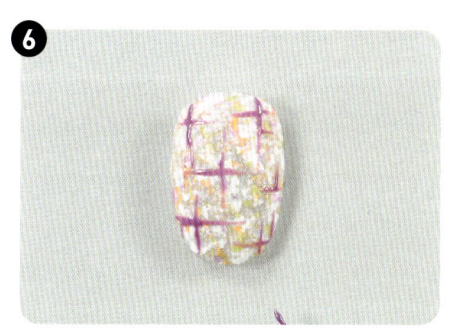

보라색 젤(해피니스퍼플2)로 십자(+)모양의 패턴을 불규칙적으로 그려 준 후, LED 30초 큐어한다.

TIP 십자(+)패턴이 서로 최대한 겹치지 않도록 교차시켜 그려 준다.

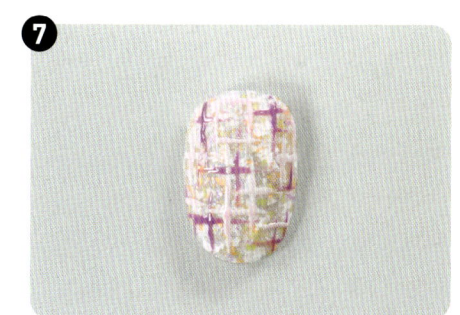

연분홍색 젤(SS001)로 **6**번과 같은 방법을 반복한다.

TIP 십자(+)패턴을 그릴 때 먼저 도포한 컬러와 겹쳐도 좋지만 모두 가리지 않도록 교차시켜 그려 준다.

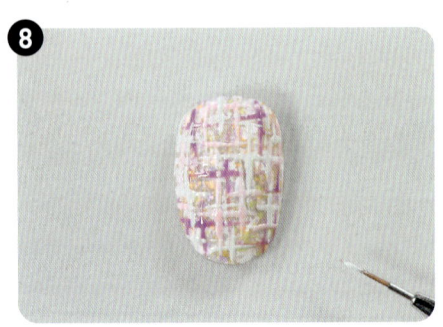

민트색 젤(IM06)로 **6**번과 같은 방법을 반복한다.

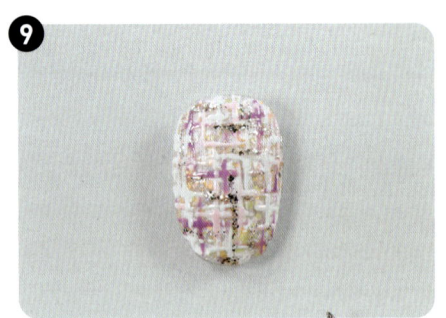

골드 글리터젤(DG003)로 **6**번과 같은 방법을 반복한다.

> **TIP** 글리터젤의 입자들을 사용해 십자(+)모양을 표현해 준다.

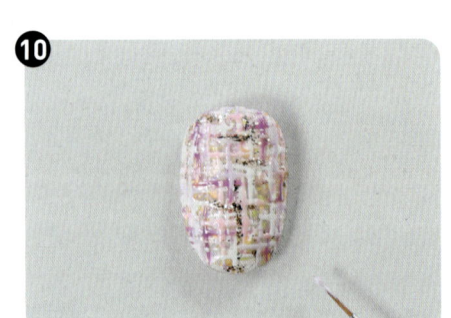

연보라색 젤(해피니스퍼플3)로 **6**번과 같은 방법을 반복한다.

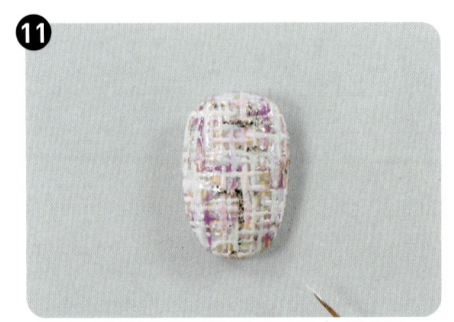

연노란색 젤(IM02)로 **6**번과 같은 방법을 반복한다.

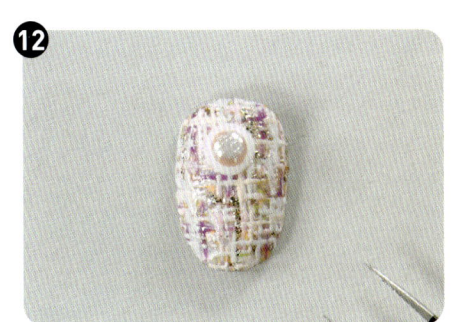

⑫ 클리어젤로 진주를 올릴 부분에 소량을 바른 뒤 진주를 붙이고 LED 30초 큐어한다.

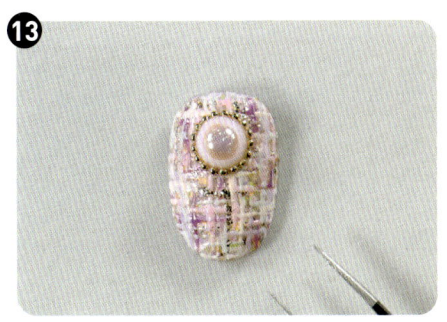

⑬ 클리어젤로 진주에 체인을 둘러 꾸며 준 후 LED 30초 큐어한다.

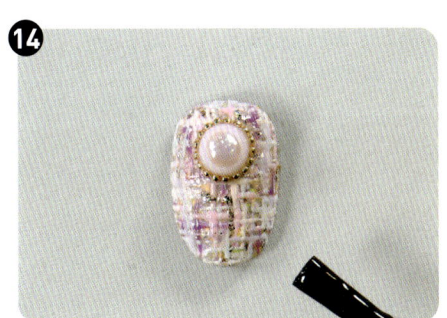

⑭ 탑젤로 진주와 체인을 얇게 오버레이한 후 LED 30초 큐어한다.

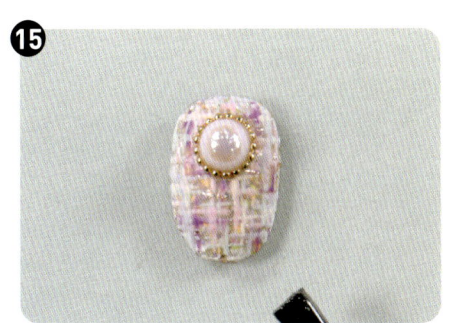

⑮ 매트 탑젤을 진주와 체인을 제외한 부분에 바른 다음 LED 30초 큐어한다.

> **TIP** 입체적 질감 표현을 위해 브러시에 소량의 젤만 머금어 바른다.

디자인영상보기

Spring 6

벚꽃

Cherry Blossom

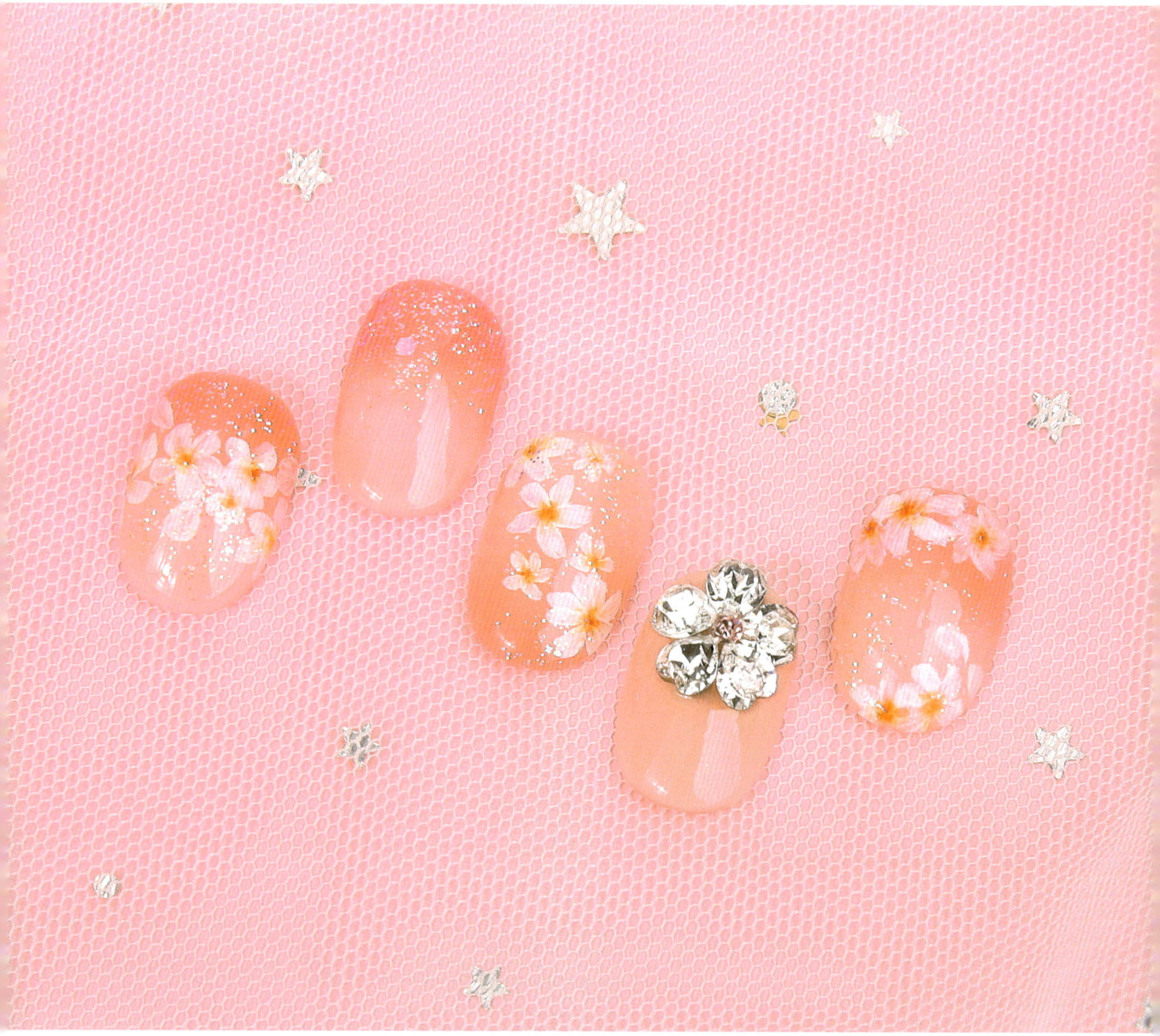

사라센 에듀케이터 김지은

재료와 도구

젤
- 프롬더네일 거머리베이스
- 프롬더네일 거머리탑젤
- 프롬더네일 논 와이프 클리어젤
- 프롬더네일 엔티크 시럽 FS12
- 프롬더네일 엔티크 시럽 FS02
- 프롬더네일 언더더씨 FG15
- 프롬더네일 엔티크 시럽 FS06
- 프롬더네일 엔티크 시럽 FS03
- 프롬더네일 엔티크 시럽 FS14
- 프롬더네일 컬러젤 NO.052(화이트)

브러시
- 모스티브 틱톡 브러쉬(아트 #0.6)
- 사라센 #7 패턴 브러쉬
- 사라센 크리스탈 세필 브러쉬

디자인하는 법

1

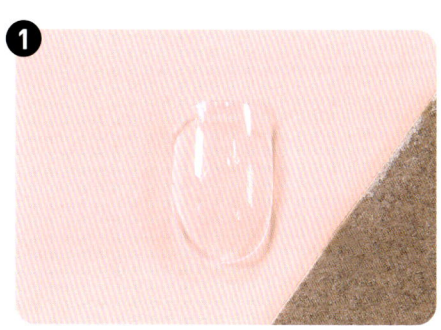

파일을 사용해 자연 손톱의 길이와 모양을 조절한 다음 표면의 유, 수분을 제거한다.

2

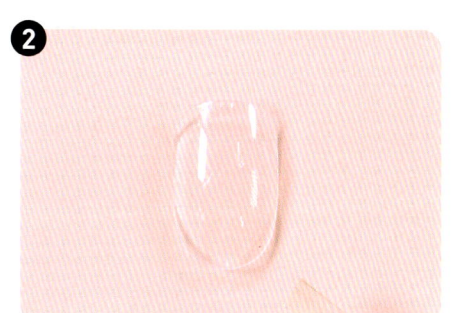

베이스젤을 전체적으로 바른 다음 LED 30초 큐어한다.

3

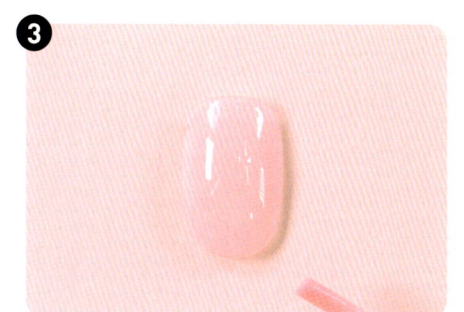

분홍색 시럽젤(FS12)을 전체적으로 바른 다음 LED 60초 큐어한다.

TIP 시럽젤은 손에 힘을 최대한 빼고 발라 줘야 붓결이 남지 않는다.

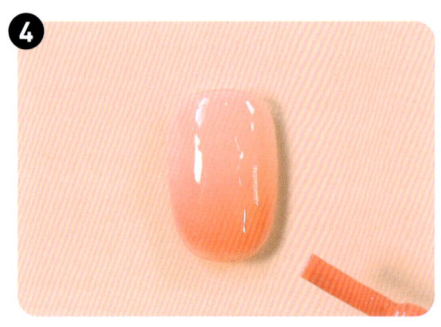

두 가지 색(FS12), (FS14)을 각각 1/2 정도 칠한 뒤 그러데이션을 표현해 주고 LED 60초 큐어한다.

> **TIP** PART 2 아트 SECTION 5. 그러데이션(가로 그러데이션) 참고

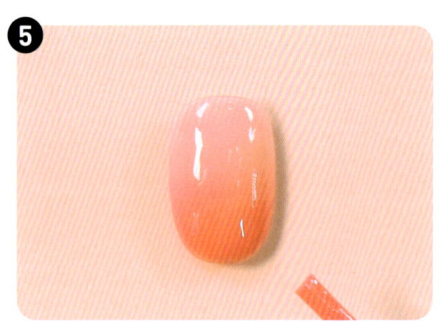

4번 과정을 반복한다.

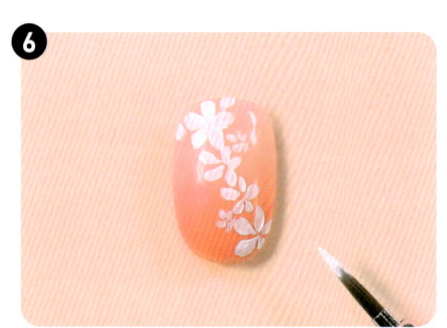

오벌 브러시로 꽃잎을 하나씩 그려 꽃을 완성시킨 후 LED 60초 큐어한다.

> **TIP** 꽃잎을 그릴 때 브러시를 눕혀서 눌러 찍어 준 뒤 브러시를 돌리면서 뗀다.

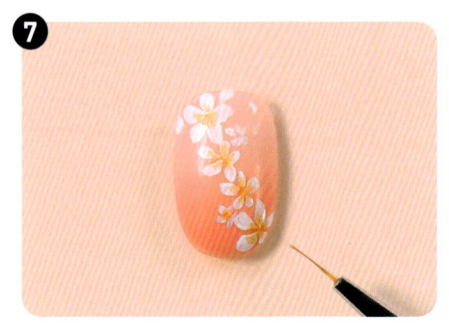

노란색 시럽젤(FS02)로 꽃의 중앙에 소량 바른 다음 LED 60초 큐어한다.

> **TIP** 시럽젤로 하면 더 자연스러운 꽃잎 그러데이션을 표현할 수 있다.

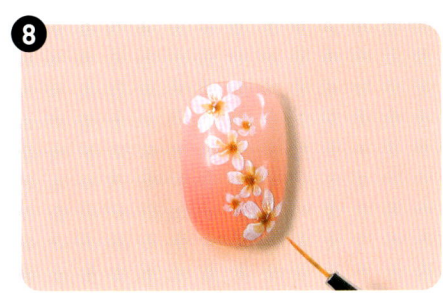

❽ 갈색 시럽젤(FS06)로 꽃의 심지를 그려 준 후 LED 60초 큐어한다.

TIP 노란색 시럽젤과 자연스럽게 연결되도록 그려 준다.

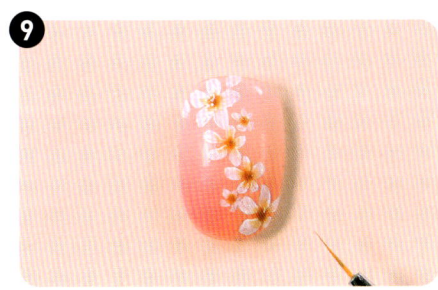

❾ 꽃잎에 분홍색 시럽젤(FS03)을 바른 다음 LED 60초 큐어한다.

TIP 얇게 올려 흰색 젤의 꽃잎 결이 비치도록 해 준다.

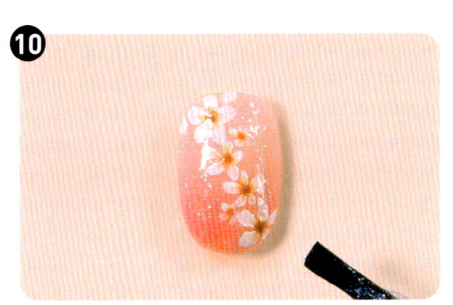

❿ 글리터젤(FG15)을 전체적으로 소량 바른 다음 LED 60초 큐어한다.

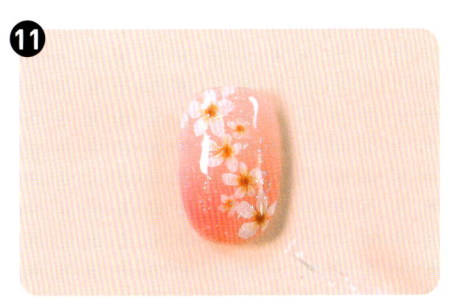

⓫ 클리어젤을 전체적으로 바른 다음 LED 60초 큐어한다.

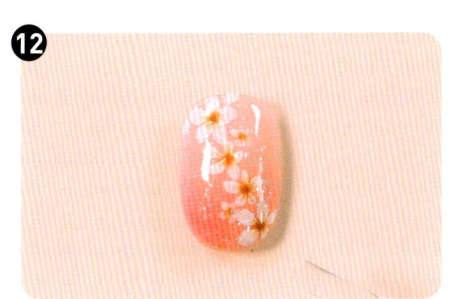

⓬ 탑젤을 전체적으로 바른 다음 LED 60초 큐어한다.

디자인 영상 보기

Spring 7

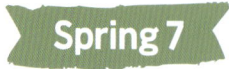

슈팅스타 오렌지 플라워

Shooting Star Orange Flower

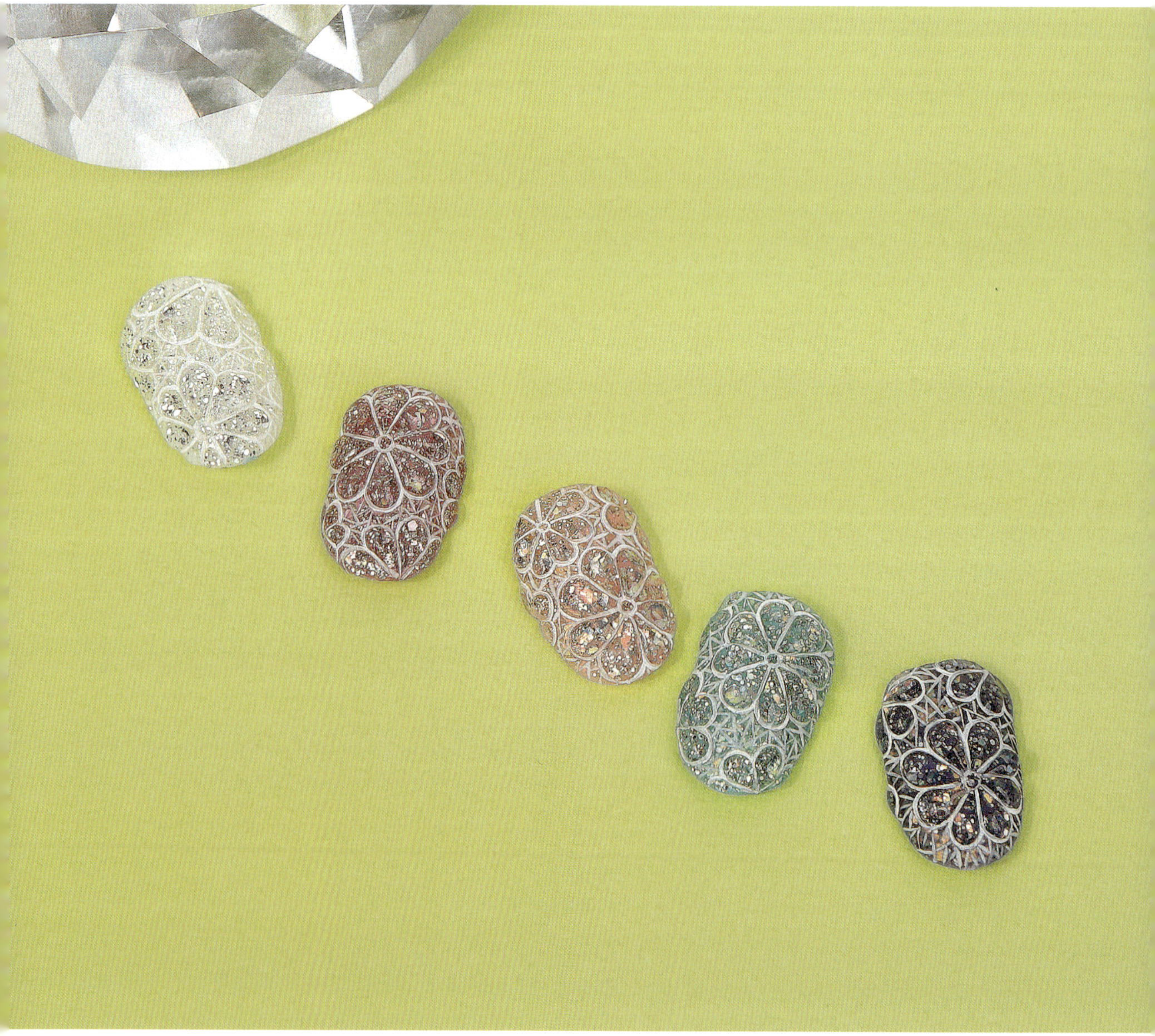

그라시아 에듀케이터 김혜진

🛍 재료와 도구

젤
- 그라시아 지젤리 비트윈젤
- 그라시아 지젤리 베이스젤
- 그라시아 젤리캣 & 티아라 세컨드 컬러젤(CTS-076)
- 그라시아 진비컬렉션 아이비컬러 〈슈팅스타〉 글리터젤(JBIG-007)
- 그라시아 진비컬렉션 아이비컬러 화이트
- 그라시아 티아라 매트 탑 젤
- 그라시아 티아라 논와이프 크레이지 오버레이탑 25g
- 그라시아 베이직 젤(슈퍼클리어젤)

브러시
- 그라시아 핸드 페인팅 젤 브러쉬 M

기타 재료
- 그라시아 오닉스 파일 180/240G
- 그라시아 티아라 버퍼 180/240G

🔖 디자인하는 법

1

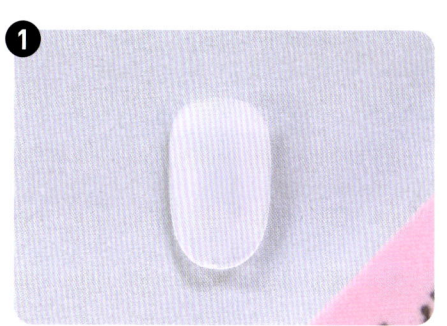

파일을 사용해 자연 손톱의 길이와 모양을 조절한 다음 표면의 유, 수분을 제거한다.

2

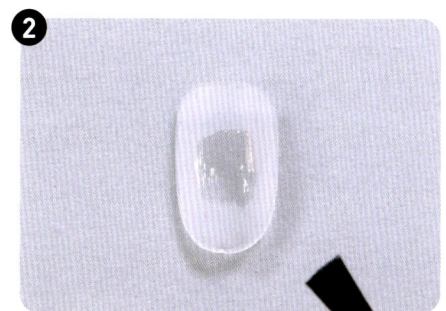

손톱 영양제를 중앙 부분에만 도포 후 자연 건조 30초 시켜 준다.

> **TIP** 자연 네일에 전체적으로 바르면 리프팅 현상이 일어날 수 있으니 반드시 자연 네일의 중앙에만 발라 준다.

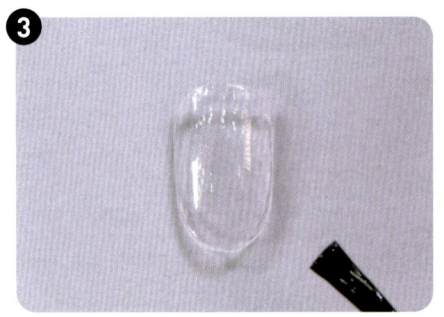

베이스젤을 전체적으로 바른 다음 LED 20초 큐어한다.

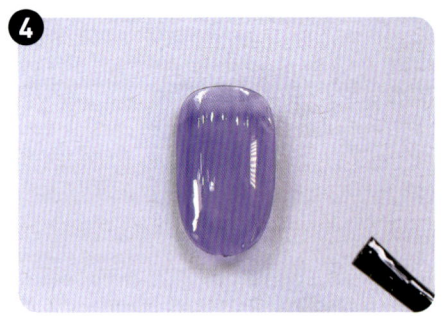

보라색 시럽젤(CTS-076)을 전체적으로 바른 다음 LED 30초 큐어한다.

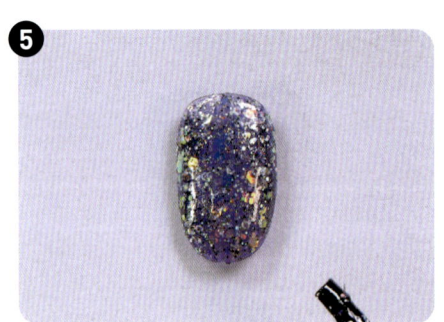

글리터젤(JBIG-007)을 얇게 전체적으로 바른 다음 LED 30초 큐어한다.

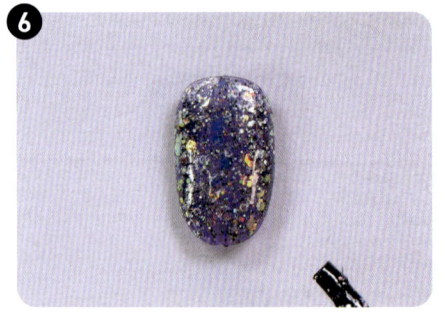

5번 과정을 반복한다.

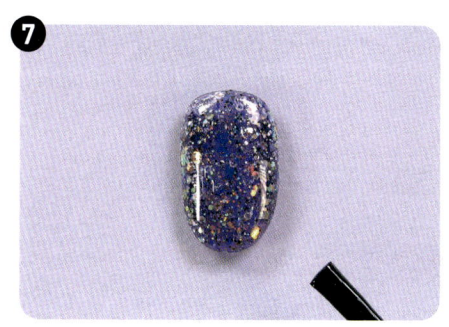

클리어젤을 전체적으로 바른 다음 LED 40초 큐어 후 미경화젤을 닦아 준다.

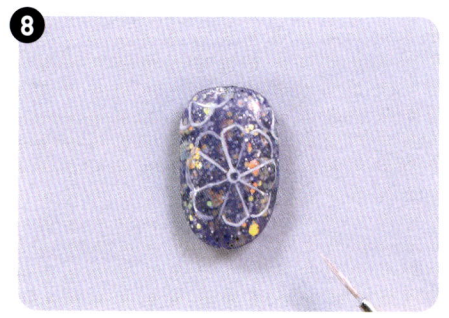

흰색 젤(아이비컬러 화이트)을 파레트에 덜어 브러시에 묻혀 손톱의 중앙 부분부터 꽃의 구도를 얇은 라인으로 그려 준 후 LED 30초 큐어한다.

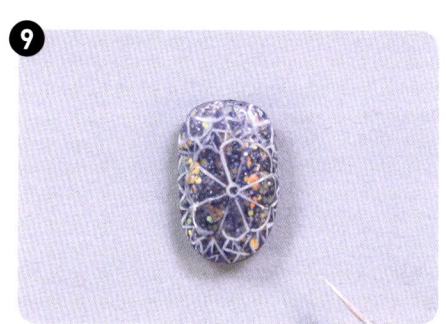

꽃의 라인을 그린 후 남는 여백 부분은 라인으로 채워 그려 준 후 LED 30초 큐어한다.

TIP 플라워가 더 돋보일 수 있도록 배경에 라인을 그려 준다.

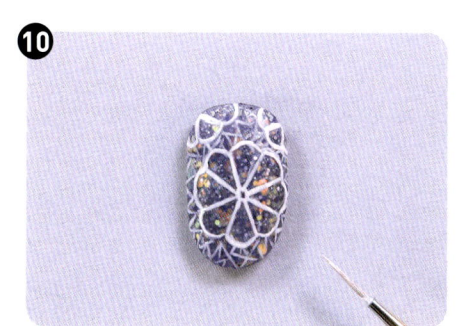

9번 과정을 좀 더 선명하게 그려 준 후 LED 30초 큐어한다.

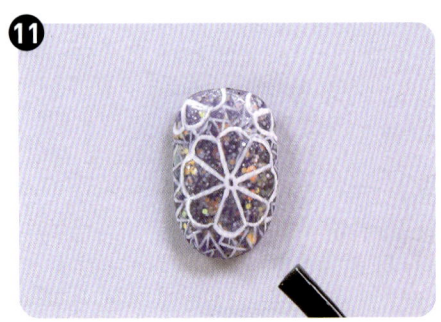

매트 탑젤을 전체적으로 바른 다음 LED 20초 큐어한다.

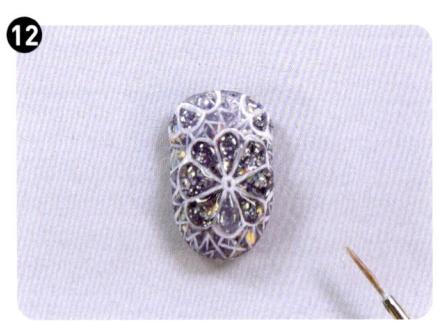

브러시를 사용하여 되직한 클리어젤을 적당량 떠서 꽃잎을 한 잎씩 볼륨감 있게 올려 준 후 젤램프를 사용해 꽃잎 1개당 LED 10초씩 큐어한 후 전체 LED 60초 큐어한다.

TIP 각 꽃잎에 젤을 올린 후 젤이 퍼지기 전에 빠른 시간내로 큐어하는 것이 중요하다.

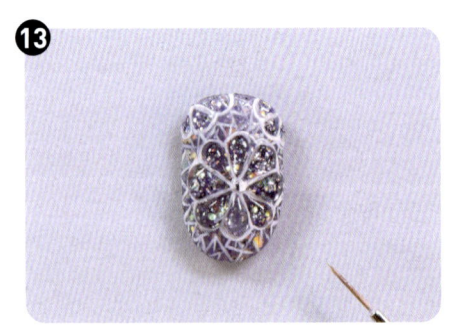

입체감을 더하기 위해 꽃의 중심 부분 꽃잎 3개에만 12번 과정을 반복한다.

Spring 8

시럽 로즈

Syrup Rose

그라시아 에듀케이터 김혜진

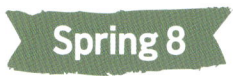

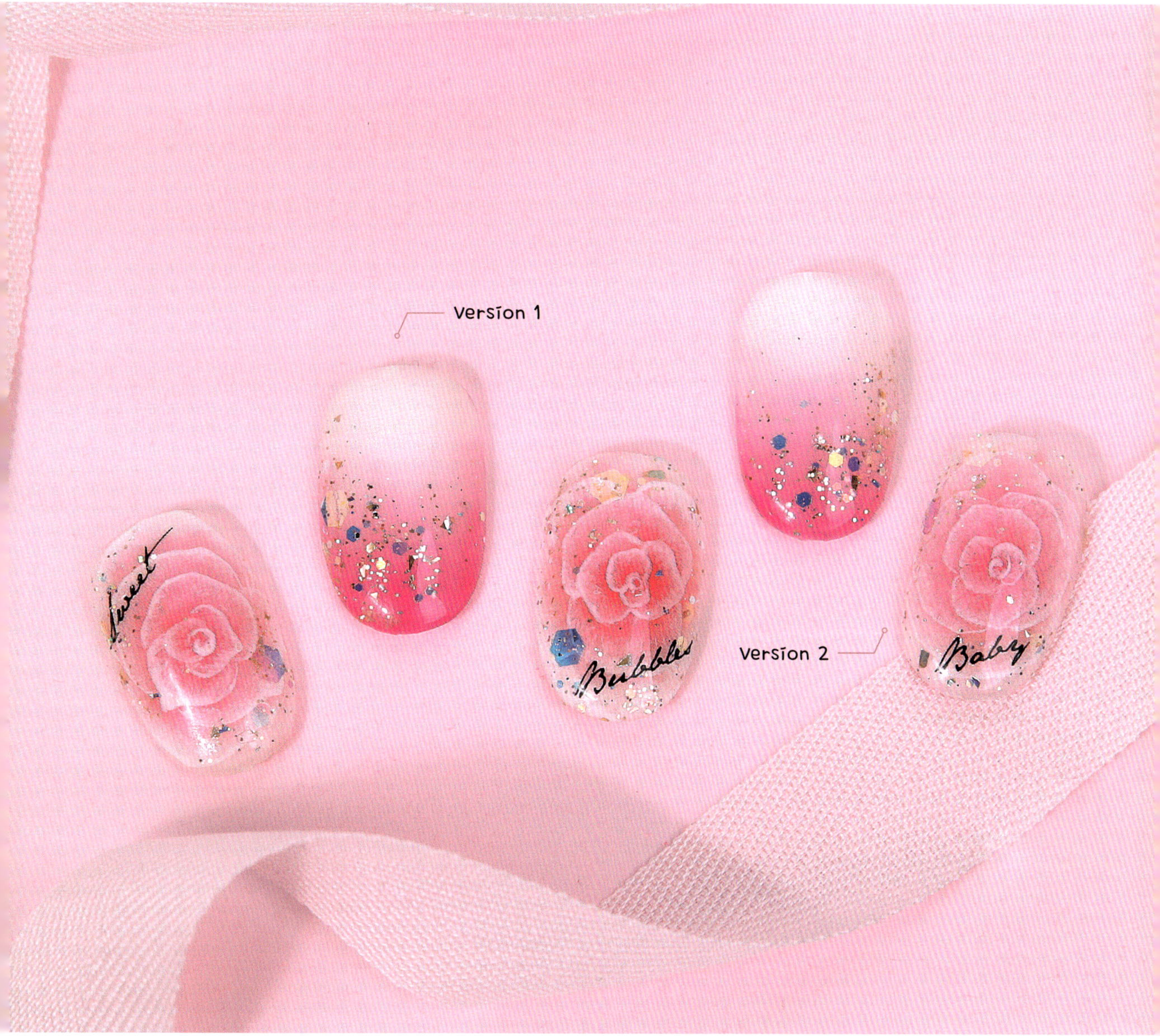

Version ❶

🛍 재료와 도구

젤
- 그라시아 지젤리 비트윈젤
- 그라시아 지젤리 베이스젤
- 그라시아 진비컬렉션 아이비컬러 〈피아니시모〉 10종 시리즈(JBI-110)
- 그라시아 젤리캣 & 티아라 세컨드 컬러젤(CTS-78)
- 그라시아 진비컬렉션 아이비컬러 〈슈팅스타〉 글리터젤(JBIG-10)
- 그라시아 크레이지 탑젤(띡한 타입)

브러시
- 그라시아 그라데이션 브러쉬

기타 재료
- 그라시아 오닉스 파일 180/240G
- 그라시아 티아라 버퍼 180/240G

🔖 디자인하는 법

1

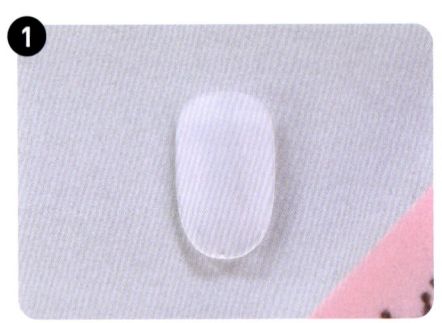

파일을 사용해 자연 손톱의 길이와 모양을 조절한 다음 표면의 유, 수분을 제거한다.

2

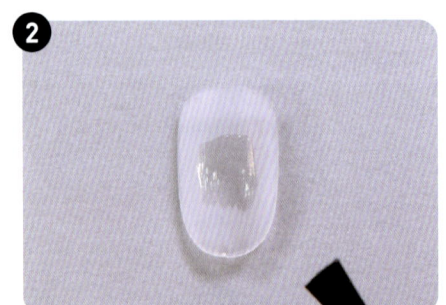

손톱 영양제를 중앙 부분에만 도포 후 자연 건조 30초 시켜 준다.

> **TIP** 자연 네일에 전체적으로 바르면 리프팅 현상이 일어날 수 있으니 반드시 자연 네일의 중앙에만 발라 준다.

3

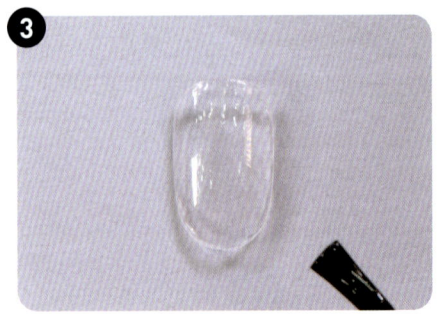

베이스젤을 전체적으로 바른 다음 LED 20초 큐어한다.

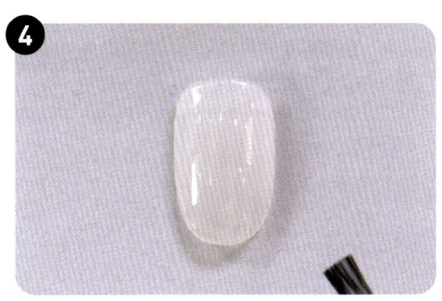

흰색 시럽젤(JBI-110)을 전체적으로 바른 다음 LED 40초 큐어한다.

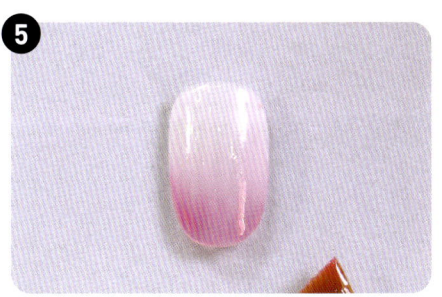

연분홍색 젤(CTS-78)을 그러데이션 브러시에 묻혀 왼쪽에서 오른쪽으로 가볍게 바른 다음 LED 30초 큐어한다.

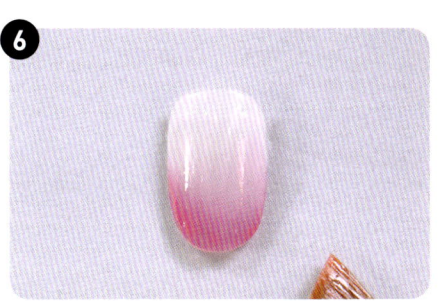

5번 과정을 반복한다.

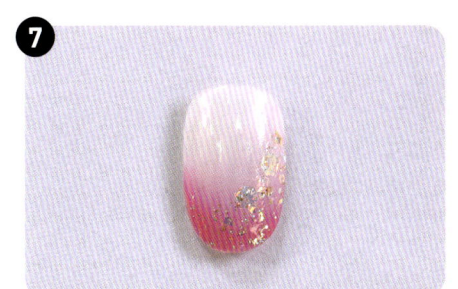

글리터젤(JBIG-10)을 한쪽 사이드에 소량 바른 다음 LED 30초 큐어한다.

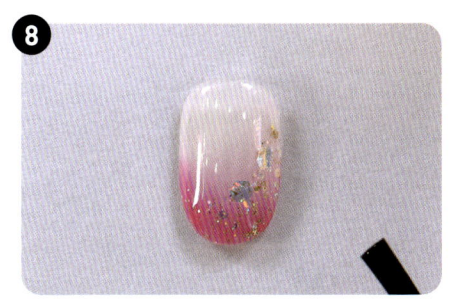

탑젤을 전체적으로 오버레이하듯 바른 다음 LED 30초 큐어한다.

TIP 오버레이 겸용 탑젤을 사용하면 오버레이와 탑젤의 효과를 동시에 볼 수 있기 때문에 시술 시간을 절약할 수 있다.

Version ❷

🧰 재료와 도구

젤
- 그라시아 지젤리 비트원젤
- 그라시아 지젤리 베이스젤
- 그라시아 진비컬렉션 아이비컬러 〈피아니시모〉 10종 시리즈 (JBI-110)
- 그라시아 젤리캣 & 티아라 세컨드 컬러젤(CTS-078)
- 그라시아 젤리캣 & 티아라 세컨드 컬러젤(CTS-077)
- 그라시아 진비컬렉션 아이비컬러 〈슈팅스타〉 글리터젤(JBIG-10)
- 그라시아 티아라 논와이프 크레이지 오버레이탑 25g
- 그라시아 진비컬렉션 아이비컬러 화이트

브러시
- 그라시아 핸드 페인팅 젤 브러쉬 M
- 그라시아 티아라 드롭 아트 브러쉬

기타 재료
- 그라시아 오닉스 파일 180/240G
- 그라시아 티아라 버퍼 180/240G

디자인영상 보기

💅 디자인하는 법

1

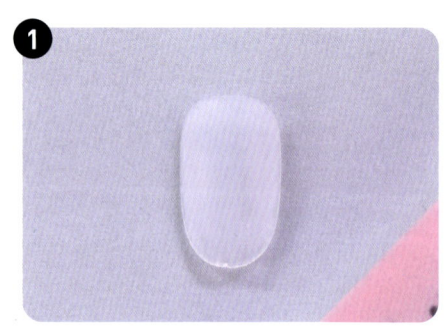

파일을 사용해 자연 손톱의 길이와 모양을 조절한 다음 표면의 유, 수분을 제거한다.

2

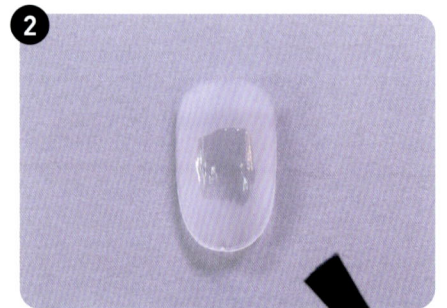

손톱 영양제를 중앙 부분에만 도포 후 자연 건조 30초 시켜 준다.

> **TIP** 자연 네일에 전체적으로 바르면 리프팅 현상이 일어날 수 있으니 반드시 자연 네일의 중앙에만 발라 준다.

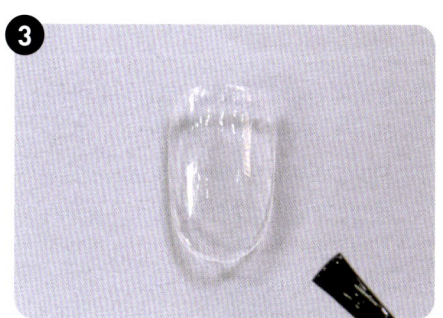

베이스젤을 전체적으로 바른 다음 LED 20초 큐어한다.

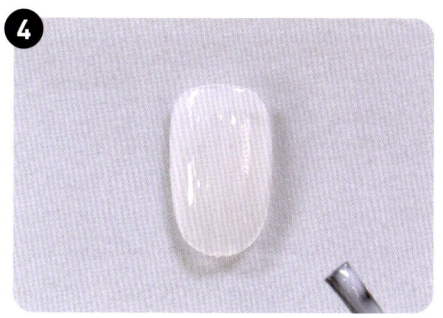

흰색 시럽젤(JBI-110)을 전체적으로 바른 다음 LED 30초 큐어한다.

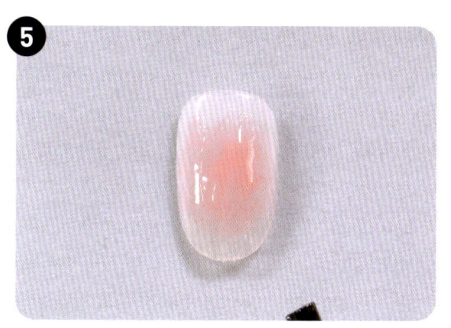

연한 분홍색 젤(CTS-078)을 중앙 부분에만 올려 그러데이션 느낌이 나게 가볍게 터치한 후 LED 30초 큐어한다.

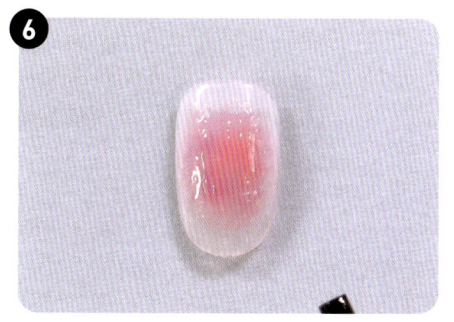

조금 더 진한 분홍색 젤(CTS-077)을 **5**번 과정보다 좀 더 작게 올려 같은 방법으로 진행한 후 미경화젤을 닦아 준다.

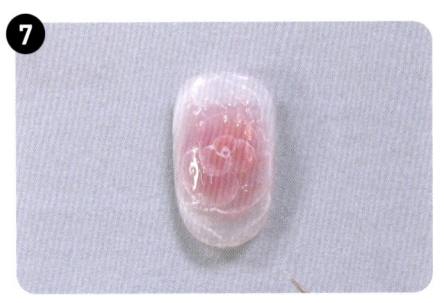

흰색 젤(아이비컬러 화이트)을 라인 브러시에 묻혀 손톱 중앙 부분부터 얇게 라인을 그어 꽃을 그려 준 후, 드롭 브러시를 사용해 꽃 라인에 묻은 젤을 안쪽으로 그러데이션 느낌이 날 수 있도록 살살 당기면서 쓸어 준 다음 LED 30초 큐어한다.

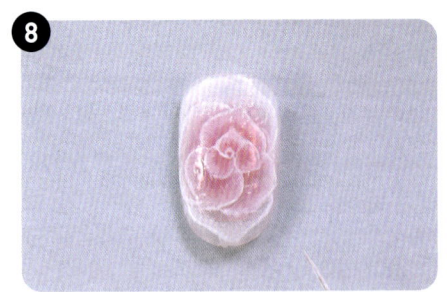

7번 과정을 반복한다.

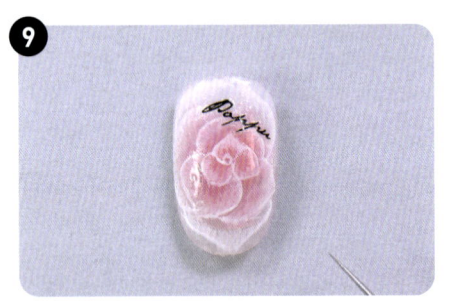

젤클렌저를 사용해 미경화젤을 닦은 다음 레터링 스티커를 붙여 준다.

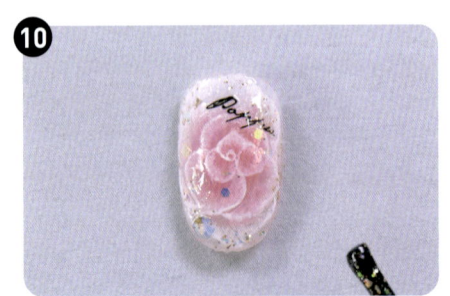

글리터젤(JBIG-10)이 뭉치지 않도록 부분적으로 올려 준 다음 LED 30초 큐어한다.

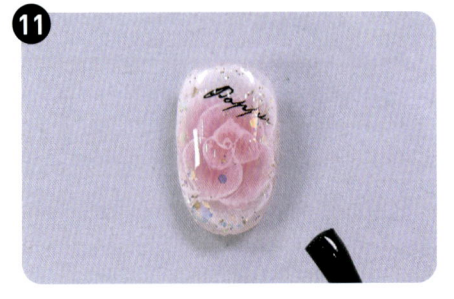

탑젤을 전체적으로 오버레이하듯 바른 다음 LED 60초 큐어한다.

Spring 9

리얼 유니콘
Real Unicorn

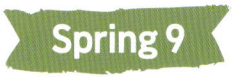

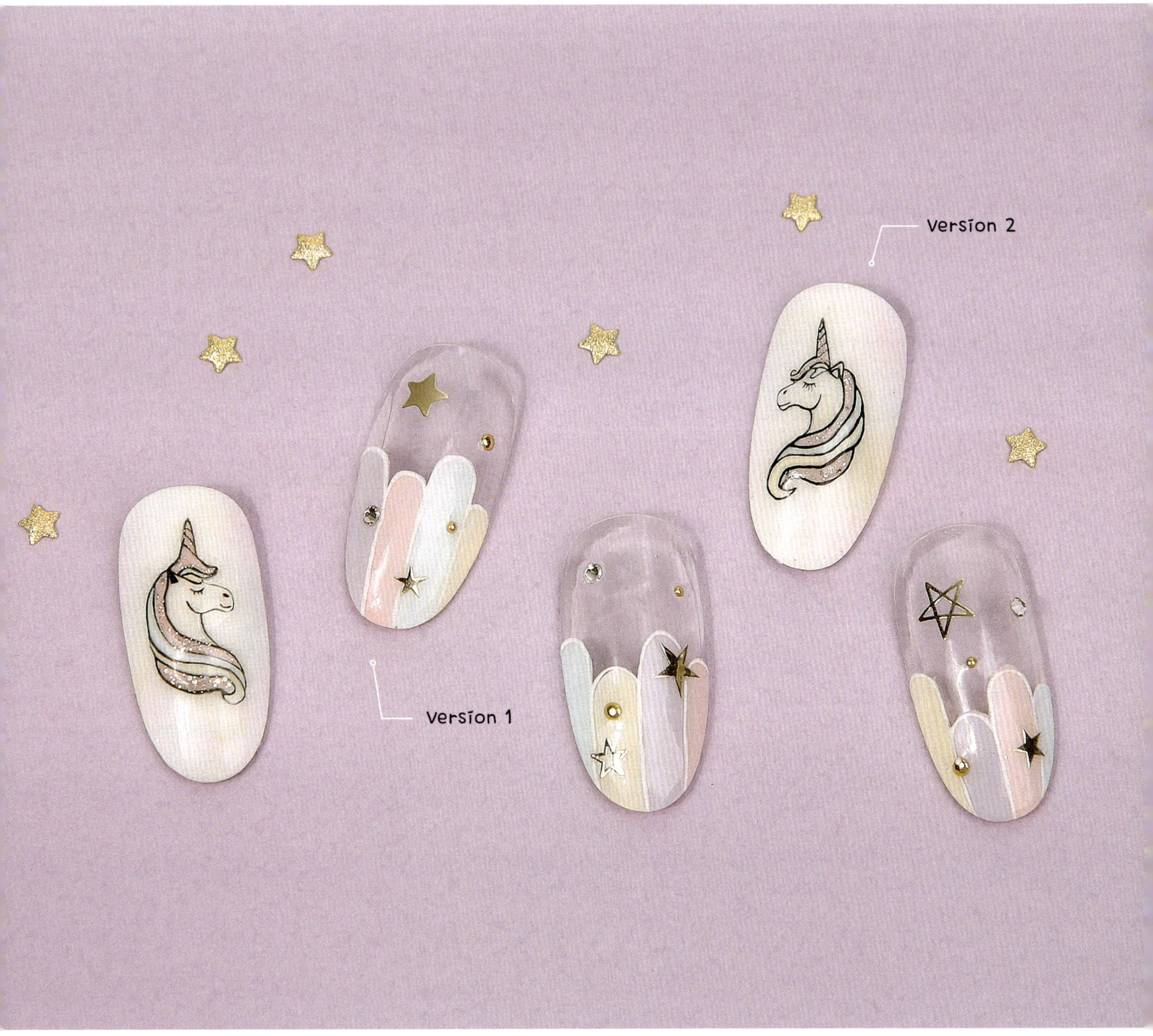

Version 2

Version 1

파셋 에듀케이터 이예슬

Chapter 2 아트

Version ❶

🧴 재료와 도구

젤
- 파셋 베이스젤
- 파셋 퍼펙트 탑젤
- 파셋 젤 폴리시 리얼화이트
- 파셋 아트젤 로맨틱3
- 파셋 아트젤 로맨틱6
- 파셋 젤 폴리쉬 해피니스퍼플3(프리미엄)
- 파셋 젤 폴리쉬 쿨파스텔 3 옐로우

브러시
- 파셋 아트 오벌 젤 브러쉬
- 파셋 젤 브러쉬 롱라이너

기타 재료
- 파셋 워셔블 버퍼 400/2500
- 파셋 리얼아트 스티커 002
- 파셋 젤클렌져
- 사라센 스와로브스키 멀티스톤세트
- 사라센 트위저 중급형 일자형 핀셋 VETUS ESD-12
- 사라센 골드 반볼참
- 스와로브스키크리스탈 2058 실리온 로즈 세트-크리스탈(001)

💅 디자인하는 법

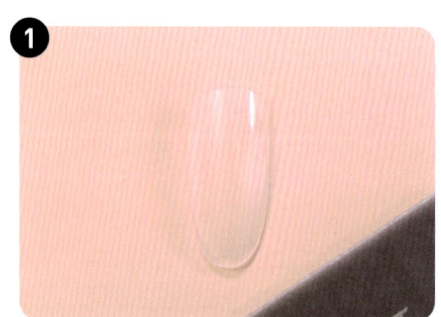

❶ 파일을 사용해 자연 손톱의 길이와 모양을 조절한 다음 표면의 유, 수분을 제거한다.

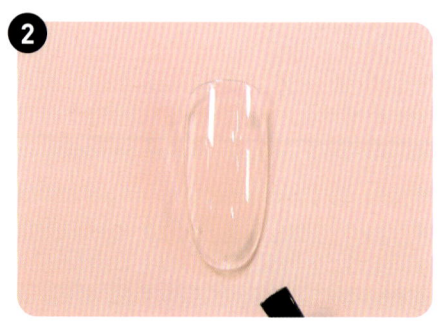

❷ 베이스젤을 전체적으로 바른 다음 LED 30초 큐어한다.

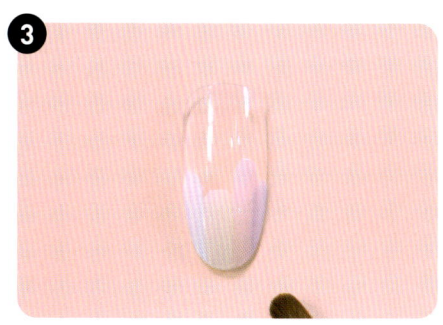

바르고자 하는 4가지의 컬러(로맨틱3), (로맨틱6), (해피니스퍼플3), (쿨파스텔 3 옐로우)를 바른 다음, LED 30초 큐어한다.

> **TIP** 겹쳐지는 부분에서 컬러가 섞일 수 있으니 색상 하나씩 10초 가량 큐어한다.

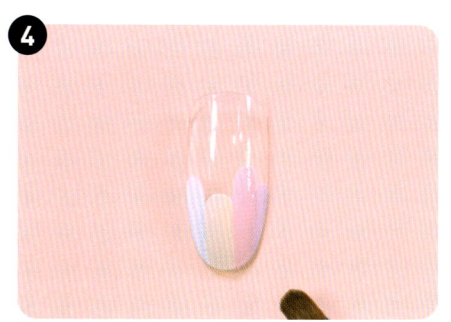

3번 과정을 반복한다.

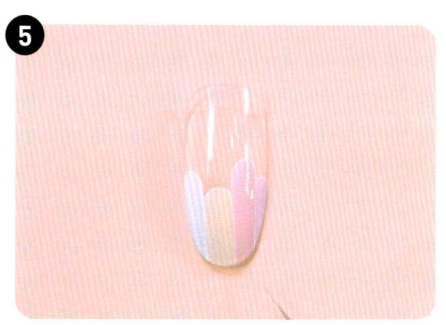

흰색 젤(리얼화이트)로 4가지 컬러의 테두리에 라인을 그려 준 다음 LED 30초 큐어한다.

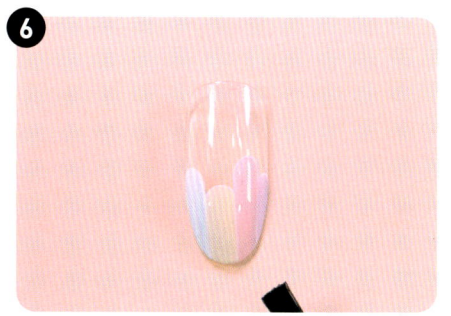

베이스젤을 전체적으로 바른 다음 LED 30초 큐어한다.

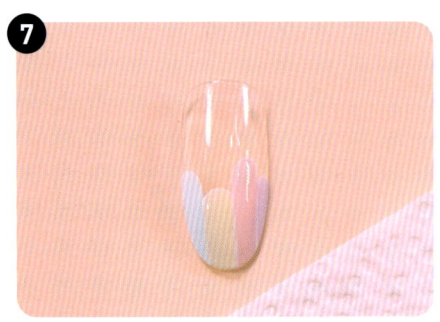

젤클렌저를 사용해 미경화젤을 닦아 준다.

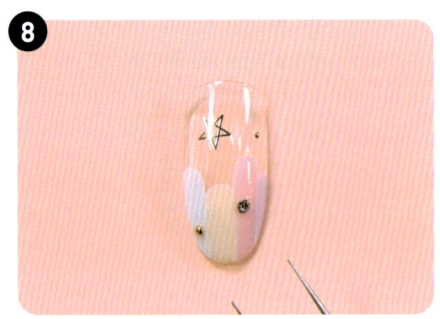

스티커와 스톤으로 데코해 준다.

TIP 스톤을 붙여 줄 자리에는 클리어젤을 소량만 발라 준다.

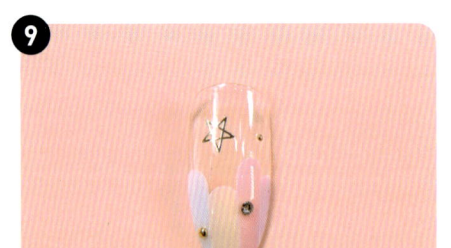

탑젤을 전체적으로 바른 다음 LED 30초 큐어한다.

Version ❷

🧴 재료와 도구

젤
- 파셋 베이스젤
- 파셋 퍼펙트 탑젤
- 파셋 젤 폴리쉬 리얼블랙
- 파셋 젤 폴리쉬 SP002
- 파셋 아트젤 로맨틱3
- 파셋 아트젤 로맨틱6
- 파셋 젤 폴리쉬 해피니스퍼플3(프리미엄)
- 파셋 젤 폴리쉬 쿨파스텔 3 옐로우
- 파셋 젤 폴리쉬 리얼화이트

브러시
- 파셋 젤 브러쉬 마블
- 파셋 젤 브러쉬 롱라이너

기타 재료
- 파셋 워셔블 버퍼 400/2500
- 파셋 아트메이킹 스티커 시리즈(Art M. 04)
- 파셋 젤클렌져
- 사라센 트위저 중급형 일자형 핀셋 VETUS ESD-12

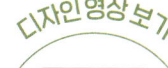
디자인영상 보기

💅 디자인하는 법

1

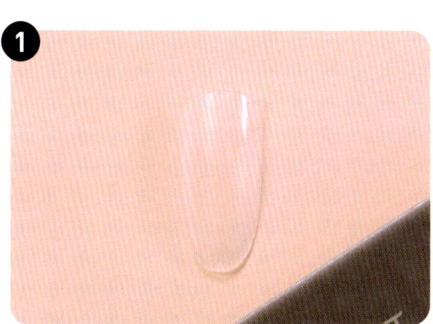

파일을 사용해 자연 손톱의 길이와 모양을 조절한 다음 표면의 유, 수분을 제거한다.

2

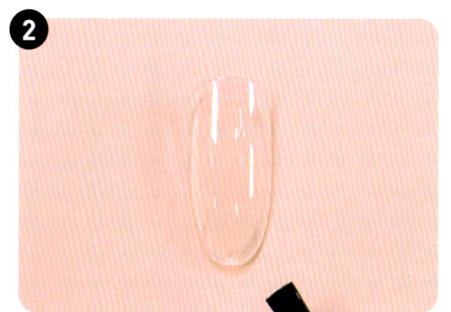

베이스젤을 전체적으로 바른 다음 LED 30초 큐어한다.

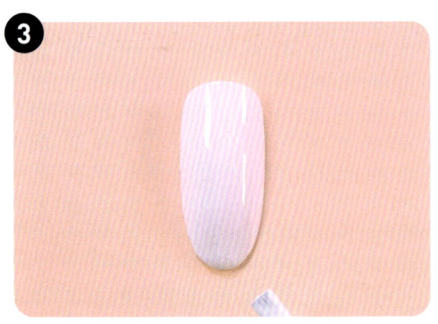

흰색 젤(리얼화이트)을 전체적으로 바른 다음 LED 30초 큐어한다.

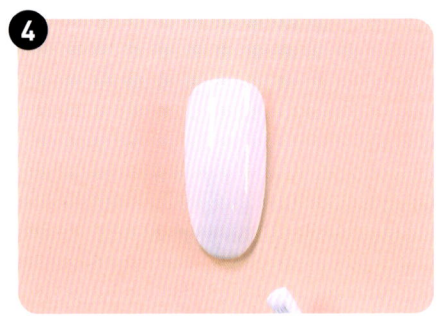

3번 과정을 반복한다.

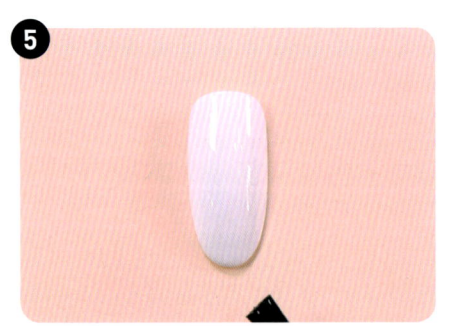

베이스젤을 전체적으로 바른 다음 큐어하지 않는다.

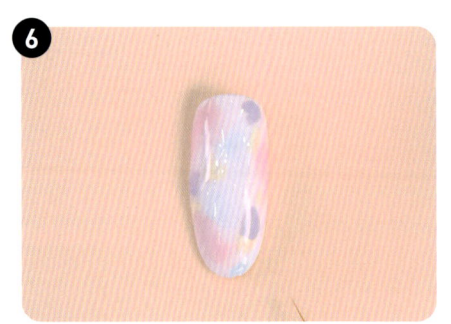

4가지 컬러(로맨틱3), (로맨틱6), (해피니스퍼플3), (쿨파스텔 3 옐로우)를 겹치지 않게 부분적으로 떨어뜨려 준다.

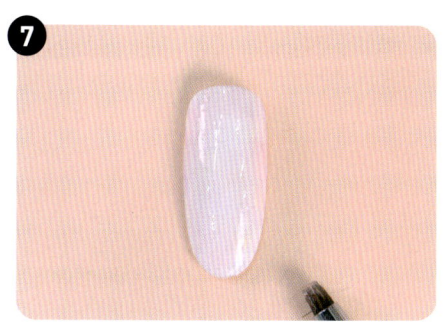

브러시를 사용해 마블을 표현한 다음 LED 30초 큐어한다.

TIP 마블 브러시를 사용해 큐어 안 한 베이스젤과 컬러젤을 가볍게 두드려 마블을 표현해 준다.

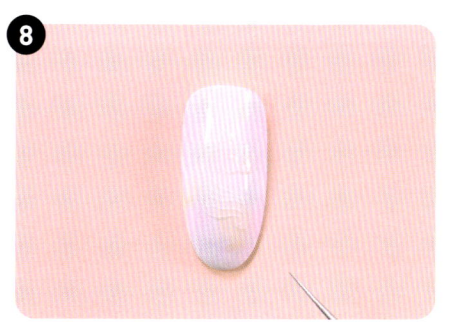

젤클렌저를 사용해 미경화젤을 닦아 준 뒤 스티커를 붙여 준다.

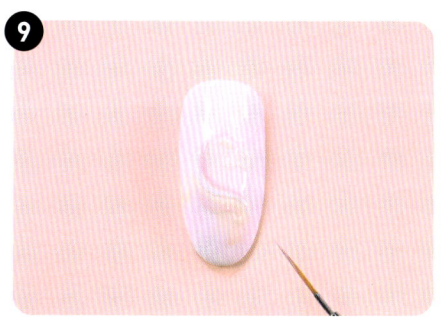

붙인 디자인 스티커를 컬러젤로 채색한 후 LED 30초 큐어한다.

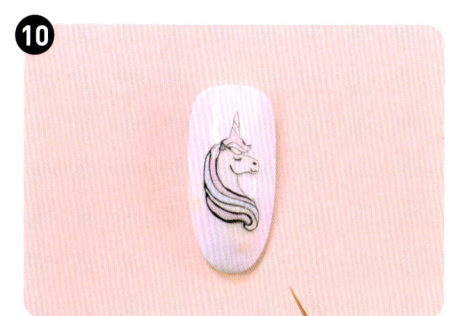

디자인 스티커의 라인을 따라 그려 준 다음 LED 30초 큐어한다.

Chapter 2 아트 135

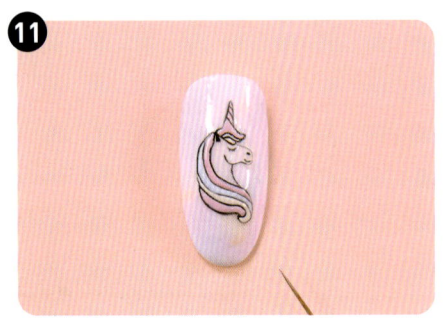

10번 과정을 반복한다.

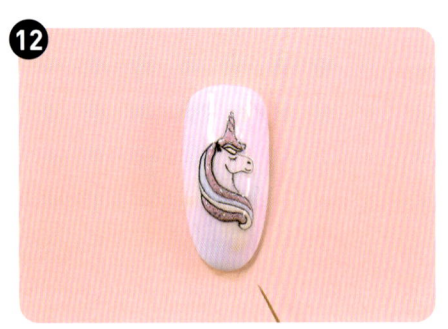

글리터젤(SP002)을 부분적으로 올려 포인트를 준 다음 LED 30초 큐어한다.

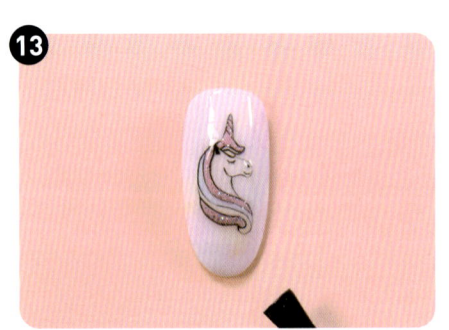

탑젤을 전체적으로 바른 다음 LED 30초 큐어한다.

SECTION 2

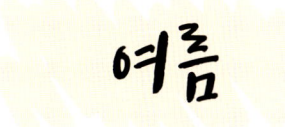
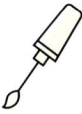

계절별 난이도 (하>상)

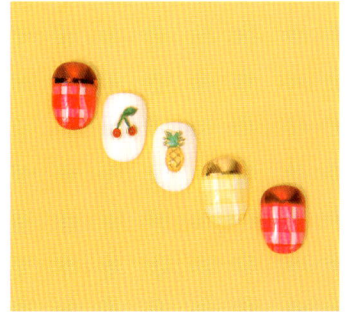

오브제 브로치 1, 2   138

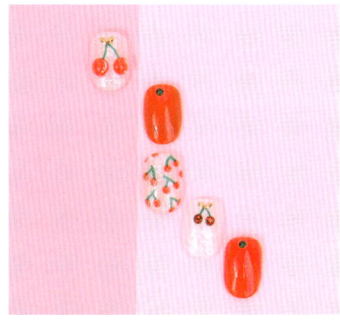

스위티 체리   147

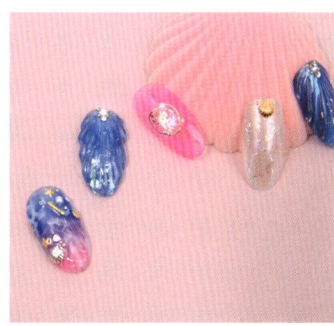

아쿠아 마린 1, 2   153

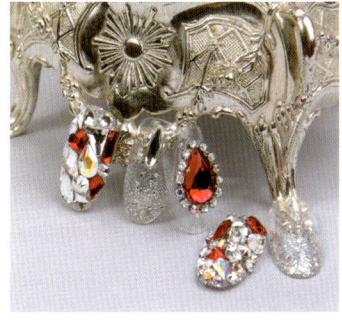

트윙클 풀스톤   162

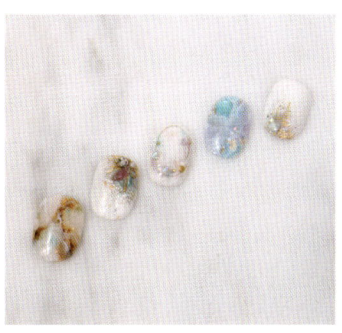

에브루 화이트 1, 2   166

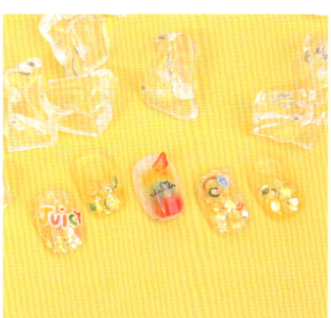

쥬시 칵테일   174

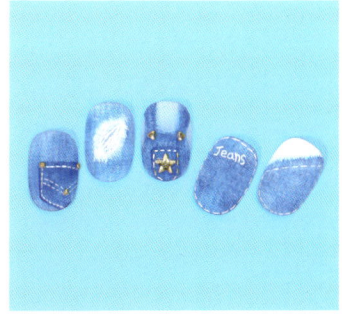

와이드 청바지 1, 2   180

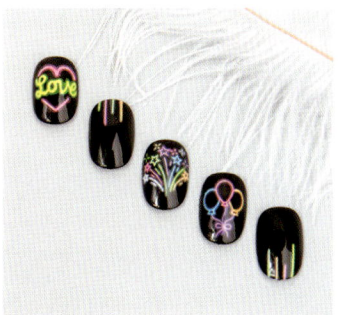

네온사인 파티   188

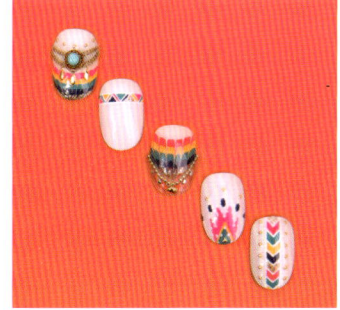

인디 에스닉   192

Chapter 2 아트   137

Summer 1

오브제 브로치

Objet Brooch

Version 2
Version 1

쿼니 에듀케이터 박진하

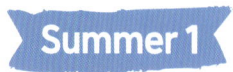

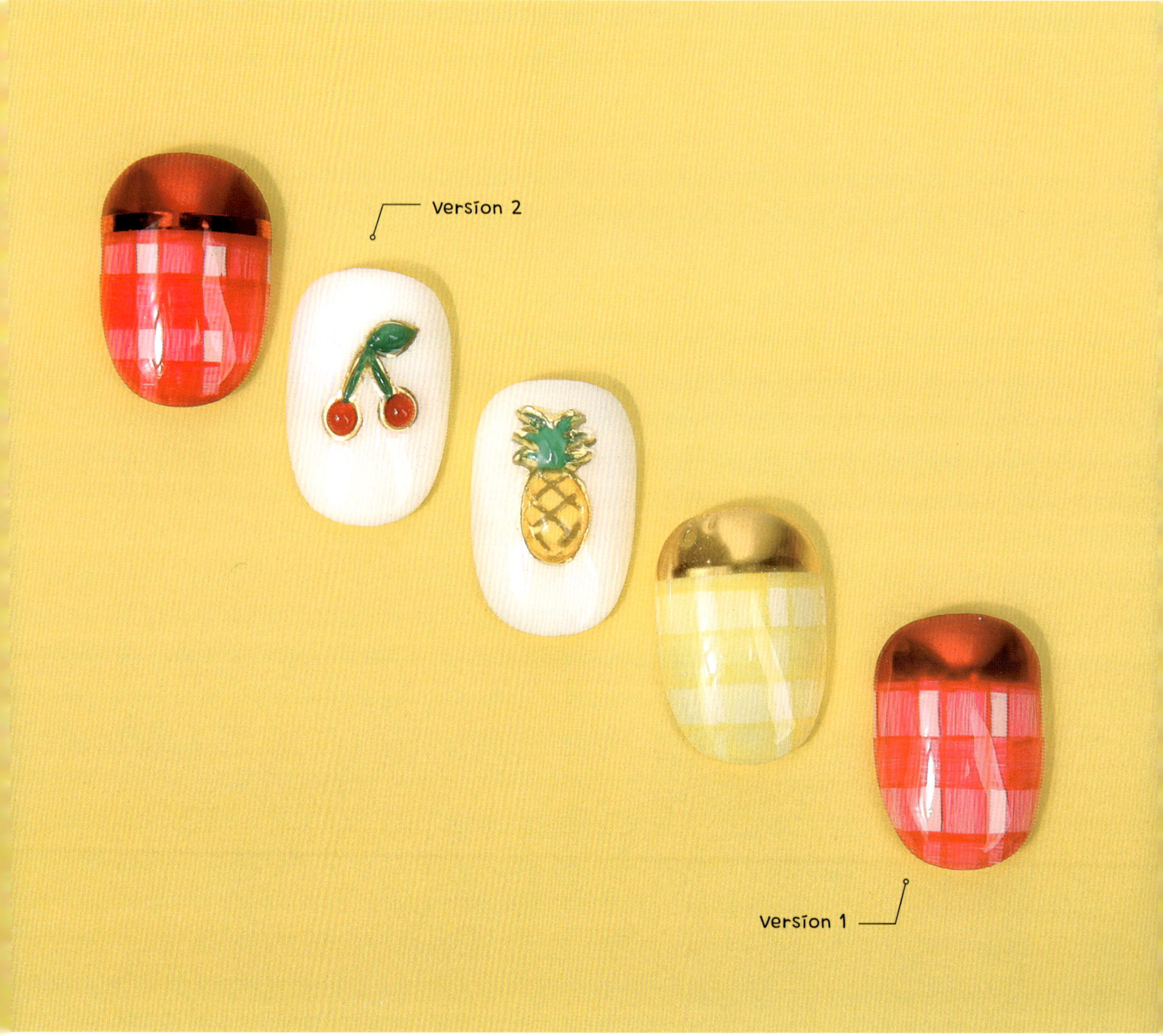

Version ❶

🛍 재료와 도구

젤
- QUEENNY 장수 베이스젤
- QUEENNY 컬러젤 075 화이트
- QUEENNY 핸디 탑젤
- QUEENNY 컬러젤 001 비비드 레드
- QUEENNY 미션 클리어젤

브러시
- 화홍 네일아트 브러쉬 젤 플랫 26
- 사라센 머메이드 더스트 브러쉬

기타 재료
- 엔리안 라인 테이프
- 사라센 실리콘 매직툴
- 사라센 컴팩트 투톤 미러 파우더 8종(12)

🧴 디자인하는 법

1

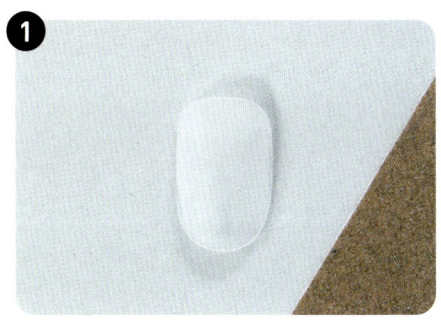

파일을 사용해 자연 손톱의 길이와 모양을 조절한 다음 표면의 유, 수분을 제거한다.

2

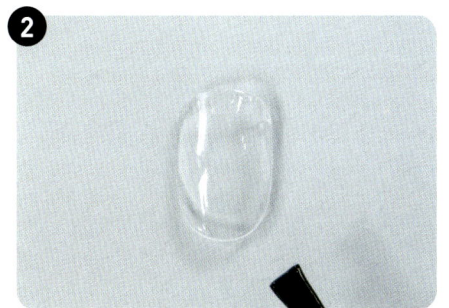

베이스젤을 전체적으로 바른 다음 LED 30초 큐어한다.

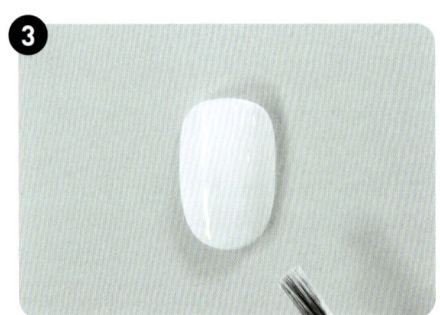

흰색 젤(075)을 전체적으로 바른 다음 LED 30초 큐어한다.

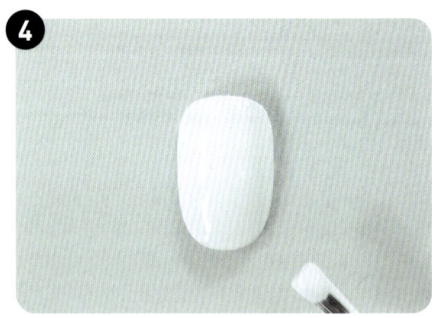

3번 과정을 반복한다.

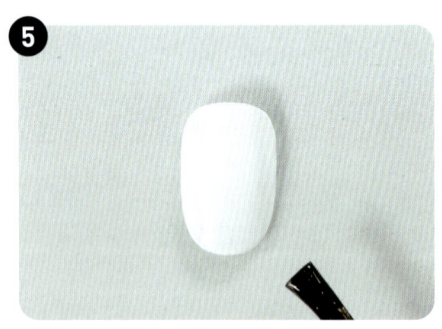

논와이프 탑젤을 전체적으로 얇게 바른 다음 LED 30초 큐어한다.

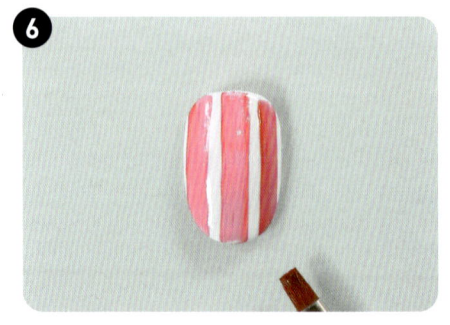

플랫 브러시에 소량의 빨간색 젤(001)을 앞, 뒤로 묻혀 흰색이 비치도록 세로로 3줄을 그려 준 다음 LED 30초 큐어한다.

> **TIP** ▶ 중심이 되는 부분을 먼저 그려 주면 좌, 우 간격 맞추기가 편하다.
> ▶ 포장용 리본 느낌이 나도록 아트 시 브러시의 모를 눌러서 그려 주면 브러시의 결이 남아 자연스럽게 면적의 바깥쪽은 더 진한 리본의 느낌으로 표현 가능하다.

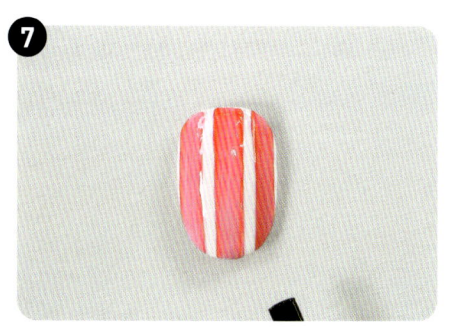

논와이프 탑젤을 전체적으로 얇게 바른 다음 LED 30초 큐어한다.

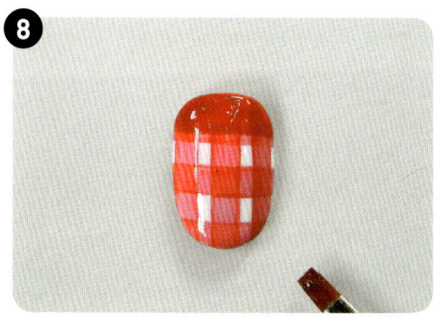

플랫 브러시를 사용하여 앞 단계와 동일하게 컬러젤 소량으로 가로선을 그려 준 다음 LED 30초 큐어한다.

TIP ▶ 중앙 체크 선 윗면이 손톱의 중앙쯤으로 오도록 중심 가로선을 그려 하얀 빈 공간이 직사각형이 되도록 가로선도 세 줄만 그려 준다.
▶ 윗부분은 파우더를 문지를 면적만큼 빨간색 젤을 발라 준다.

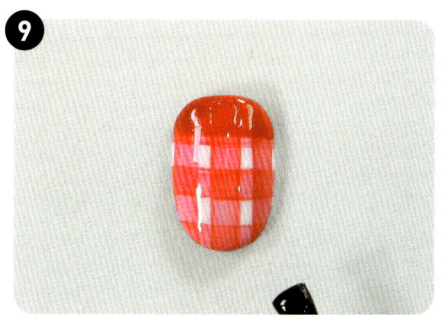

클리어젤을 전체적으로 바른 다음 LED 30초 큐어한다.

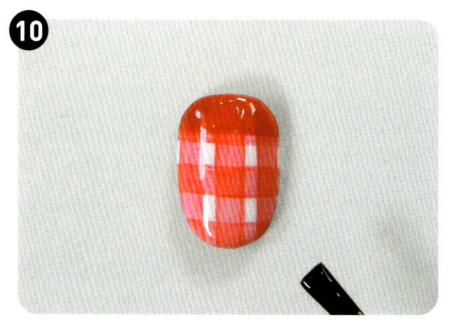

미러 파우더 작업을 위해 논와이프 탑젤을 바른 다음 LED 30초 큐어한다.

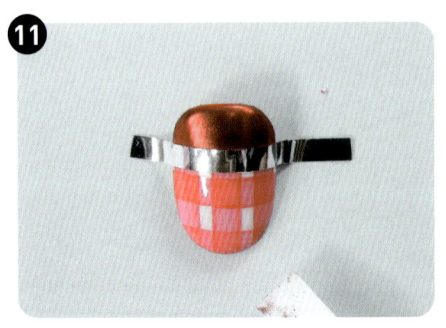

빨간색 젤을 채워 준 부분만 미러 파우더가 발릴 수 있도록 두꺼운 라인 테이프로 경계를 만들어 주고 파우더를 문질러 준다.

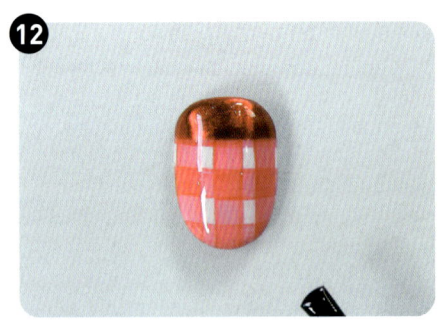

클리어젤을 전체적으로 바른 다음 LED 30초 큐어한다.

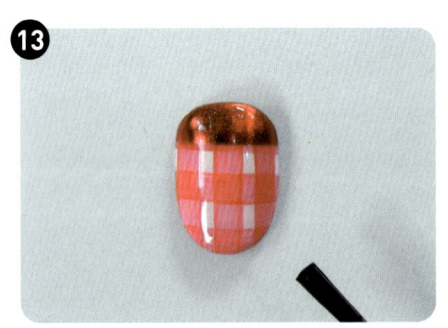

논와이프 탑젤을 전체적으로 바른 다음 LED 30초 큐어한다.

Version ❷

🧴 재료와 도구

젤
- QUEENNY 장수 베이스젤
- QUEENNY 컬러젤 075 화이트
- QUEENNY 미션 클리어젤
- QUEENNY 핸디 탑젤
- QUEENNY 통젤 G017
- QUEENNY 컬러젤 001 비비드 레드
- QUEENNY 조청 클리어젤

브러시
- 사라센 크리스탈 세필 브러쉬
- 사라센 머메이드 더스트 브러쉬

기타 재료
- 사라센 실리콘 매직툴
- 네일스케치 미러 파우더 메탈 컬러(메탈 골드)
- 네일스케치 4WAY 멀티도팅펜

💅 디자인하는 법

1

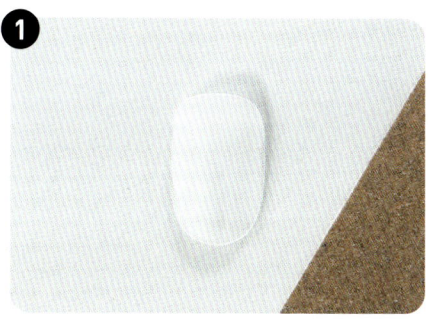

파일을 사용해 자연 손톱의 길이와 모양을 조절한 다음 표면의 유, 수분을 제거한다.

2

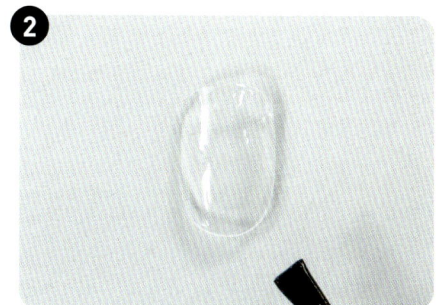

베이스젤을 전체적으로 바른 다음 LED 60초 큐어한다.

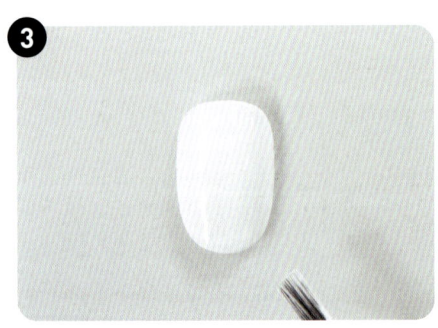

흰색 젤(075)을 전체적으로 바른 다음 LED 30초 큐어한다.

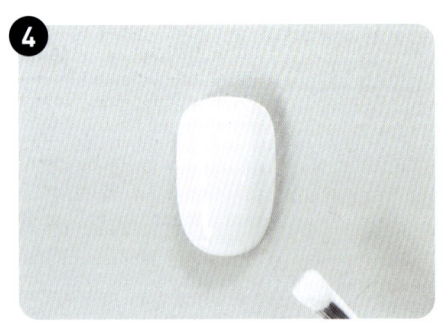

3번 과정을 반복한다.

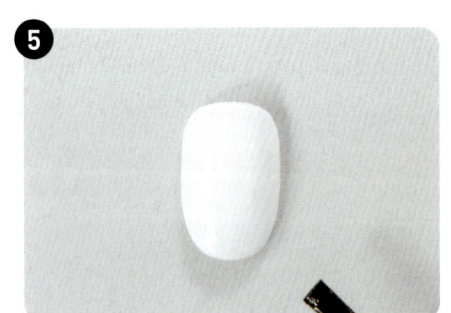

클리어젤을 전체적으로 바른 다음 LED 30초 큐어한다.

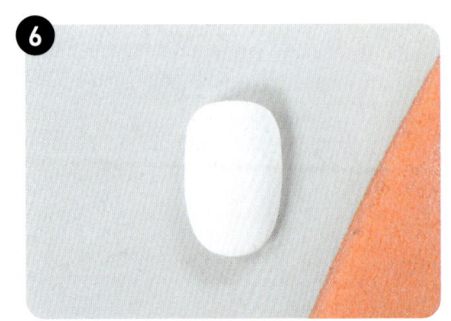

미경화젤을 닦아 주고 샌딩 후 더스트를 제거한다.

> **TIP** 탑젤로 그리는 범위를 확인할 수 있도록 꼼꼼하게 샌딩을 하여 매트한 표면으로 만들어 준다.

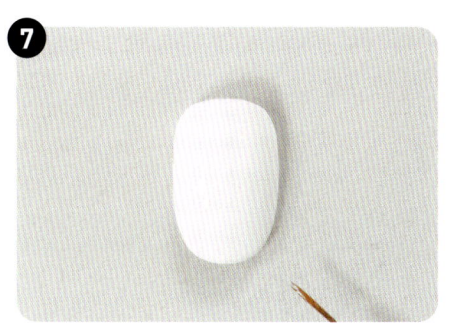

논와이프 탑젤로 원하는 과일 형태를 그려 준 후 LED 30초 큐어한다.

> **TIP** 파우더 작업 시 안쪽으로 과일을 그려 줘야 하기 때문에 원하는 크기보다 좀 더 크게 그려 준다.

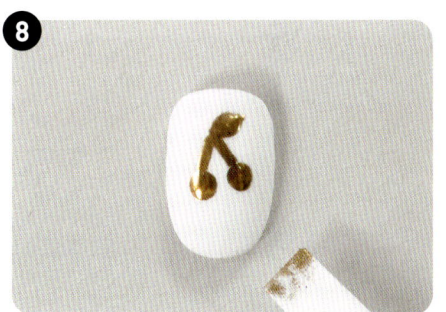

매직툴을 사용해 미러 파우더를 문질러 준다.

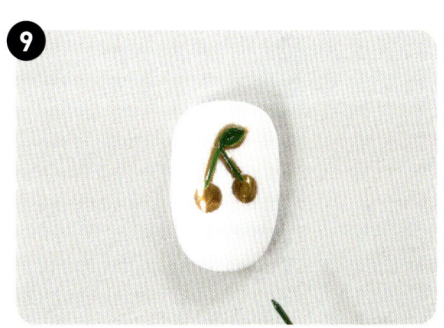

파우더 처리한 부분 안쪽으로 초록색 젤(G017)을 사용하여 체리의 줄기와 잎을 그려 준 후 LED 30초 큐어한다.

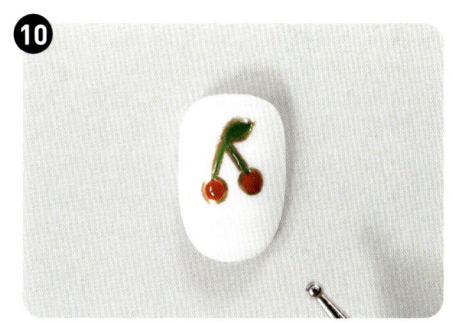

도트봉을 사용하여 줄기와 연결되도록 빨간색 젤(001)로 체리의 열매 형태를 찍어 준 후 LED 30초 큐어한다.

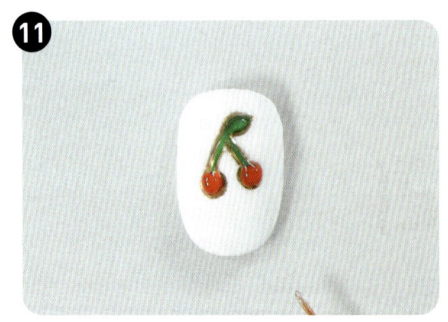

입체감 표현을 위해 체리와 줄기, 잎 부분에 되직한 클리어 젤을 올려 준 다음 LED 30초 큐어한다.

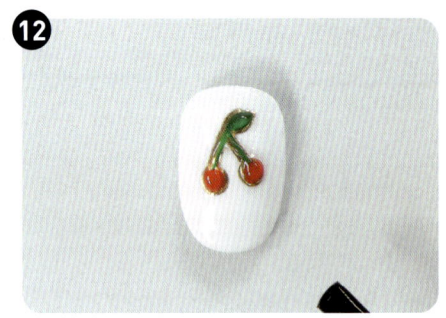

논와이프 탑젤을 전체적으로 바른 다음 LED 30초 큐어한다.

Summer 2

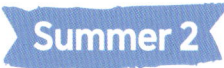

스위티 체리

Sweetie Cherry

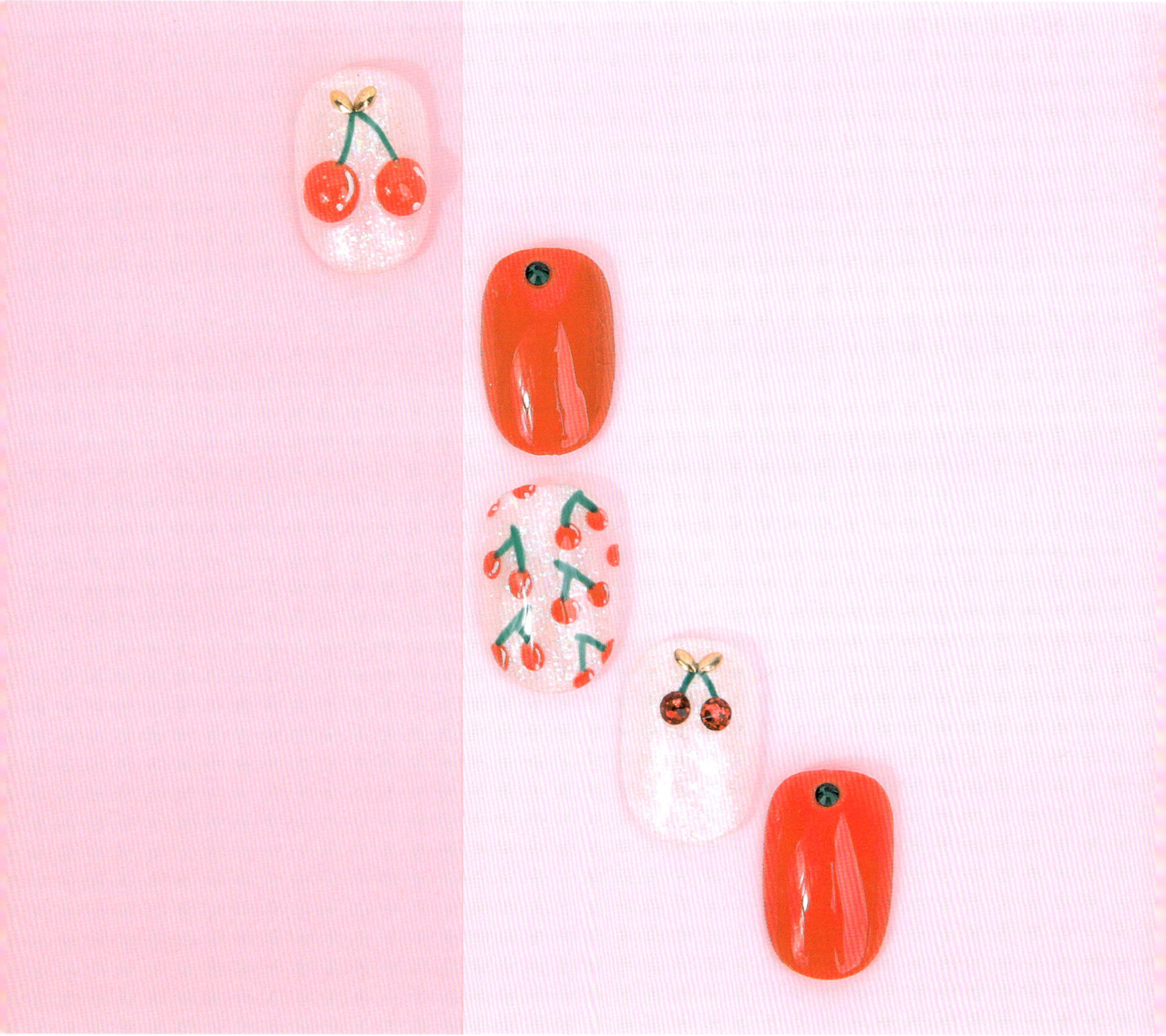

사라센 에듀케이터 문정현

🧴 재료와 도구

젤
- [프롬더네일] 거머리베이스
- [프롬더네일] 엔티크 시럽 FS01
- [프롬더네일] 언더더씨 FG15
- [프롬더네일] 논 와이프 클리어젤
- [아이스젤] 스티키젤
- [프롬더네일] 컬러젤 NO.056
- [프롬더네일] 컬러젤 NO.043
- [프롬더네일] 컬러젤 NO.052(화이트)
- [프롬더네일] 거머리탑젤

브러시
- [사라센] 크리스탈 세필 브러쉬

기타 재료
- [네일스케치] 클리어 포일 필름(5.크리스탈)
- [사라센] 베리어스 데코 파츠 7

💅 디자인하는 법

❶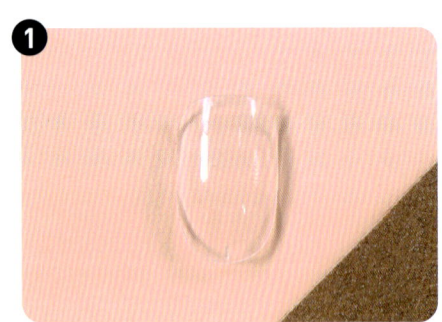

파일을 사용해 자연 손톱의 길이와 모양을 조절한 다음 표면의 유, 수분을 제거한다.

❷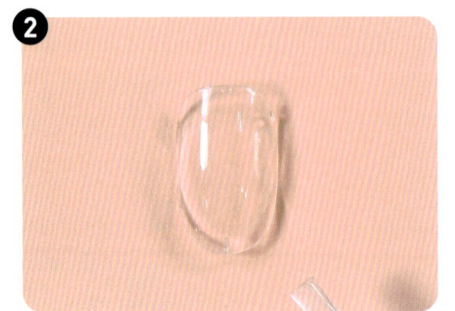

베이스젤을 전체적으로 바른 다음 LED 30초 큐어한다.

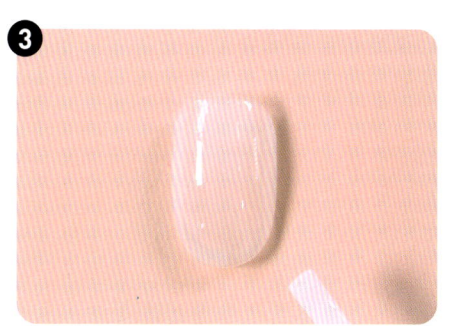

흰색 시럽젤(FS01)을 전체적으로 바른 다음 LED 30초 큐어한다.

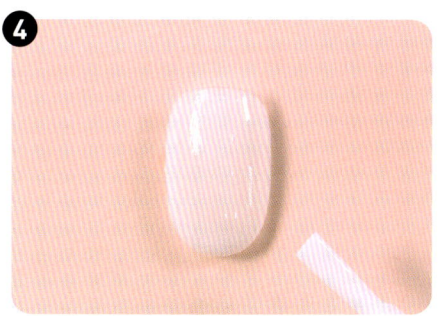

3번 과정을 반복해 준다.

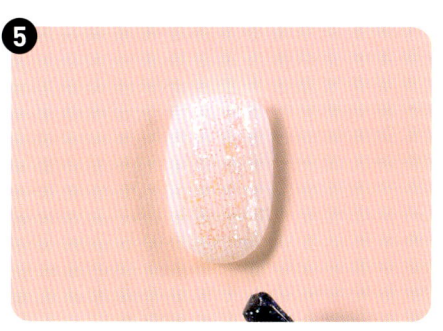

글리터젤(FG15)을 전체적으로 바른 다음 LED 30초 큐어한다.

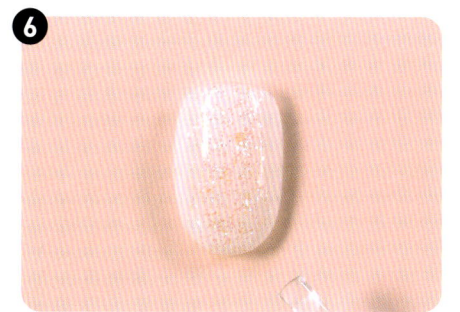

클리어젤을 전체적으로 바른 다음 LED 30초 큐어한다.

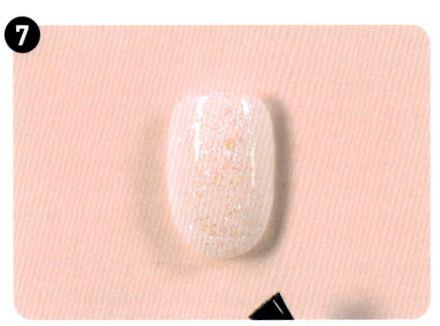

스티키젤을 전체적으로 얇게 바른 다음 LED 30초 큐어한다.

TIP
▶ 많은 양을 도포하면 포일이나 필름이 예쁘게 찍히지 않는다.
▶ 스티키젤을 미경화젤이 많이 남는 젤로도 대체 가능하다.

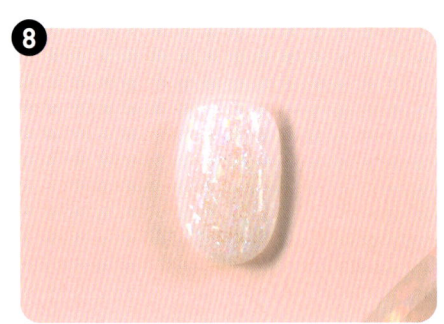

오팔 포일 필름을 전체적으로 찍어 내 준다.

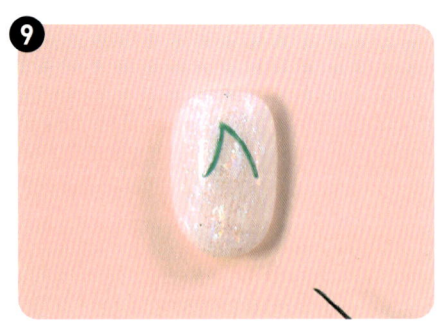

초록색 젤(NO.056)로 라인을 그려 줄기를 그려 준 후 LED 30초 큐어한다.

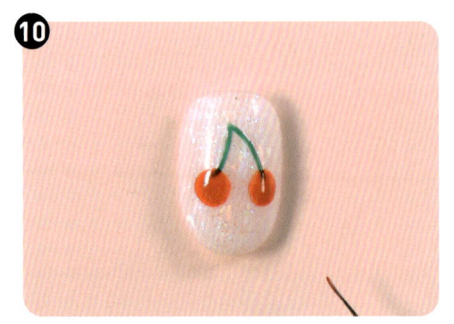

빨간색 젤(NO.043)로 체리의 열매를 그려 준 후 LED 30초 큐어한다.

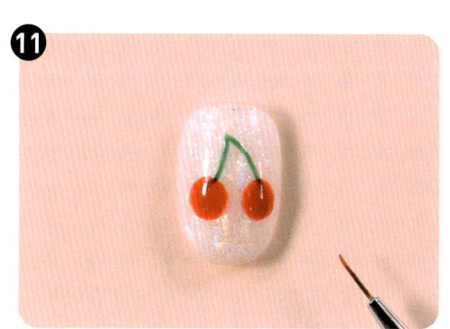

10번 과정을 반복해 준다.

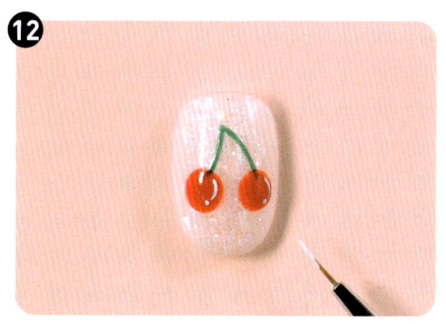

흰색 젤(NO.052)로 체리의 싱그러움을 표현한 후 LED 30초 큐어한다.

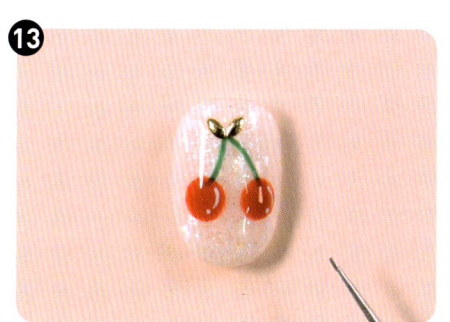

베이스젤을 전체적으로 얇게 오버레이한 다음 큐어링 전, 참을 올려 체리의 잎파리를 표현한 뒤 LED 30초 큐어한다.

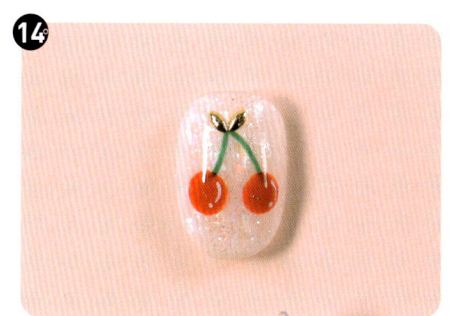

클리어젤을 전체적으로 바른 다음 LED 30초 큐어한다.

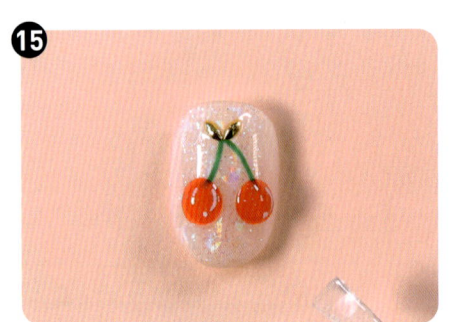

클리어젤로 열매 위에 돔을 만든 다음 LED 30초 큐어한다.

TIP ▶ 원콧에 너무 많은 양의 클리어젤을 올리면 흘러 내리거나 손톱에 히팅감이 있을 수 있기 때문에 원콧에서는 적당량을 올려 준다.
　　　▶ 클리어젤을 적당량 올린 후, 약 3~4초 가량 손바닥이 하늘로 향하도록 뒤집는다. 큐어링하면 퍼지지 않은 예쁜 돔 모양을 만들어 줄 수 있다.

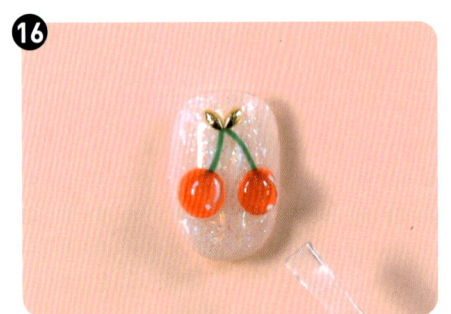

15번 과정을 반복해 준다.

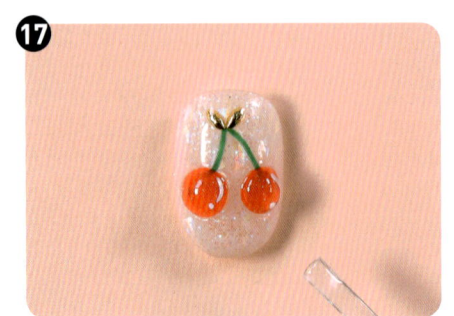

탑젤을 전체적으로 바른 다음 LED 30초 큐어한다.

Summer 3

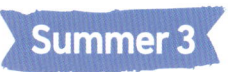

아쿠아 마린

Aqua Marine

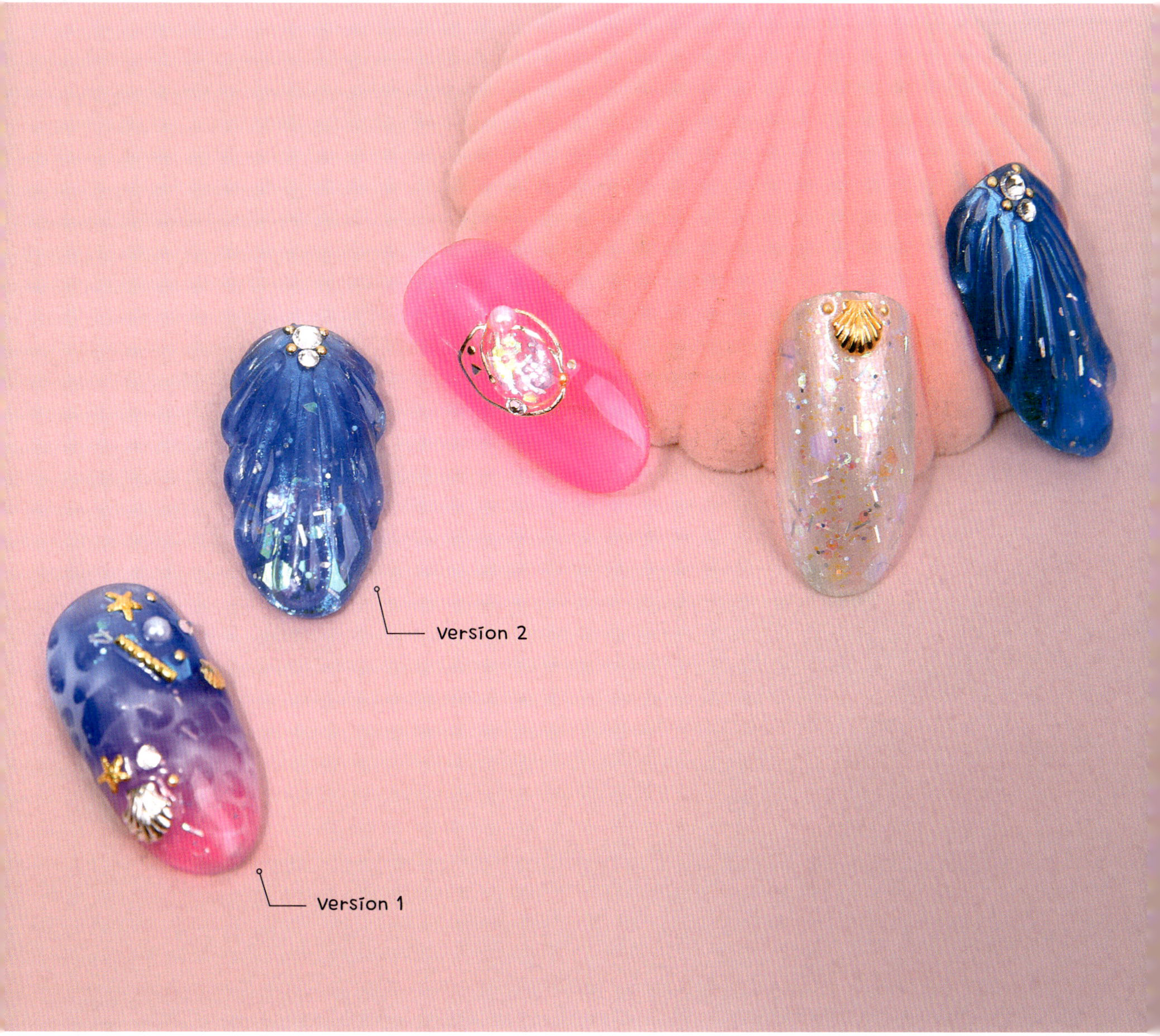

Version 2
Version 1

파셋 에듀케이터 이예슬

Version ❶

🧺 재료와 도구

젤
- 파셋 베이스젤
- 파셋 퍼펙트 탑젤
- 파셋 젤폴리쉬 워터컬러 WC05
- 파셋 젤폴리쉬 워터컬러 WC07
- 파셋 젤폴리쉬 워터컬러 WC10
- 파셋 15g 익스텐션젤

브러시
- 파셋 젤 브러쉬 마블
- 파셋 젤 브러쉬 롱라이너
- 파셋 젤 브러쉬 컬러

기타 재료
- 파셋 워셔블 버퍼 400/2500
- 파셋 크리스탈 멀티 글리터
- 사라센 바다 믹스 파츠 6종 세트

디자인영상보기

💅 디자인하는 법

1

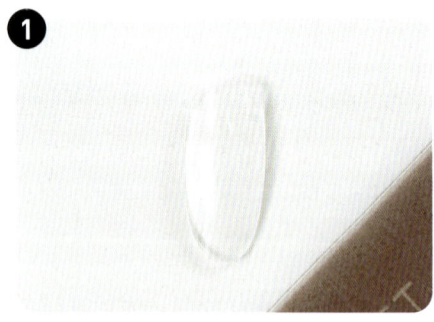

파일을 사용해 자연 손톱의 길이와 모양을 조절한 다음 표면의 유, 수분을 제거한다.

2

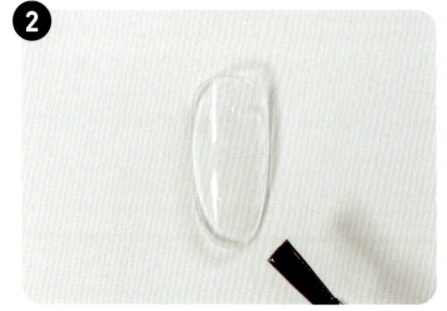

베이스젤을 전체적으로 바른 다음 LED 30초 큐어한다.

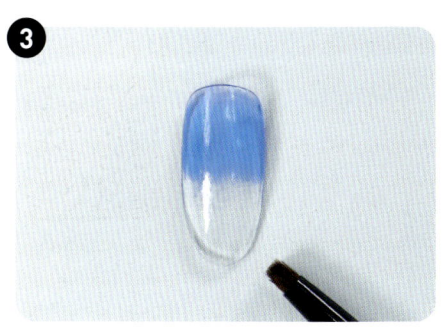

파랑색 시럽젤(WC05)을 1/2 정도 바른 다음 마블 브러시를 사용해 시럽젤의 경계를 자연스럽게 표현하고 LED 30초 큐어한다.

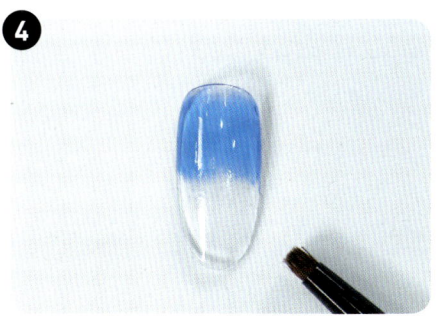

3번 과정을 반복한다.

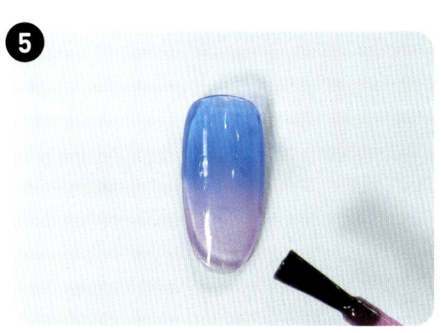

반대 방향으로 보라색 시럽젤(WC07)을 1/2 정도 바른 다음 마블 브러시를 사용해 시럽젤의 경계를 자연스럽게 표현하고 LED 30초 큐어한다.

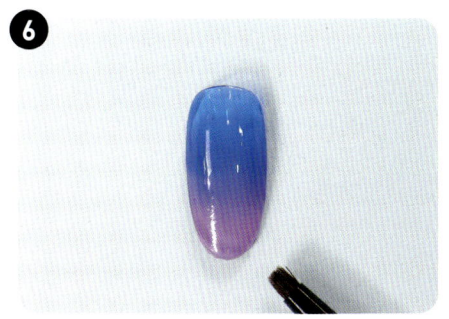

5번 과정을 반복한다.

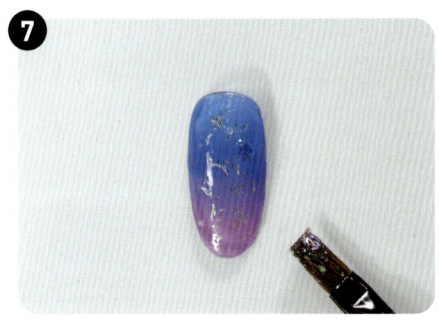

미경화젤에 글리터를 붙여 준다.

> **TIP** 미경화젤이 적게 남았다면 베이스젤을 소량만 바른 다음 글리터를 올려 10초 가량 큐어링을 해 주면 글리터 고정이 쉽다.

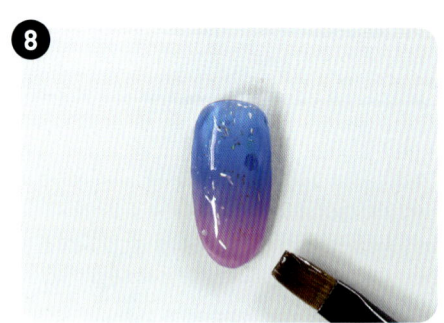

클리어젤을 전체적으로 바른 다음 큐어하지 않는다.

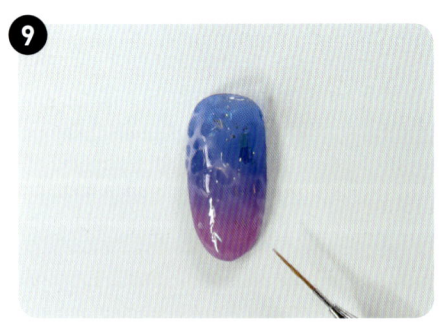

흰색 시럽젤(WC10)을 부분적으로 떨어뜨린 후 그 위에 클리어젤을 떨어뜨려 바닷물을 표현한다.

> **TIP** 큐어링을 안 한 상태에서 젤을 떨어뜨리면 동그랗게 퍼져 와니 아트를 할 수 있다.

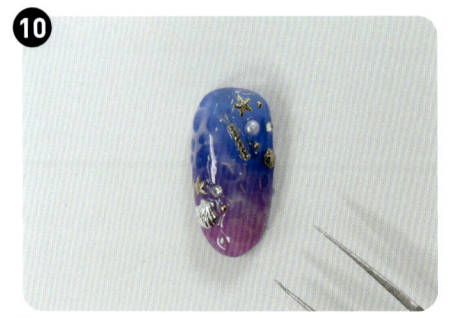

스톤으로 데코를 해 주고 탑젤을 바른 다음 LED 30초 큐어한다.

금손 티처의 Q&A 와니 아트란 무엇인가?

와니 아트는 일본어로 '악어'이며 악어 가죽의 패턴이나 물의 퍼짐을 표현한 아트이다.
시럽젤 또는 컬러젤 위에 묽은 점도의 클리어젤을 떨어뜨리면 떨어뜨린 클리어젤 양만큼 퍼지는 현상을 '와니 아트'라 한다.

Version ❷

🧴 재료와 도구

젤
- 파셋 베이스젤
- 파셋 퍼펙트 탑젤
- 파셋 젤폴리쉬 워터컬러 WC05
- 파셋 15g 익스텐션젤

기타 재료
- 파셋 워셔블 버퍼 400/2500
- 파셋 메탈릭 파우더 실버
- 파셋 크리스탈 멀티 글리터
- 스와로브스키크리스탈 2058 실리온 로즈 세트-크리스탈(001)

브러시
- 파셋 젤 브러쉬 롱라이너
- 파셋 젤 브러쉬 컬러

디자인영상보기

🖌 디자인하는 법

1

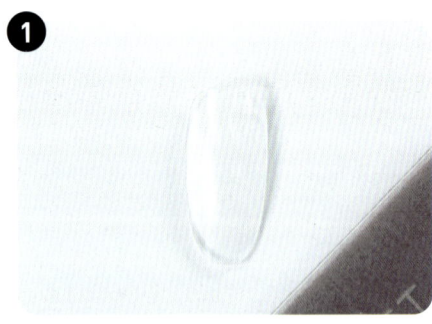

파일을 사용해 자연 손톱의 길이와 모양을 조절한 다음 표면의 유, 수분을 제거한다.

2

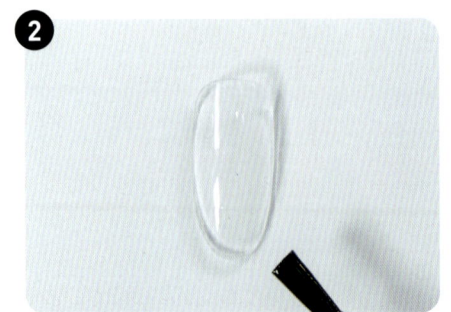

베이스젤을 전체적으로 바른 다음 LED 30초 큐어한다.

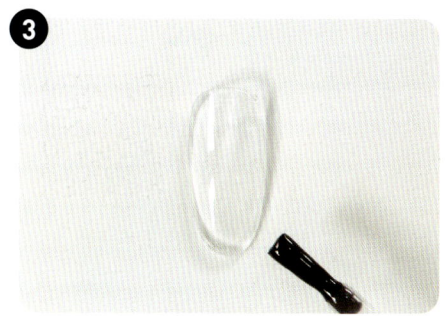

논와이프 탑젤을 전체적으로 바른 다음 LED 15~20초 큐어한다.

TIP 파우더 아트는 큐어한 논와이프 탑젤에 발색해야 한다.

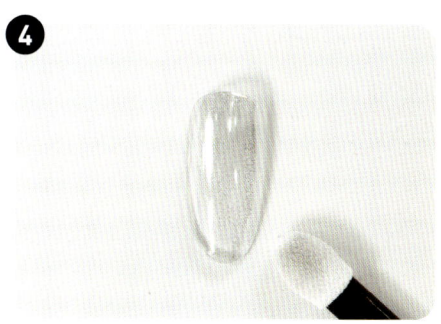

파우더를 사용해 메탈릭 느낌을 표현해 준다.

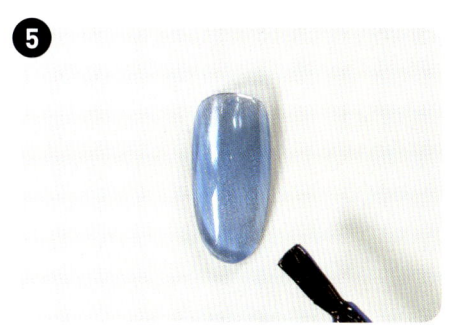

파랑색 시럽젤(WC05)을 전체적으로 바른 다음 LED 30초 큐어한다.

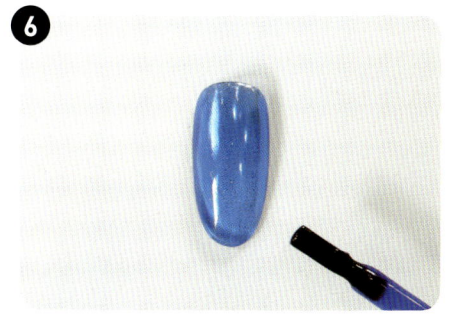

5번 과정을 반복한다.

Chapter 2 아트

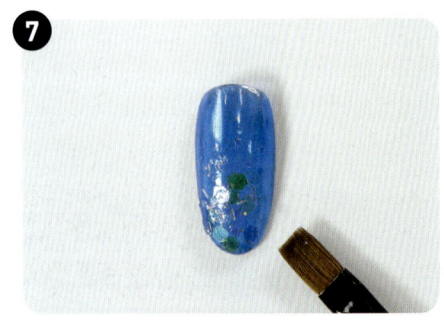

미경화젤에 글리터를 붙여 준다.

TIP 미경화젤이 적게 남았다면 베이스젤을 소량만 바른 다음 글리터를 올려 10초 가량 큐어를 해 주면 글리터 고정이 쉽다.

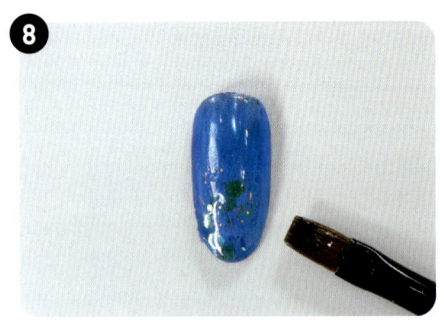

클리어젤을 전체적으로 바른 다음 LED 30초 큐어한다.

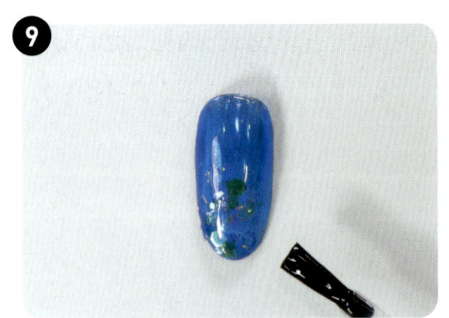

논와이프 탑젤을 전체적으로 바른 다음 LED 30초 큐어한다.

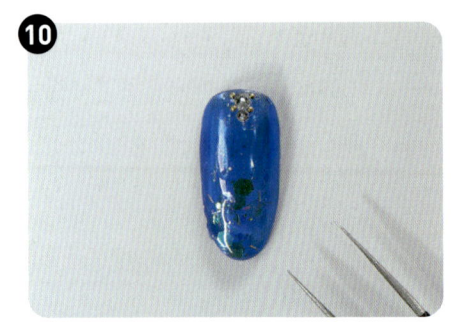

입체적인 조개를 만들기 전 스톤을 먼저 올려 준다.

TIP 스톤을 먼저 올리면 조개를 만들 때 좌우대칭을 맞추기 쉽다.

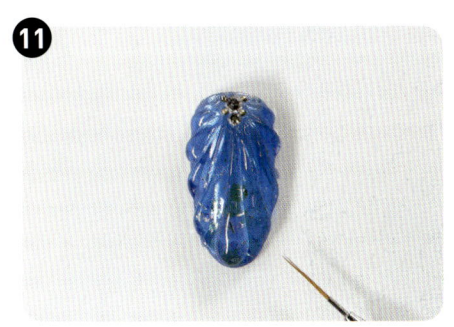

되직한 클리어젤을 사용해 조개의 결대로 볼륨감을 표현해 준 다음 LED 30초 큐어한다.

TIP 한 번에 조개를 만들면 클리어젤이 퍼질 수 있기 때문에 조개의 결대로 라인 한 개씩 약 10초 가량 큐어를 하며 조개를 만들어 준다.

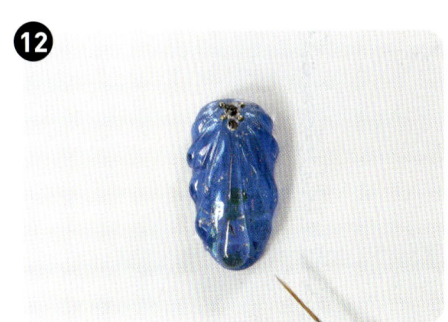

11번 과정 위에 탑젤을 바른 다음 LED 30초 큐어한다.

디자인영상보기

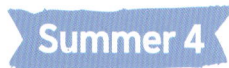
Summer 4

트윙클 풀스톤
Twinkle Fullstone

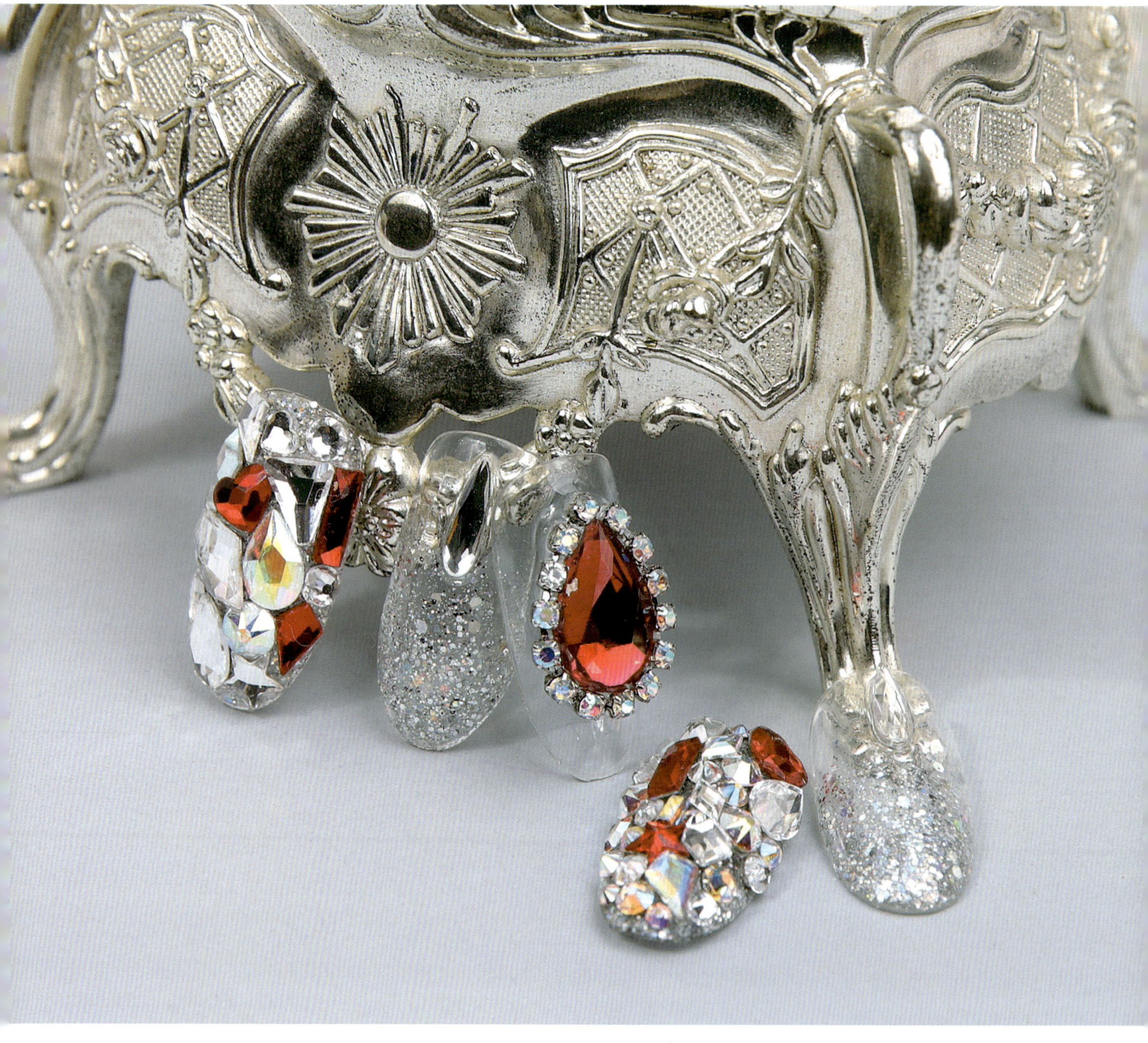

사라센 에듀케이터 문정현

🧴 재료와 도구

젤
- QUEENNY 장수 베이스젤
- QUEENNY 컬러젤 086 오로라 팡
- QUEENNY 조청 클리어젤
- QUEENNY 핸디 탑젤

브러시
- 사라센 인어공주 세필 브러쉬 3종 세트
- 사라센 듀얼 브러시

기타 재료
- 스와로브스키크리스탈 2808 하트 플랫백 스톤 라이트시암(277) 6mm
- 스와로브스키크리스탈 2739 트라이앵글 베타 크리스탈(5*5.3mm)
- 스와로브스키크리스탈 2808 하트 플랫백 스톤 크리스탈(001) 3.6mm
- 스와로브스키크리스탈 2771 카이트 플랫백 스톤 6.4x4.2mm 라이트 시암(227), 크리스탈(001)
- 스와로브스키크리스탈 2709 롬버스 플랫백 크리스탈(001) 10x6mm
- 스와로브스키크리스탈 2058 실리온 로즈 라운드 스톤 크리스탈 오로라보리얼(001-AB)세트, 크리스탈(001) 세트
- 스와로브스키크리스탈 2555 코스믹 바게트 플랫백 스톤 라이트시암(227) 8*2.6
- 스와로브스키크리스탈 2400 스퀘어 플랫백 스톤 오로라 보레알리스(001-AB)
- 스와로브스키크리스탈 2303 페어 플랫백 스톤 크리스탈 오로라 보레알리스(001-AB), 크리스탈(001) 8x5mm
- 스와로브스키크리스탈 2816 리볼리 스타 플랫백 스톤 크리스탈(001) 5mm

🧴 디자인하는 법

1

파일을 사용해 자연 손톱의 길이와 모양을 조절한 다음 표면의 유, 수분을 제거한다.

2

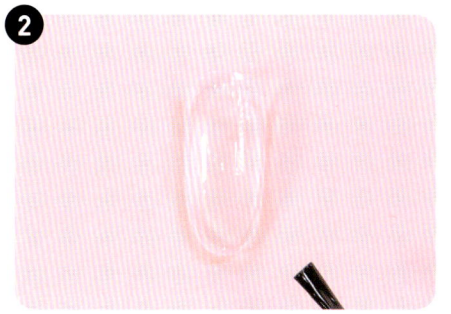

베이스젤을 전체적으로 바른 다음 LED 30초 큐어한다.

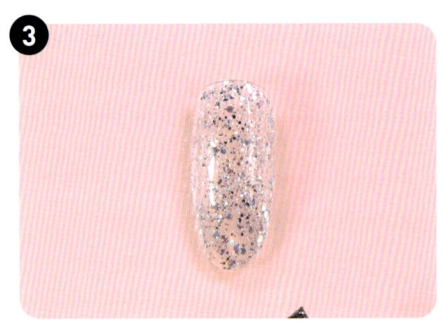

글리터젤(086)을 전체적으로 바른 다음 LED 30초 큐어한다.

> **TIP** 붙이고자 하는 스톤의 컬러와 비슷한 톤의 글리터젤을 사용해 준다.

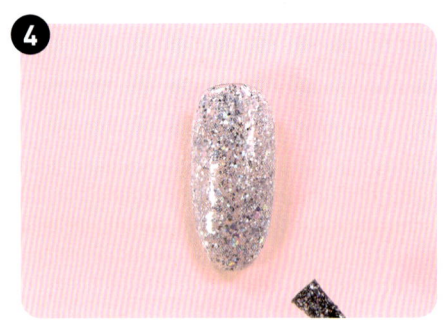

3번 과정을 반복해 준다.

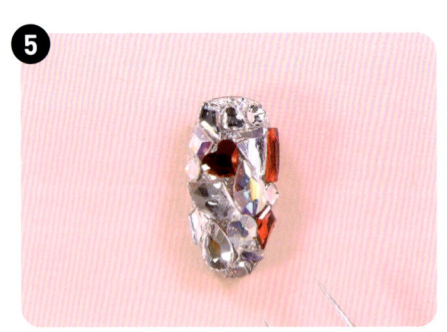

클리어젤을 전체적으로 바른 다음 스톤을 손톱 크기에 맞춰 올려 주고 LED 30초 큐어한다.

> **TIP** 스톤의 구도를 알맞게 정해서 크기가 큰 것부터 중앙 또는 큐티클 라인을 시작으로 스톤을 붙여 준다.

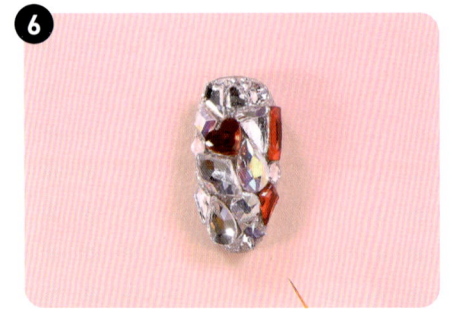

클리어젤을 사용해 스톤 사이사이를 오버레이한 후 LED 30초 큐어한다.

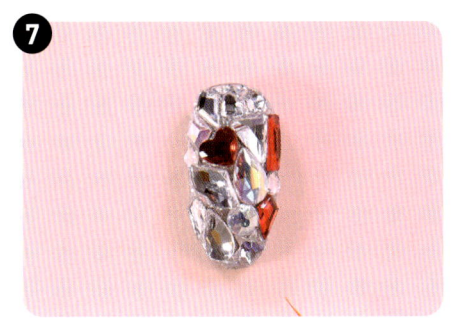

탑젤을 세필 브러시를 사용해 스톤과 스톤의 사이를 메꿔 준 후 LED 30초 큐어한다.

TIP 스와 같은 경우 위에 젤을 바르면 스톤의 빛을 잃기 때문에 위를 감싸지 않도록 유의하면 메꿔 준다.

*'스와'란 스와로브스키 크리스털의 약칭이다.

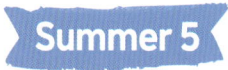

에브루 화이트
Evru White

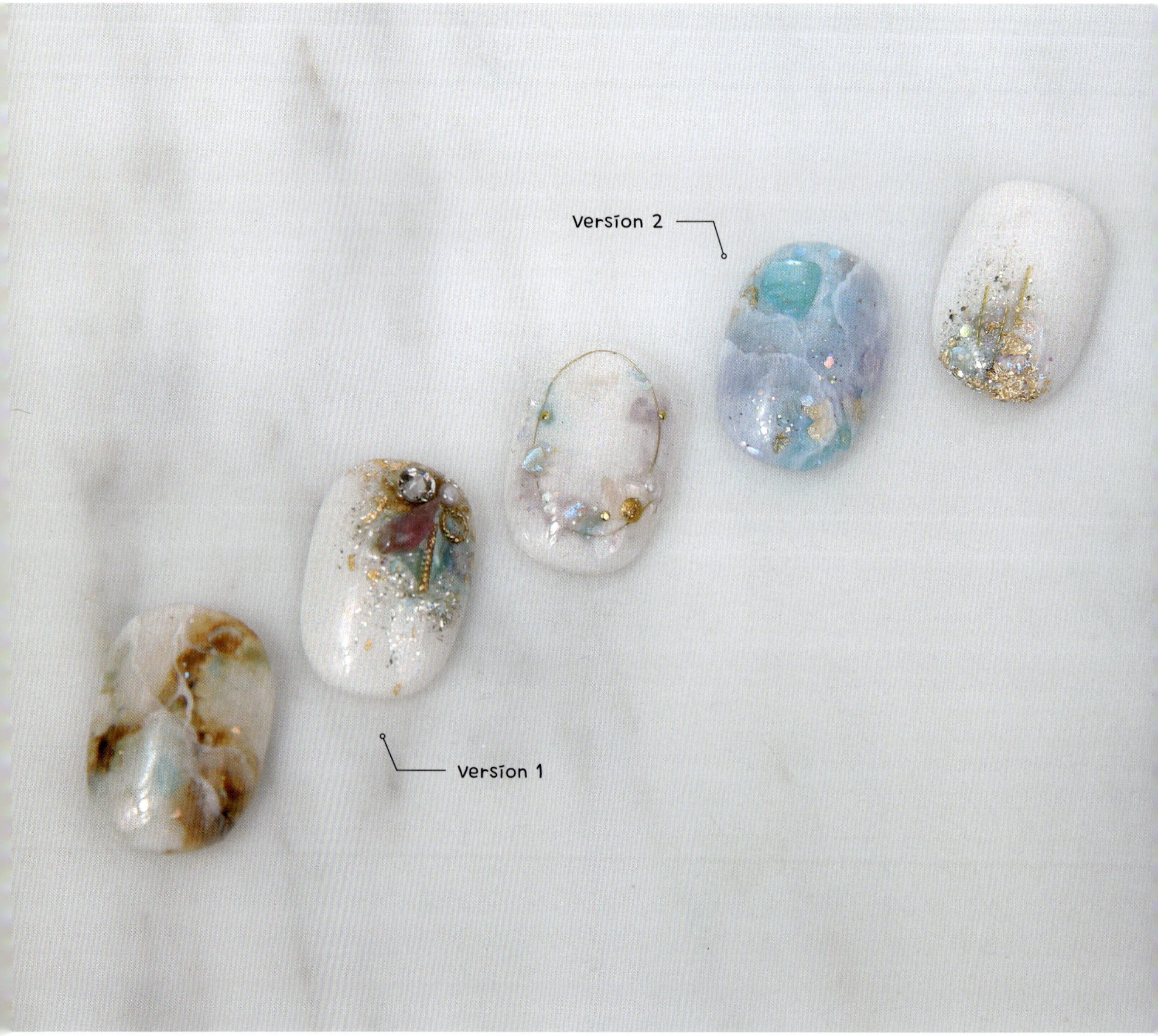

Version 2

Version 1

퀴니 에듀케이터 박진하

Version ❶

🧴 재료와 도구

젤
- QUEENNY 장수 베이스젤
- QUEENNY 컬러젤 067 화이트 시럽
- QUEENNY 컬러젤 121 별 헤는 밤
- QUEENNY 자개젤(JAGAE 02)
- QUEENNY 자개젤(JAGAE 03)
- QUEENNY 자개젤(JAGAE 04)
- QUEENNY 미션 클리어젤
- QUEENNY 핸디 탑젤

브러시
- 사라센 멀티 듀얼 브러쉬
- 사라센 유 웰 브러쉬 11종 & 케이스 세트(앵글 브러쉬)

기타 재료
- 사라센 사라프렌즈 파일시리즈(폼폼 반달-240그릿)
- 사라센 금박 글리터 1
- 사라센 트위저 중급형 일자형 핀셋 VETUS ESD-10
- 사라센 머메이드 더스트 브러쉬
- 사라센 진주 볼륨 하트 참파츠 세트 - 그레이

💅 디자인하는 법

1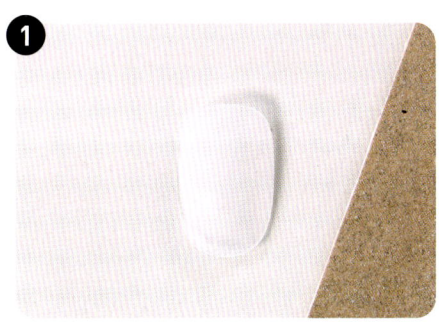

파일을 사용해 자연 손톱의 길이와 모양을 조절한 다음 표면의 유, 수분을 제거한다.

2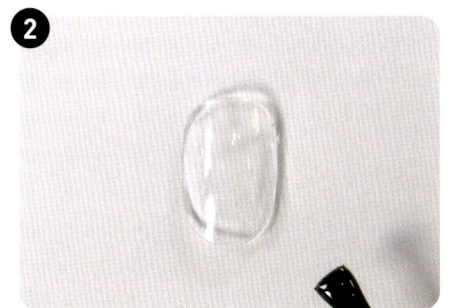

베이스젤을 전체적으로 바른 다음 LED 30초 큐어한다.

Chapter 2 아트

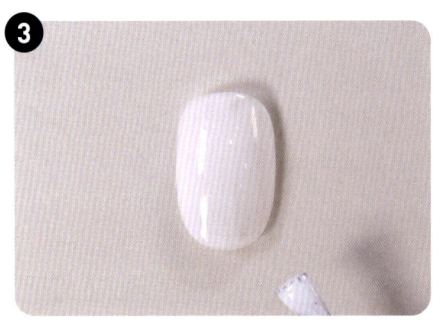

흰색 시럽젤(067)을 전체적으로 바른 다음 LED 30초 큐어한다.

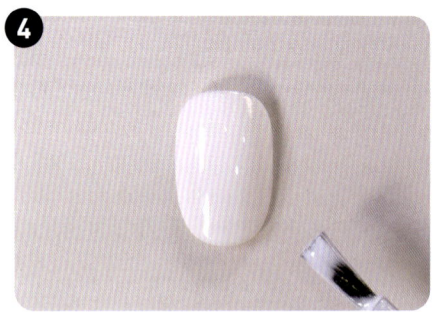

3번 과정을 반복한다.

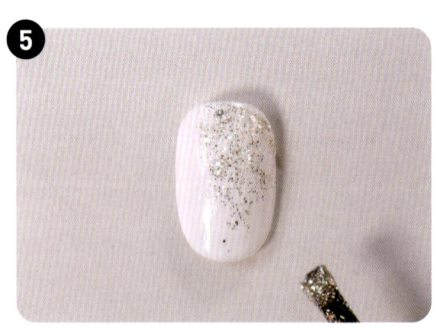

글리터젤(121)을 큐티클 라인의 우측 2/3 정도 가볍게 쓸어내리듯 바른 다음 LED 30초 큐어한다.

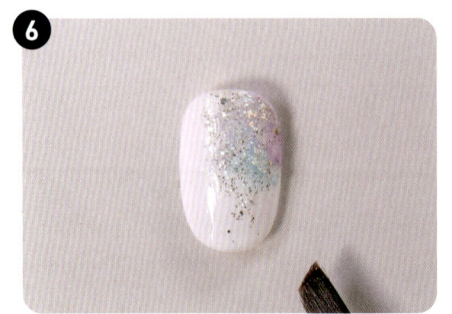

플랫 또는 사선 브러시로 소량의 자개젤(JAGAE 02~04)을 글리터 위에 올려 주며 자연스럽게 경계를 없애 주고 LED 30초 큐어한다.

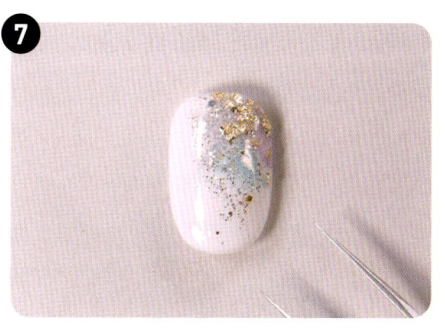

미경화젤 위에 금박을 올려 준다.

TIP 그러데이션 느낌이 날 수 있도록 큐티클 쪽은 많이 아래로 갈수록 조금만 올려 준다.

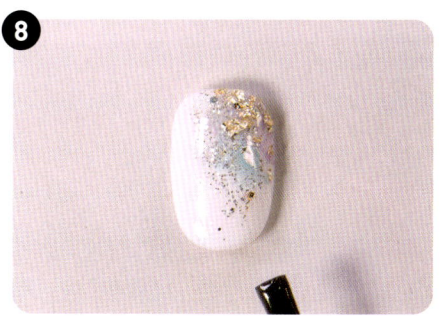

클리어젤을 전체적으로 바른 다음 LED 30초 큐어한다.

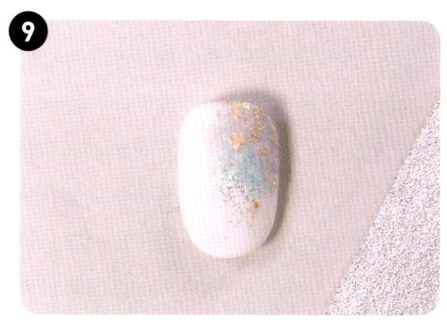

젤클렌저를 사용해 미경화젤을 닦아 낸 후 파일로 자개와 금박의 요철을 갈아 내 표면 정리 후 더스트를 말끔히 털어 준다.

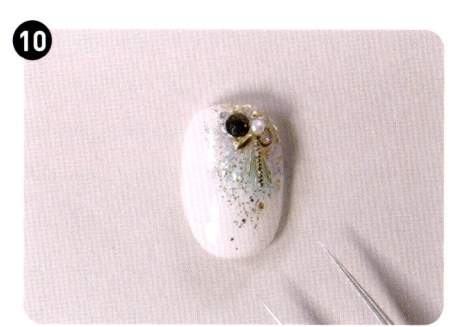

클리어젤을 사용해 스톤과 데코참 등을 올린 다음 LED 30초 큐어한다.

TIP 큰 스톤을 올릴 경우 점도가 되직한 클리어젤을 사용한다.

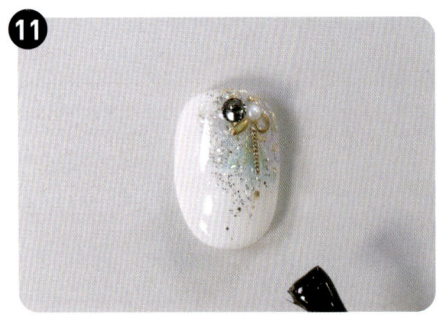

스와를 제외한 데코참은 한 번 더 오버레이한 후 LED 30초 큐어한다.

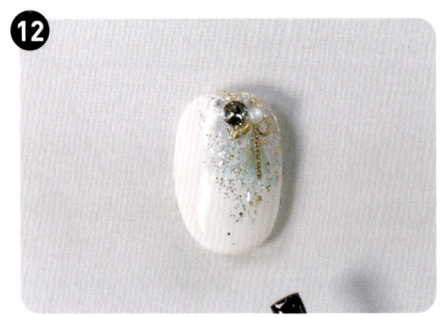

논와이프 탑젤을 바른 다음 LED 60초 큐어한다.

Version ❷

🧰 재료와 도구

젤
- QUEENNY 장수 베이스젤
- QUEENNY 컬러젤 067 화이트 시럽
- QUEENNY 자개젤(JAGAE 02)
- QUEENNY 자개젤(JAGAE 03)
- QUEENNY 자개젤(JAGAE 04)
- QUEENNY 미션 클리어젤
- QUEENNY 컬러젤 075 화이트
- QUEENNY 핸디 탑젤

브러시
- 사라센 멀티 듀얼 브러쉬
- 사라센 유 웰 브러쉬 11종 & 케이스 세트(앵글 브러쉬)

기타 재료
- 사라센 사라프렌즈 파일시리즈(품품 반달-240그릿)
- 사라센 금박 글리터 1
- 사라센 트위저 중급형 일자형 핀셋 VETUS ESD-10
- 사라센 머메이드 더스트 브러쉬

🌡 디자인하는 법

1

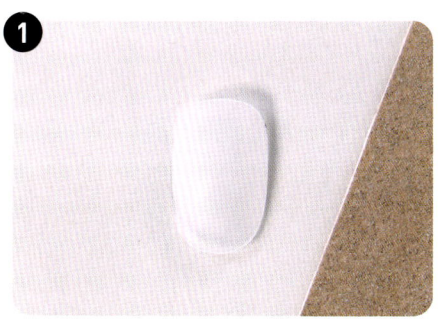

파일을 사용해 자연 손톱의 길이와 모양을 조절한 다음 표면의 유, 수분을 제거한다.

2

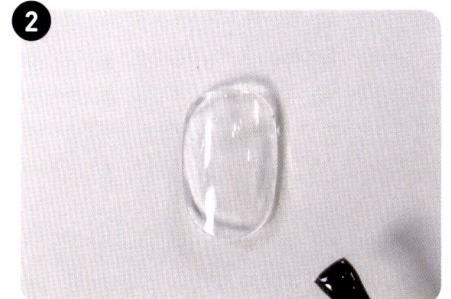

베이스젤을 전체적으로 바른 다음 LED 30초 큐어한다.

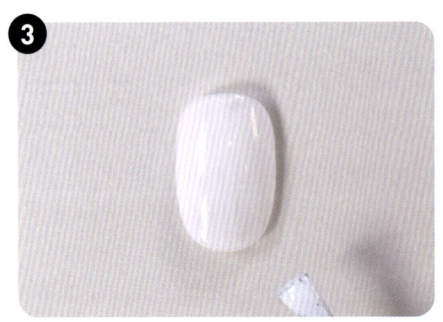

흰색 시럽젤(067)을 전체적으로 바른 다음 LED 30초 큐어한다.

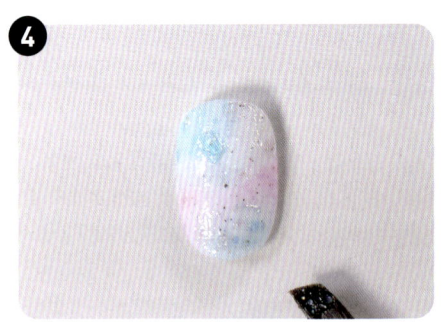

사선 브러시로 소량의 자개젤(JAGAE 02~04)을 가볍게 올려 주며 컬러들의 경계선이 자연스럽게 섞이도록 마블해 준 다음 LED 30초 큐어한다.

> **TIP** 더 진한 느낌을 원할 때는 큐어 전 자개젤을 조금 더 올려 주어도 어색한 결이 생기지 않는다.

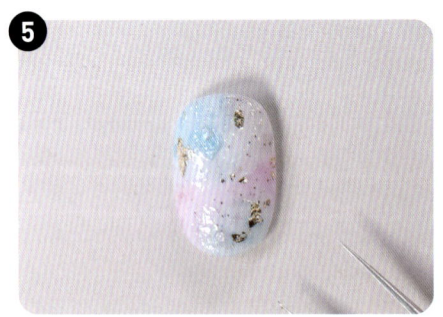

미경화젤 위에 금박을 올려 준다.

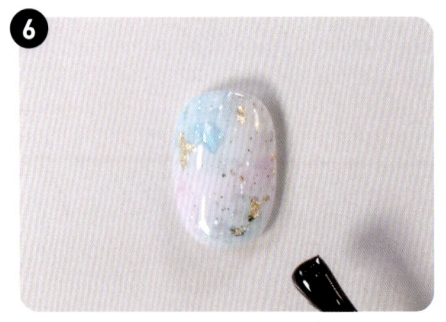

클리어젤을 전체적으로 바른 다음 LED 30초 큐어한다.

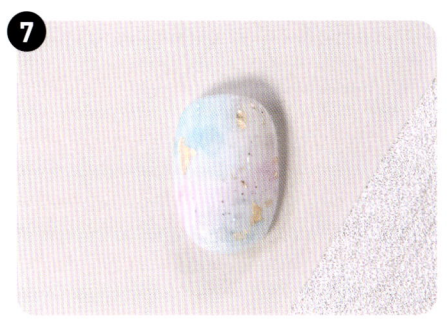

젤클렌저를 사용해 미경화젤을 닦아 낸 후 파일로 자개와 금박의 요철을 갈아 내 표면 정리 후 더스트를 말끔히 털어 준다.

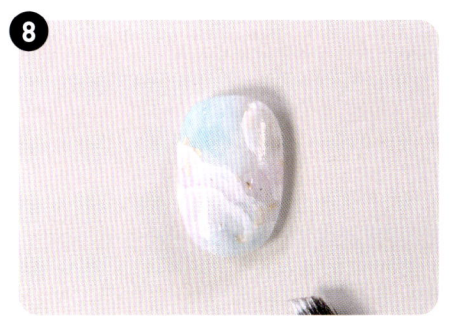

사선 브러시의 끝부분에 흰색 젤(075)을 소량 묻혀 크랙을 표현해 준 후 LED 30초 큐어한다.

> **TIP** 4번 과정의 자개젤 마블을 연하게 해 주고 흰색 크랙을 진하게 표현하면 구름 느낌의 마블 네일이 가능하고, 자개젤로 마블을 진하게 해 주고 크랙을 연하게 표현해 주면 화려한 원석 느낌을 줄 수 있다.

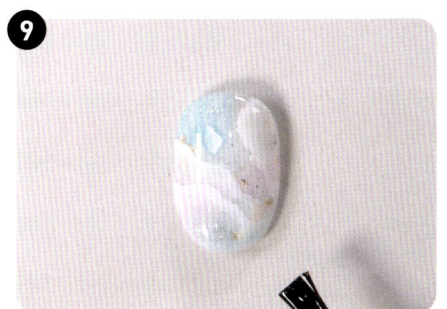

클리어젤을 전체적으로 바른 다음 LED 30초 큐어한다.

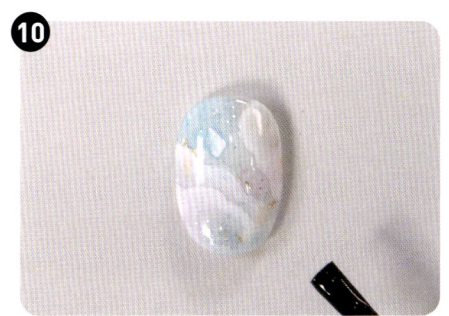

논와이프 탑젤을 전체적으로 바른 다음 LED 30초 큐어한다.

디자인영상 보기

Summer 6

쥬시 칵테일

Juicy Cocktail

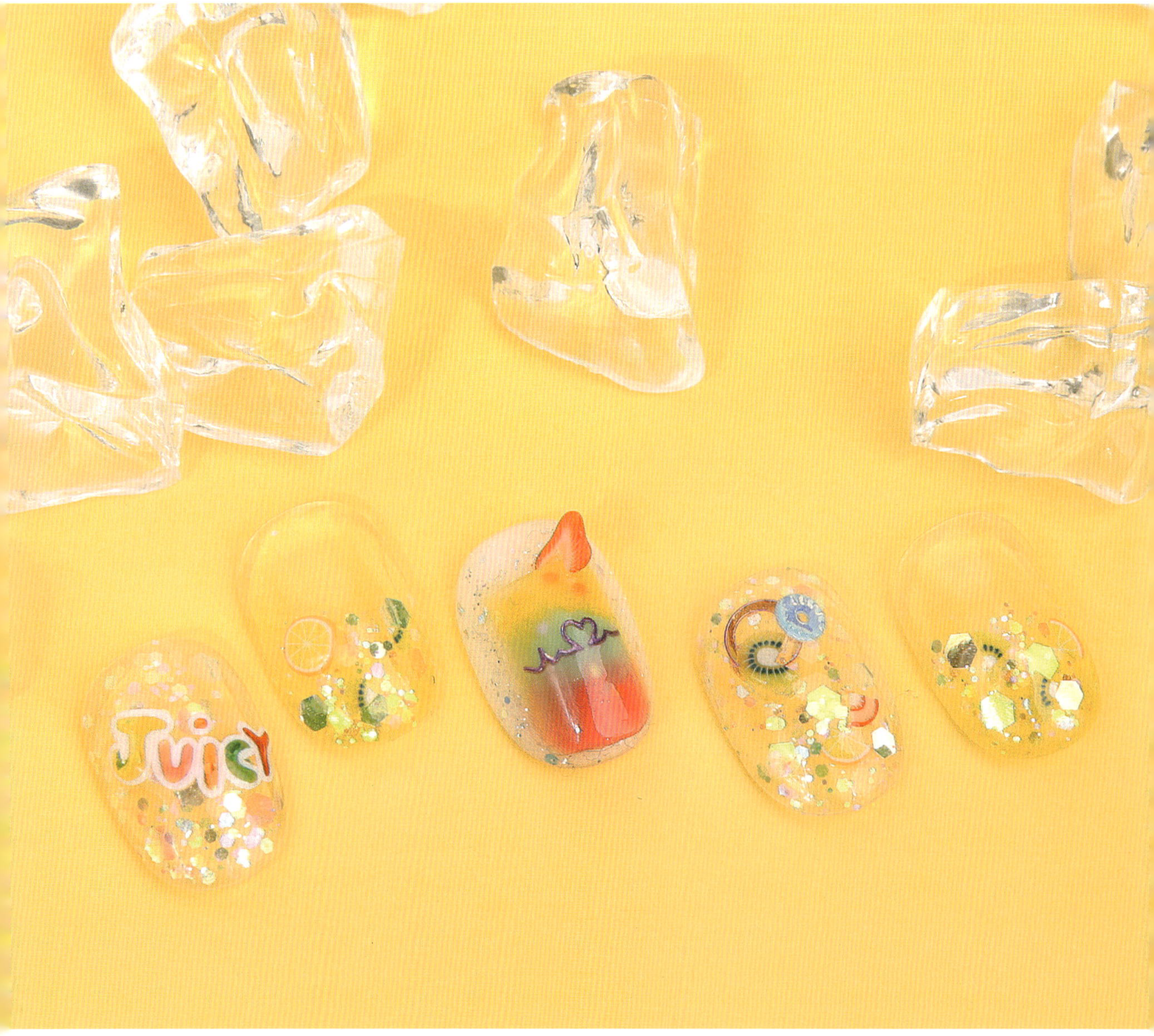

사라센 에듀케이터 김지은

🧰 재료와 도구

젤
- `그라시아` 지젤리 베이스젤
- `그라시아` 지젤리 탑젤
- `그라시아` 진비컬렉션 아이비컬러 〈피아니시모〉 10종 시리즈(JBI-110)
- `그라시아` 티아라 다이아 빌더젤
- `그라시아` 진비컬렉션 아이비컬러 〈슈팅스타〉 글리터젤(JBIG-009)
- `그라시아` 티아라 밸런스 클리어젤
- `그라시아` 티아라 클리어 픽스 젤
- `그라시아` 젤리캣 & 티아라 세컨드 컬러젤(GC-086)
- `그라시아` 젤리캣 & 티아라 세컨드 컬러젤(GC-087)
- `그라시아` 젤리캣 & 티아라 세컨드 컬러젤(GC-088)

브러시
- `사라센` 멀티 듀얼 브러쉬
- `사라센` 크리스탈 세필 브러쉬

기타 재료
- `모스티브` 더 나미애 네일룩 풀 아트스티커(NL-089)
- `네일스케치` 아이스크림구슬파츠
- `사라센` 트위저 중급형 일자형 핀셋 VETUS ESD-10
- `아이스젤` 후르츠 파츠
- `올로비치` 말랑말랑 폴리젤 네일팁
- `사라센` 사라프렌즈 파일시리즈(파쵸우드-소프트타입)

🌡 디자인하는 법

1

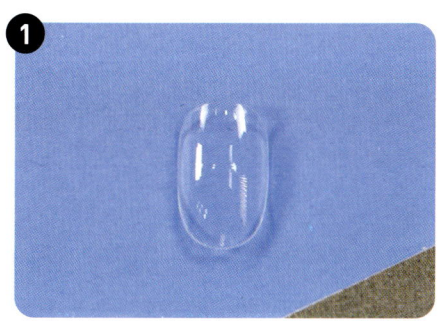

파일을 사용해 자연 손톱의 길이와 모양을 조절한 다음 표면의 유, 수분을 제거한다.

2

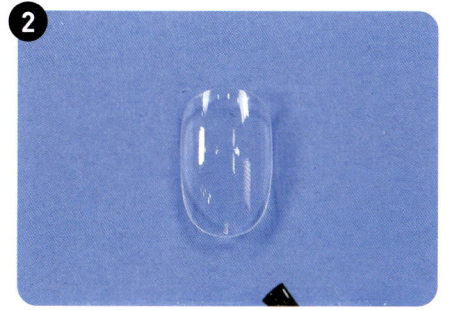

베이스젤을 전체적으로 바른 다음 LED 20초 큐어한다.

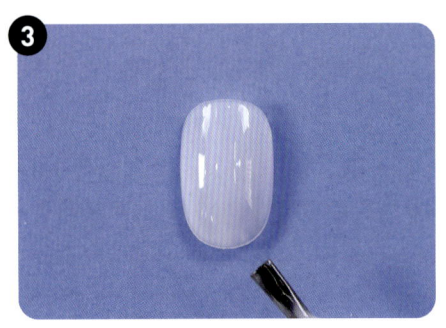

흰색 시럽젤(JBI-110)을 전체적으로 바른 다음 LED 40초 큐어한다.

> **TIP** 시럽젤은 손에 힘을 최대한 빼고 바르면 붓결이 남지 않는다.

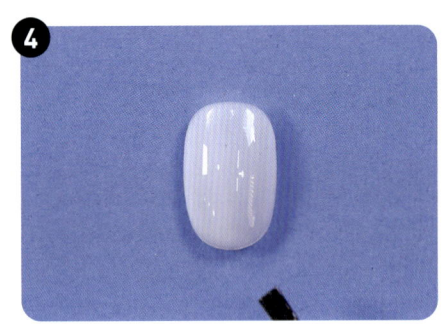

3번 과정을 반복한다.

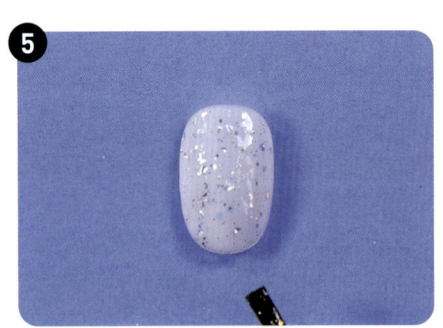

글리터젤(JBIG-009)을 전체적으로 바른 다음 LED 30초 큐어한다.

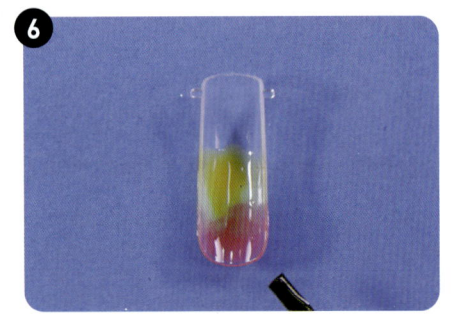

말랑이팁에 시럽젤(GC-086~GC-088)을 얇게 채운다.

> **TIP** 얇게 채워야 C커브가 잡혀 있는 손톱에 붙일 때 알맞게 붙일 수 있다.

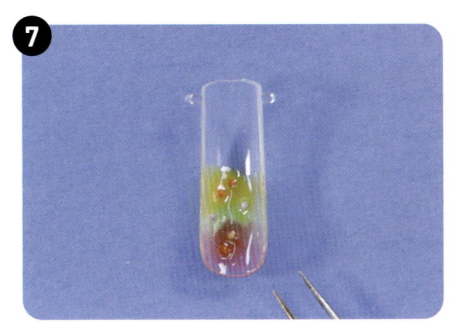

큐어하기 전 젤 위에 구슬 파츠를 가볍게 눌러 안쪽으로 밀어 넣어 준 후 LED 30초 큐어한다.

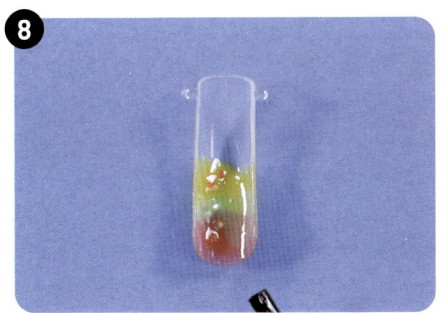

시럽젤을 말랑이팁에 얇게 채운 후 LED 30초 큐어한다.

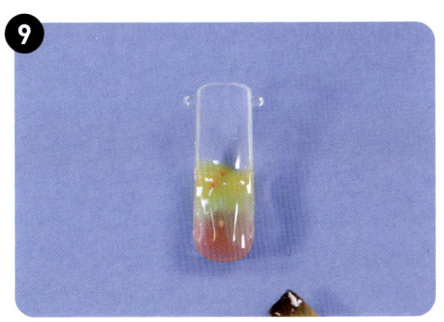

클리어젤로 말랑이팁에 얇게 오버레이해 준다.

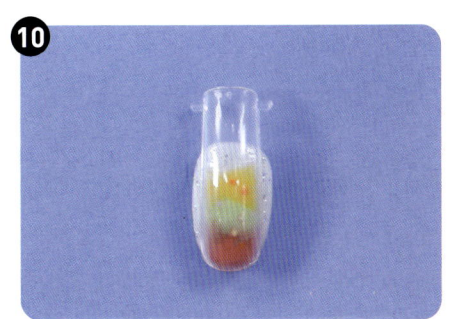

큐어하기 전 말랑이팁을 손톱이나 팁 위에 올려 준 뒤 LED 30초 큐어한다.

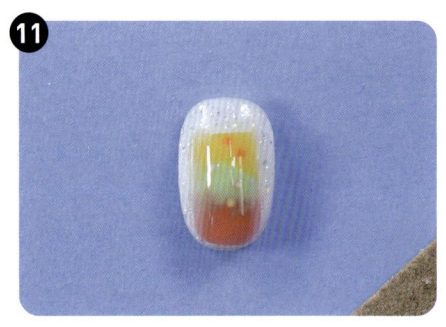

말랑이팁만 떼어 내 준 후 주변 거스러미를 파일로 갈아 내 준다.

> **TIP** 젤클렌저로 닦으면 말랑이팁을 더 쉽게 떼어 낼 수 있다.

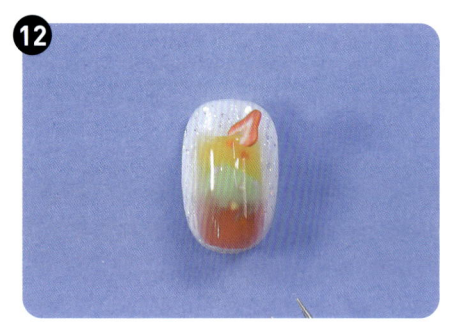

클리어젤을 바른 다음 과일 파츠를 올려 준 뒤 LED 60초 큐어한다.

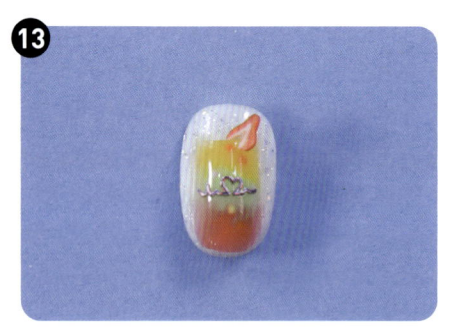

젤클렌저를 사용해 미경화젤을 닦은 후 스티커를 붙여 데코해 준다.

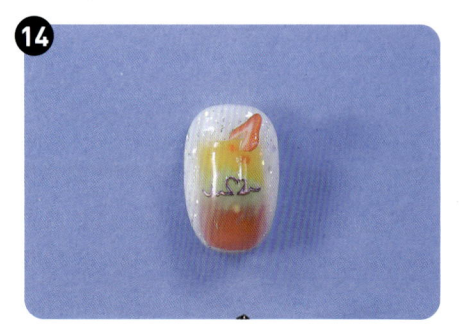

클리어젤을 전체적으로 바른 다음 LED 20초 큐어한다.

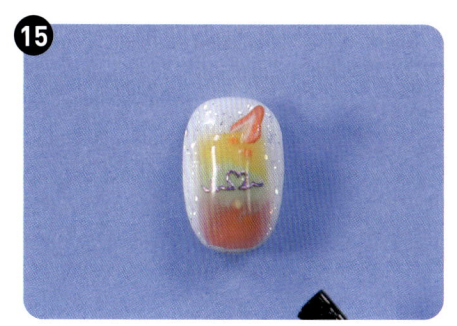 탑젤을 전체적으로 바른 다음 LED 20초 큐어한다.

Summer 7
와이드 청바지
Wide Jeans

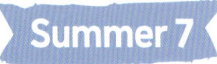

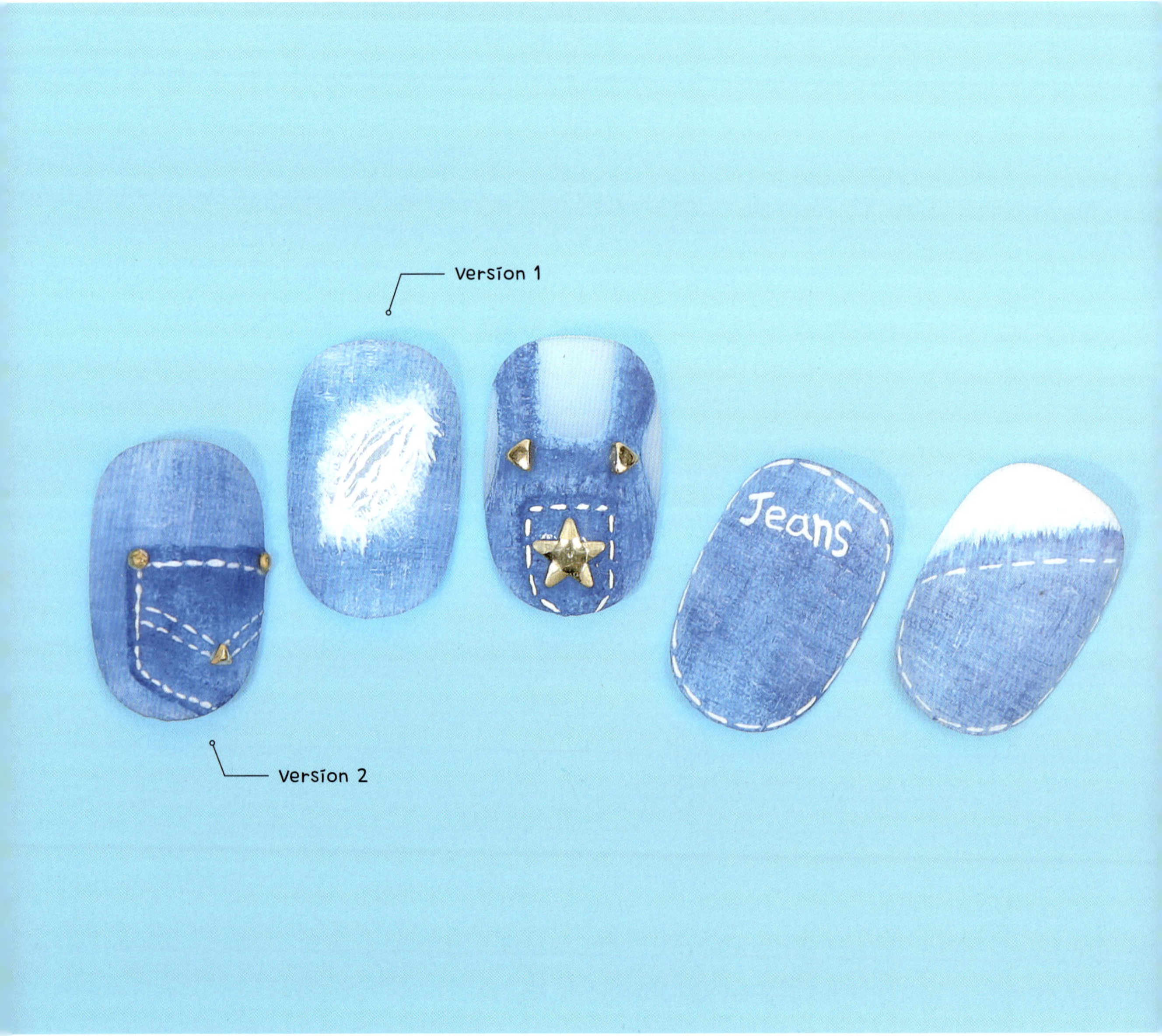

Version 1

Version 2

사라센 에듀케이터 김지은

Version ❶

디자인영상보기

🎨 재료와 도구

젤
- QUEENNY 장수 베이스젤
- QUEENNY 터프 매트 탑젤
- QUEENNY 컬러젤 068 베이지 시럽
- QUEENNY 컬러젤 102 레디액션(티파니)
- QUEENNY 컬러젤 027 콘플라워 블루
- QUEENNY 컬러젤 031 네이비
- QUEENNY 통젤 W079(화이트)

브러시
- 사라센 #7 패턴 브러쉬
- 사라센 인어공주 세필 브러쉬 3종 세트

기타 재료
- 사라센 스펀지(그라데이션 솜)

💅 디자인하는 법

❶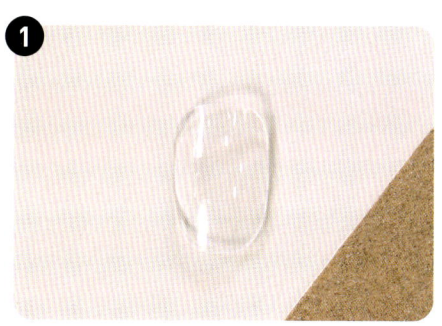

파일을 사용해 자연 손톱의 길이와 모양을 조절한 다음 표면의 유, 수분을 제거한다.

❷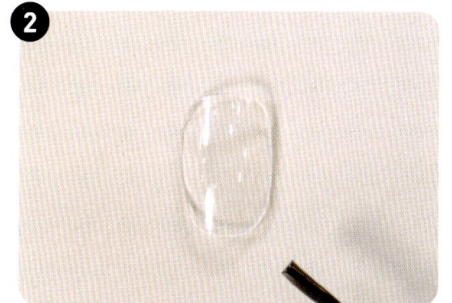

베이스젤을 전체적으로 바른 다음 LED 30초 큐어한다.

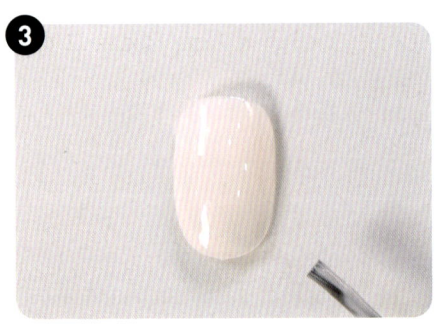

3 베이지색 시럽젤(068)을 전체적으로 바른 다음 LED 30초 큐어한다.

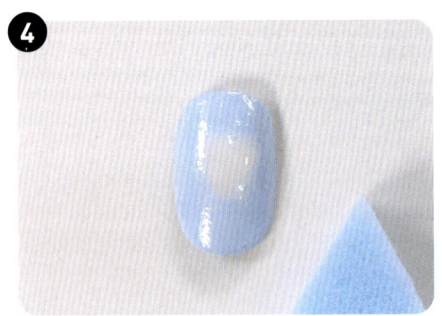

4 찢어진 부분을 표현할 곳은 제외하고 하늘색 젤(027)을 칠해 스펀지로 찍어 낸 후 LED 30초 큐어한다.

TIP 스펀지로 찍으면서 청바지의 질감을 살려 표현할 수 있다.

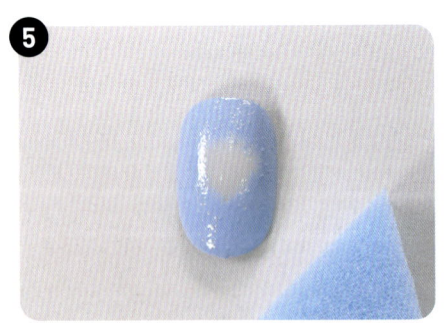

5 4번 과정을 반복한다.

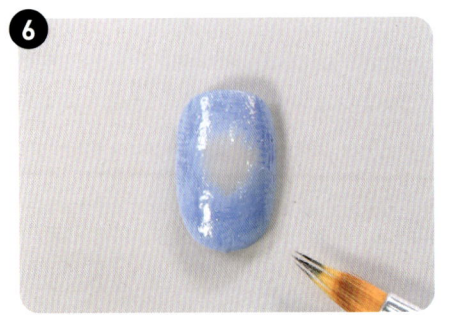

6 브러시에 파란색 젤(102)을 소량 묻혀 가로, 세로로 그어 준 후 LED 30초 큐어한다.

TIP 청바지의 자수 느낌으로 표현해 준다.

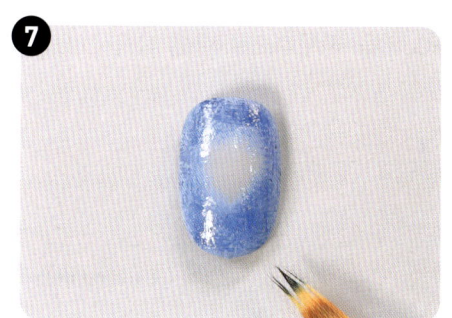

7 브러시에 남색 젤(031)을 소량 묻혀 가로, 세로로 그어 준 후 LED 30초 큐어한다.

> **TIP** 많이 뭉친 부분이 있다면 스펀지로 찍어 준다.

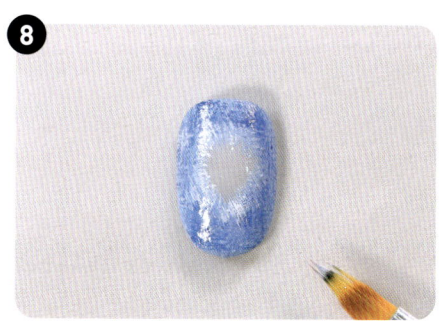

8 브러시에 흰색 젤(W079)을 소량 묻혀 가로, 세로로 그어 준 후 LED 30초 큐어한다.

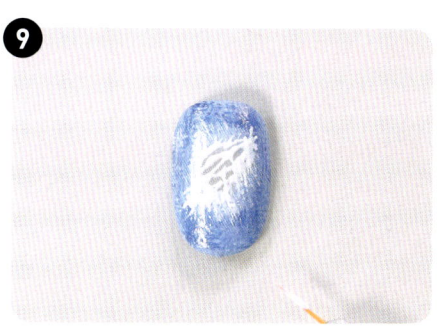

9 흰색 젤로 찢어진 부위에 풀어진 실들을 그려 준 후 LED 30초 큐어한다.

> **TIP** 일정하지 않은 굵기로 그려 주면 자연스러운 표현이 가능하다.

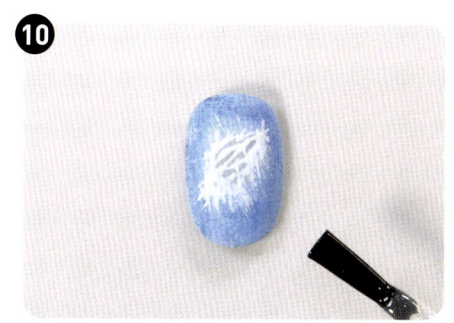

10 매트 탑젤을 전체적으로 바른 다음 LED 30초 큐어한다.

Version ❷

🛍 재료와 도구

젤
- QUEENNY 장수 베이스젤
- QUEENNY 터프 매트 탑젤
- QUEENNY 컬러젤 068 베이지 시럽
- QUEENNY 컬러젤 102 레디액션(티파니)
- QUEENNY 컬러젤 027 콘플라워 블루
- QUEENNY 컬러젤 031 네이비
- QUEENNY 통젤 W079(화이트)
- QUEENNY 미니 조청 클리어젤

브러시
- 사라센 #7 패턴 브러쉬
- 사라센 크리스탈 세필 브러쉬

기타 재료
- 사라센 골드 참스톤 세트
- 사라센 스펀지(그라데이션 솜)

디자인영상보기

🔖 디자인하는 법

1 파일을 사용해 자연 손톱의 길이와 모양을 조절한 다음 표면의 유, 수분을 제거한다.

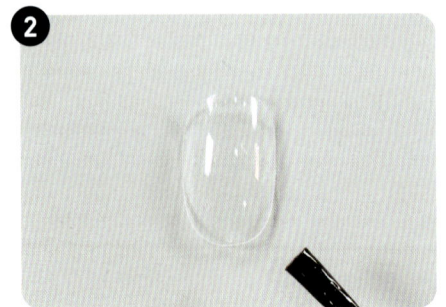

2 베이스젤을 전체적으로 바른 다음 LED 30초 큐어한다.

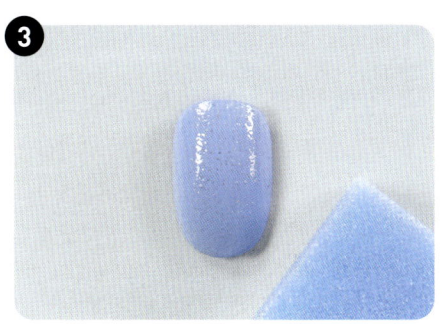

하늘색 젤(027)을 전체적으로 바른 다음 스펀지로 찍어 준 후 LED 30초 큐어한다.

TIP 스펀지로 찍으면 청바지의 질감을 살려 표현할 수 있다.

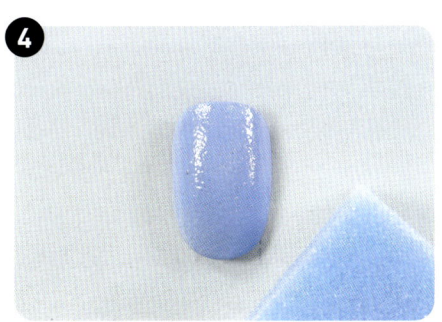

3번 과정을 반복한다.

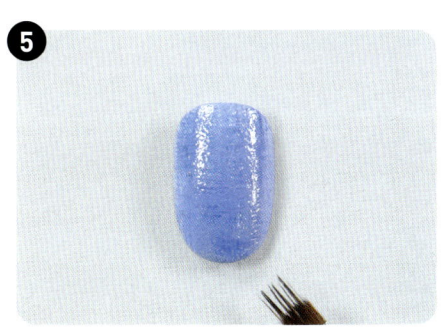

브러시에 파란색 젤(102)을 소량 묻혀 가로, 세로로 그어 준 후 LED 30초 큐어한다.

TIP 청바지의 자수 느낌으로 표현해 준다.

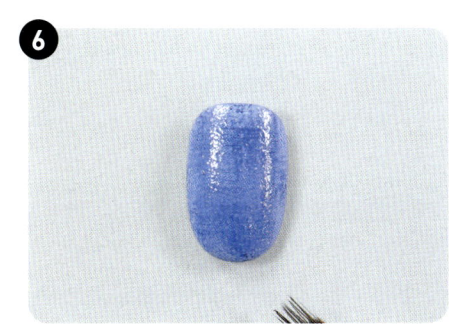

브러시에 남색 젤(031)을 소량 묻혀 가로, 세로로 그어 준 후 LED 30초 큐어한다.

TIP 많이 뭉친 부분이 있다면 스펀지로 찍어 준다.

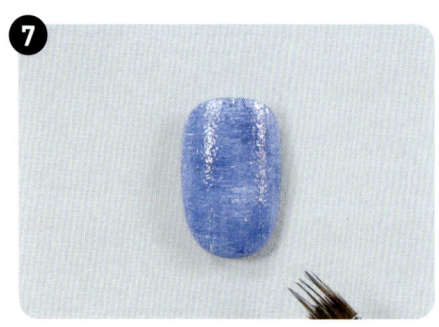

브러시에 흰색 젤(W079)을 소량 묻혀 가로, 세로로 그어 준 후 LED 30초 큐어한다.

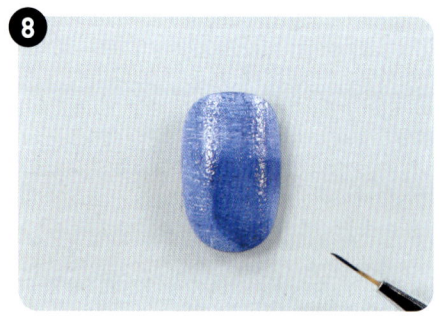

남색 젤로 주머니를 그려 준 후 스펀지로 두드리고 LED 30초 큐어한다.

> **TIP** 손에 힘을 빼고 앞서 주머니의 라인 부분만 스펀지로 가볍게 두드려 준다. 주머니의 라인을 벗어나 다른 곳을 두드리면 주머니의 모양이 망가질 수 있다.

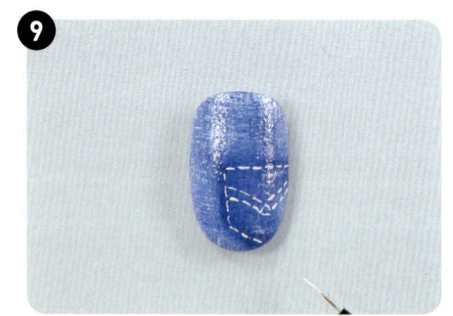

흰색 젤로 스티치 라인을 그려 준 후 LED 30초 큐어한다.

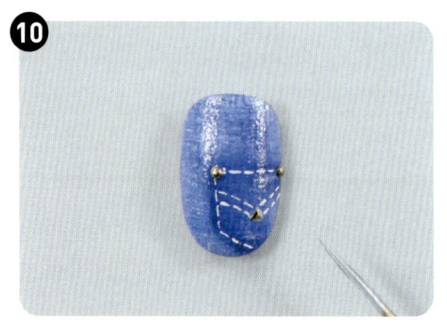

파츠를 붙일 자리에 클리어젤을 소량 바른 다음 메탈 참을 올린 뒤 LED 30초 큐어한다.

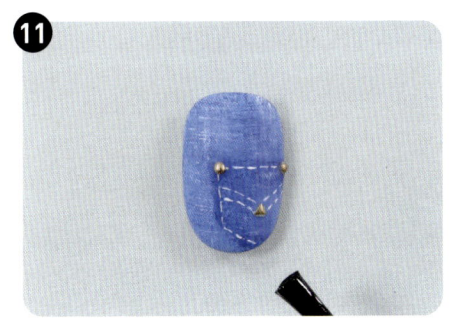

매트 탑젤을 전체적으로 바른 다음 LED 30초 큐어한다.

Summer 8

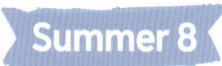

네온사인 파티

Neon Sign Party

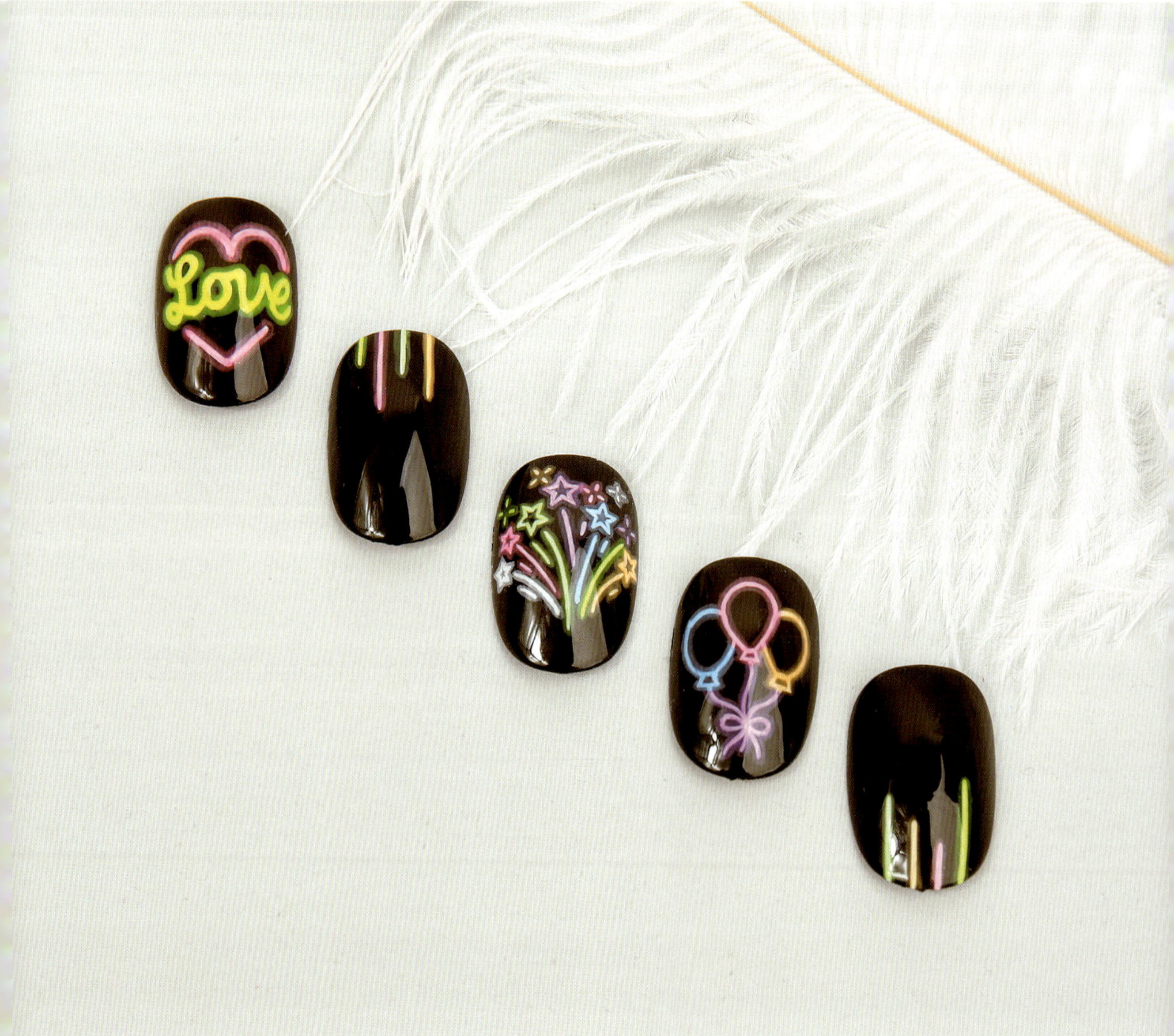

사라센 에듀케이터 문정현

재료와 도구

젤
- [프롬더네일] 거머리베이스
- [프롬더네일] 컬러젤 NO.051(블랙)
- [프롬더네일] 썸머파티 NO.065
- [프롬더네일] 썸머파티 NO.061
- [프롬더네일] 컬러젤 NO.052(화이트)
- [프롬더네일] 거머리탑젤

브러시
- [사라센] 크리스탈 세필 브러쉬

디자인하는 법

1

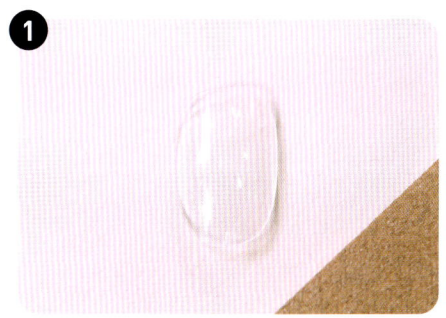

파일을 사용해 자연 손톱의 길이와 모양을 조절한 다음 표면의 유, 수분을 제거한다.

2

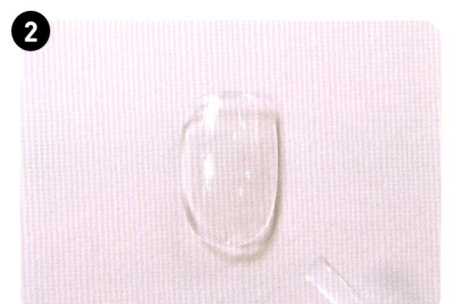

베이스젤을 전체적으로 바른 다음 LED 30초 큐어한다.

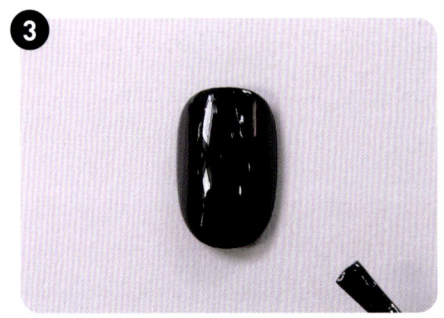

검정색 젤(NO.051)을 전체적으로 바른 다음 LED 30초 큐어한다.

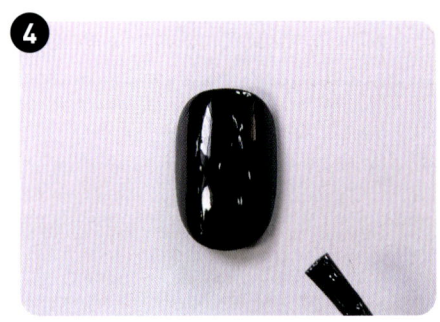

3번 과정을 반복해 준다.

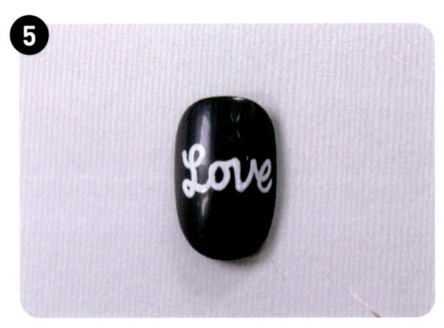

흰색 젤(NO.052)로 레터링을 그려 준 후, LED 30초 큐어한다.

> **TIP** 손톱의 사이즈에 알맞게 알파벳의 크기와 구도를 정하고 1차로 흰색 젤을 사용해 희미하게 간단한 스케치를 해 주면 조금 더 그리기 수월하다.

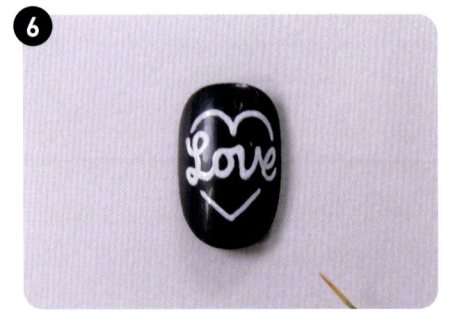

흰색 젤로 레터링의 크기에 맞는 하트를 그려 준 후, LED 30초 큐어한다.

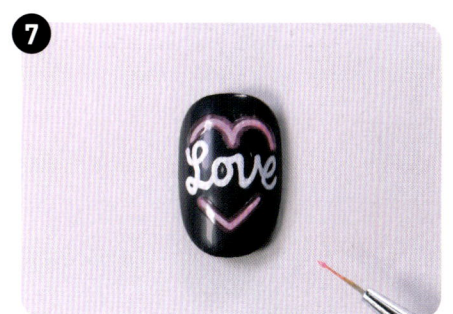

세필 브러시에 핑크색 네온 컬러젤(NO.065)을 소량 묻혀 하트 라인을 따라 그려 준 후 LED 30초 큐어한다.

TIP 흰색 라인젤보다 네온 컬러젤이 더 굵고 오버되도록 그려 준다.

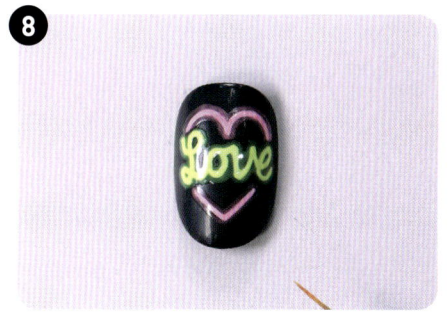

세필 브러시에 노란색 네온 컬러젤(NO.061)을 소량 묻혀 레터링을 따라 그려 준 후 LED 30초 큐어한다.

TIP 흰색 라인젤보다 네온 컬러젤이 더 굵고 오버되도록 그려 준다.

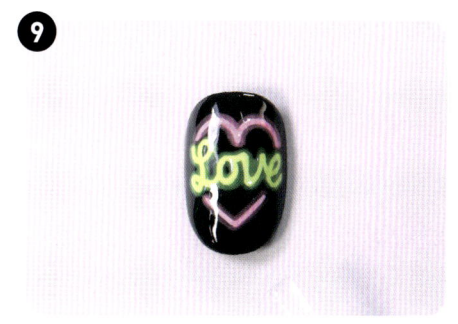

탑젤을 전체적으로 바른 다음 LED 30초 큐어한다.

디자인 영상 보기

Summer 9

인디 에스닉

Indie Esnic

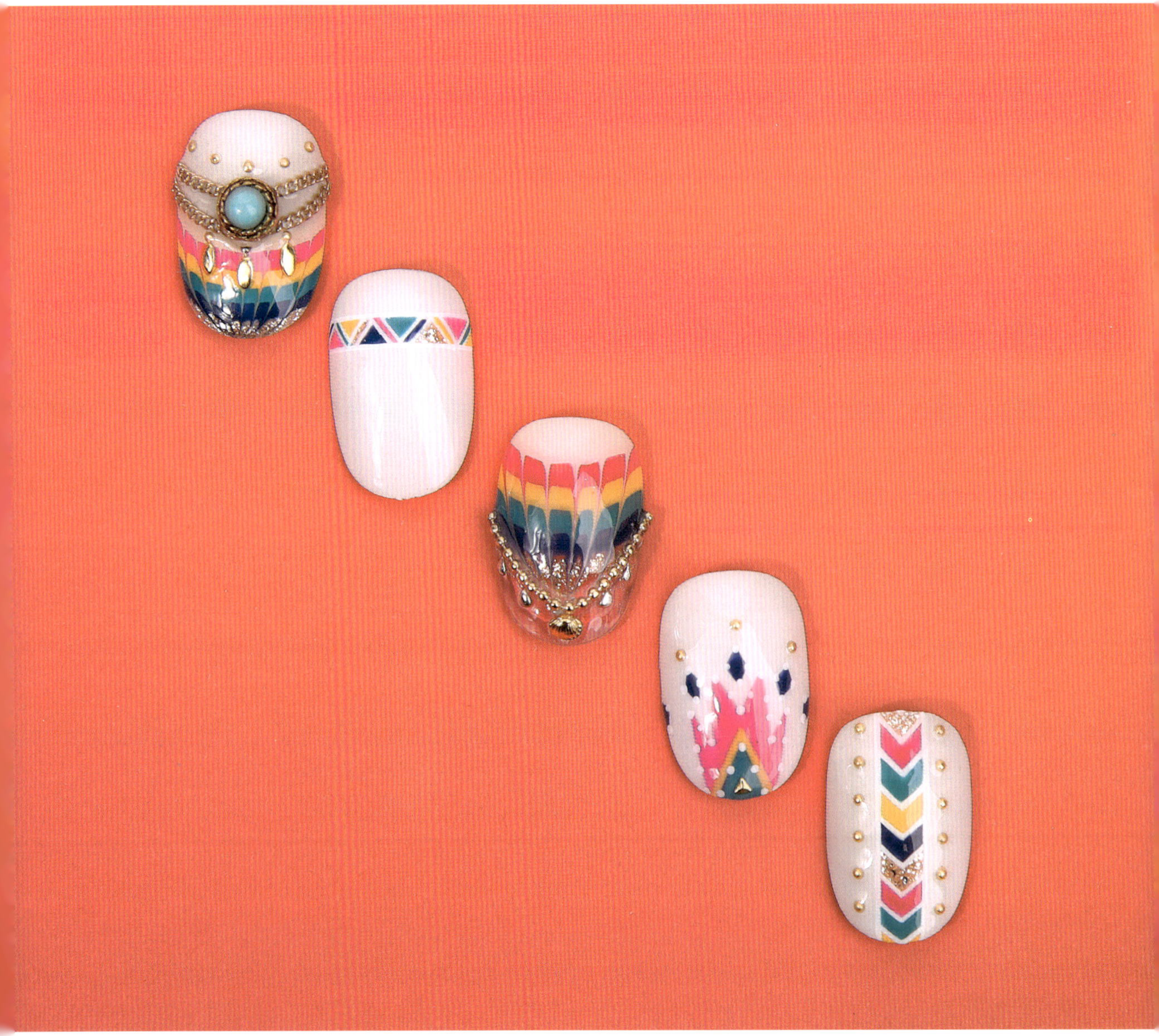

사라센 에듀케이터 문정현

🧰 재료와 도구

젤
- `QUEENNY` 장수 베이스젤
- `QUEENNY` 컬러젤 060 크림
- `QUEENNY` 컬러젤 011 비비드 옐로우
- `QUEENNY` 컬러젤 023 다크 사이안
- `QUEENNY` 컬러젤 042 다크 퍼플
- `QUEENNY` 컬러젤 062 인카네데인
- `QUEENNY` 컬러젤 090 럭셔리 브론즈
- `QUEENNY` 컬러젤 103 레디액션(티파니)
- `QUEENNY` 조청 클리어젤
- `QUEENNY` 핸디 탑젤
- `QUEENNY` 미션 클리어젤

브러시
- `사라센` 인어공주 세필 브러쉬 3종 세트
- `사라센` 크리스탈 세필 브러쉬

기타 재료
- `사라센` 로즈골드 체인(1.5mm)
- `사라센` 다코이즈 컬렉션 앤틱파츠 마블블루
- `사라센` 반볼참 1.0mm 골드
- `사라센` 베리어스 데코 파츠 7

💅 디자인하는 법

1

파일을 사용해 자연 손톱의 길이와 모양을 조절한 다음 표면의 유, 수분을 제거한다.

2

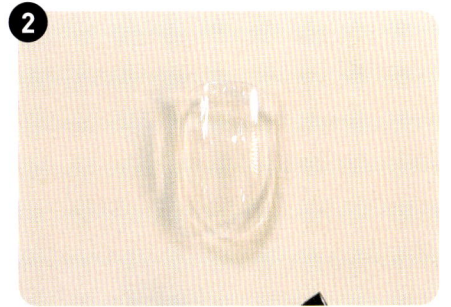

베이스젤을 전체적으로 바른 다음 LED 30초 큐어한다.

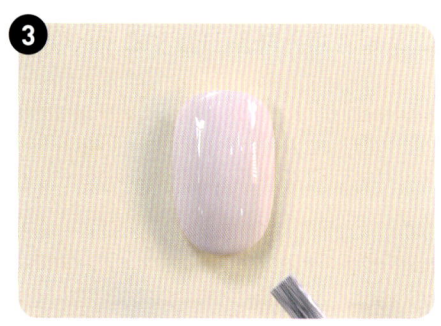

베이지색 젤(060)을 전체적으로 바른 다음 LED 30초 큐어한다.

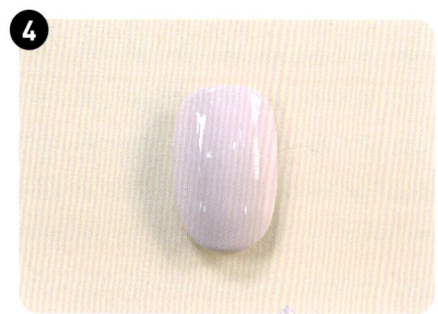

3번 과정을 반복해 준다.

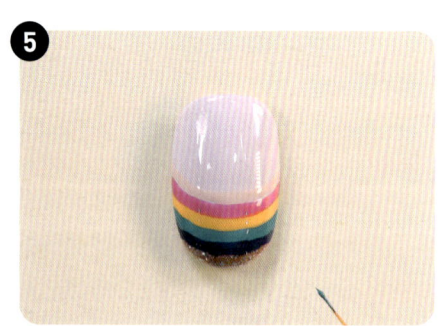

6가지의 컬러(011 / 023 / 042 / 062 / 090 /103)를 사용해 한 줄씩 프리 에지부터 시작해 손톱 크기의 1/2 정도 스마일 라인을 그려 준다.

> **TIP** 이때 컬러를 6가지로 라인을 그려 준 후 큐어하지 않는다. 한 가지 컬러 당 약 0.5~1mm 정도의 굵기로 컬러가 섞이지 않도록 그린다.

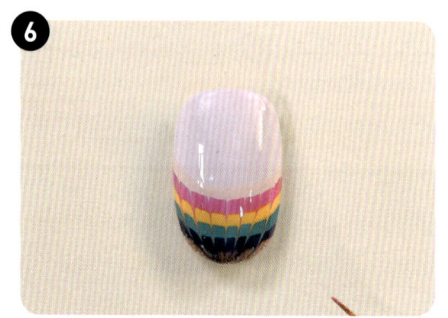

손톱의 중앙을 시작으로 대칭을 맞춰 부채꼴 마블을 표현 후 LED 30초 큐어한다.

> **TIP** 세필 브러시로 컬러를 끌어 내릴 때 중간에 멈추지 않고 이어서 한번에 그어 주면 깔끔한 라인을 표현할 수 있다.

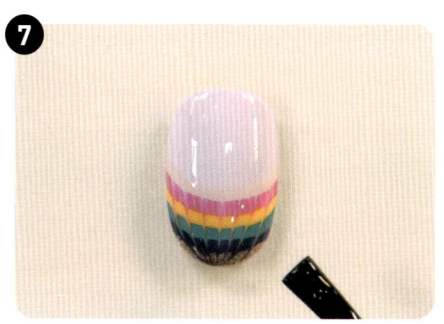

베이스젤을 전체적으로 얇게 바른 다음, LED 30초 큐어한다.

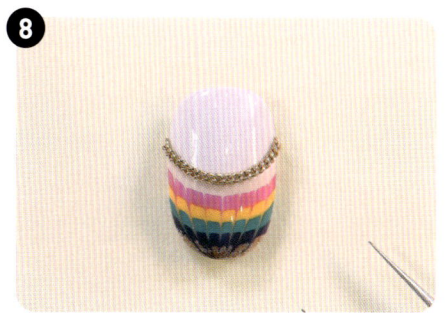

마블 라인에 맞춰 클리어젤을 사용해 체인을 붙이고 LED 30초 큐어한다.

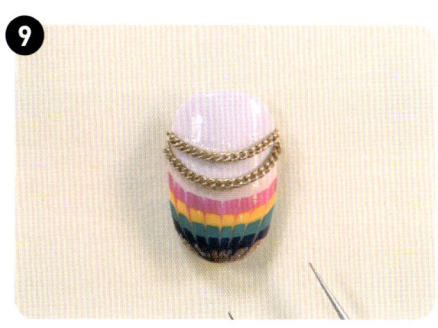

클리어젤을 사용해 1mm 간격을 띄워 체인을 한 줄 더 붙인 뒤 LED 30초 큐어한다.

TIP 마블 라인을 덮지 않을 정도의 위치에 체인을 붙여 준다.

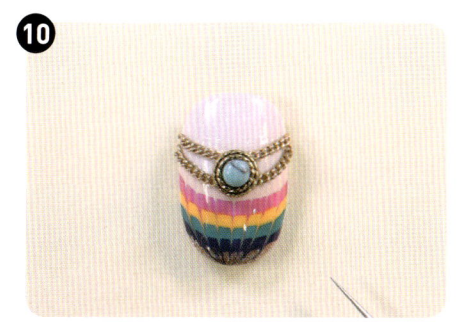

클리어젤로 데코 파츠를 붙여 준 뒤 LED 30초 큐어한다.

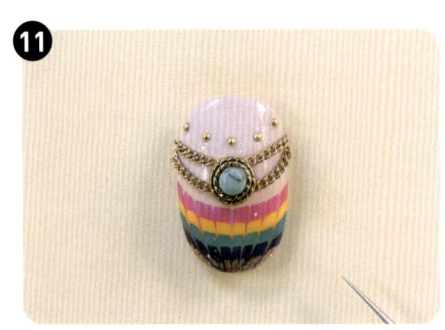

클리어젤로 볼참을 붙여 준 뒤 LED 30초 큐어한다.

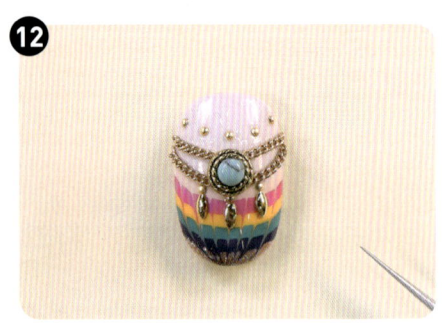

클리어젤로 메탈 참을 붙여 준 뒤 LED 30초 큐어한다.

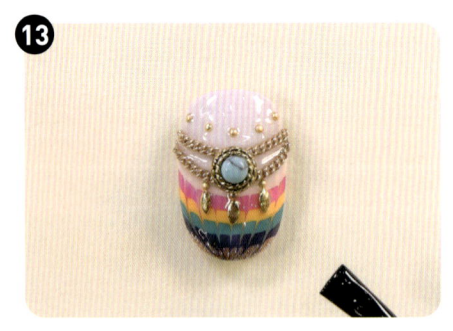

클리어젤을 전체적으로 바른 다음 LED 30초 큐어한다.

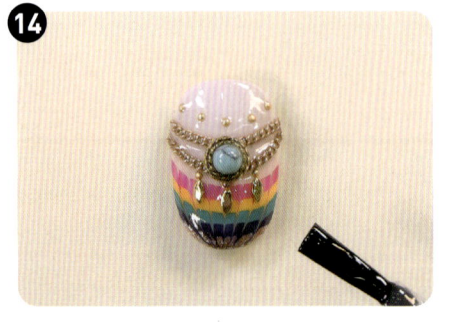

탑젤을 전체적으로 바른 다음 LED 30초 큐어한다.

SECTION 3

가을

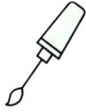

계절별 난이도 (하)상)

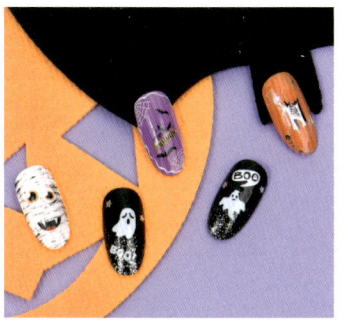

고스트 BOO 1, 2 — 198

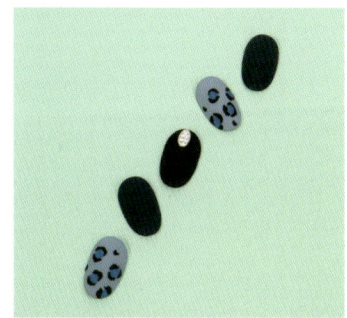

하늘색 호피 — 205

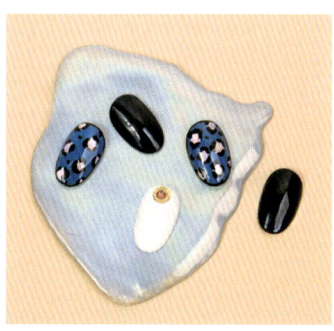

분홍색 호피 — 208

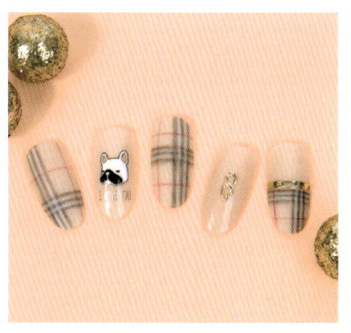

프렌치 불도그 체크 1, 2 — 212

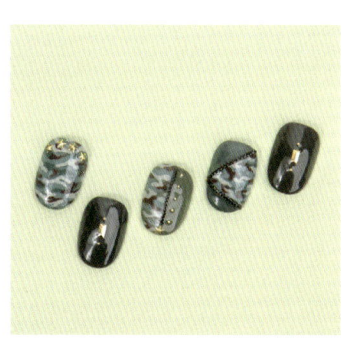

카무플라주 패턴 — 219

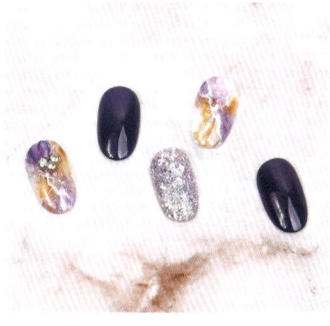

오로라 마블 — 223

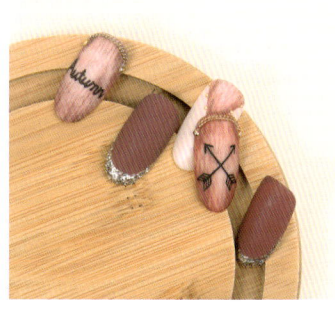

어텀 우드 — 228

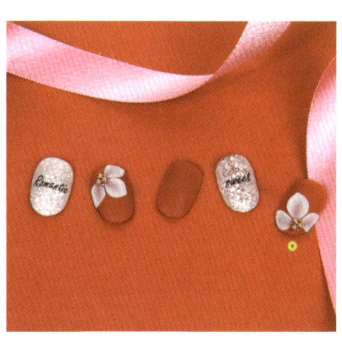

로맨틱 세 잎 플라워 1, 2 — 233

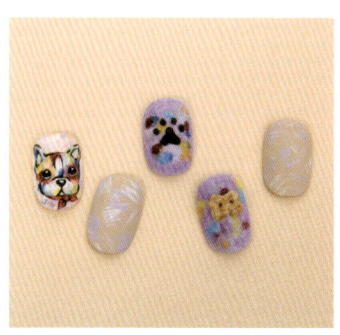

팝아트 1, 2 — 239

Chapter 2 아트

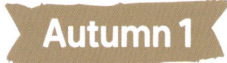

고스트 BOO

Ghost BOO

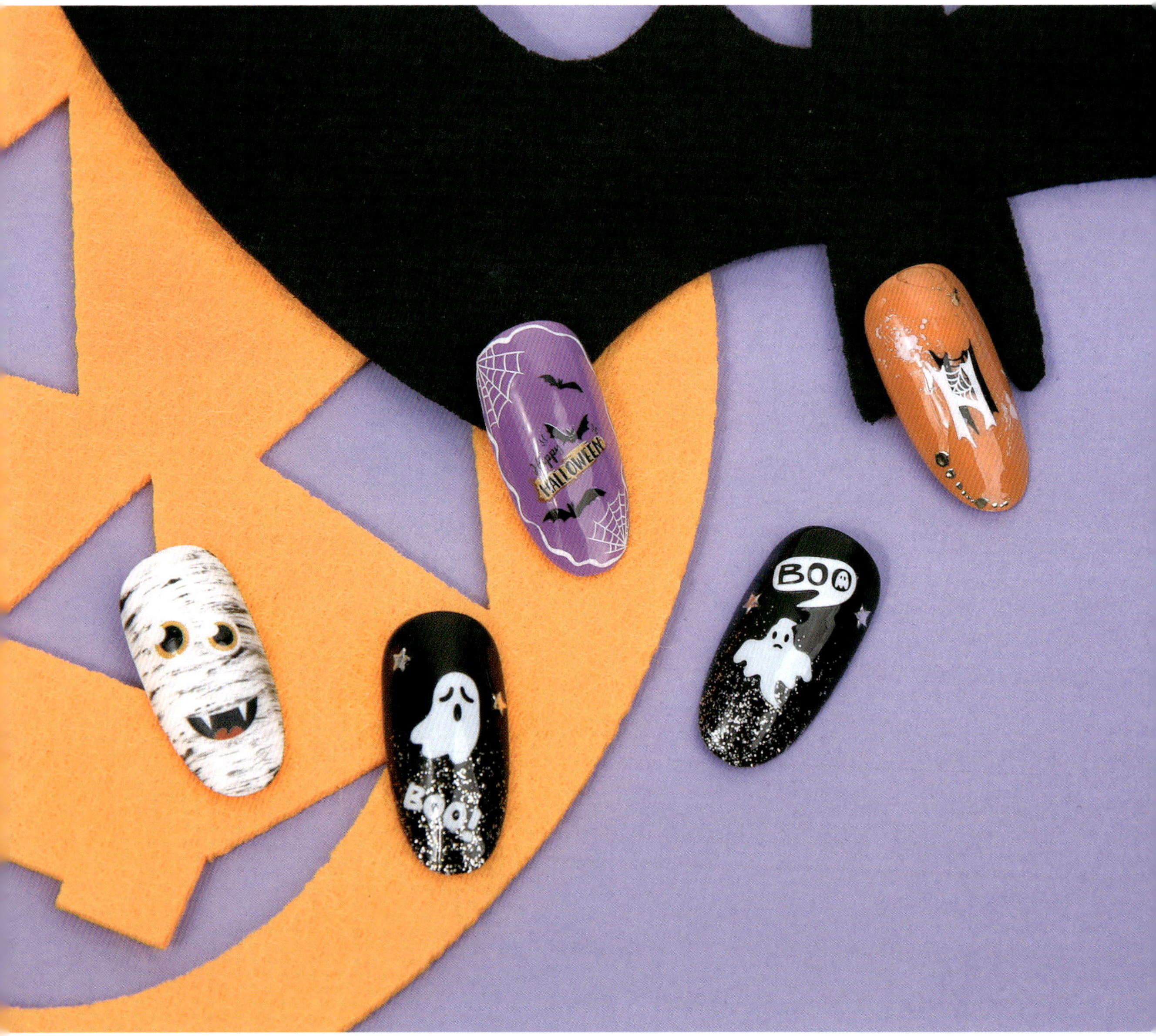

Version ❶

🧺 재료와 도구

젤
- 파셋 베이스젤
- 파셋 퍼펙트 탑젤
- 파셋 젤 폴리쉬 리얼블랙
- 파셋 젤 폴리쉬 BS003

브러시
- 파셋 젤 브러쉬 그라&치크 브러쉬(PB11)

기타 재료
- 파셋 리얼 아트스티커 할로윈 137
- 파셋 젤 클렌져
- 사라센 트위저 중급형 일자형 핀셋 VETUS ESD-12
- 파셋 워셔블 버퍼 400/2500

🧴 디자인하는 법

1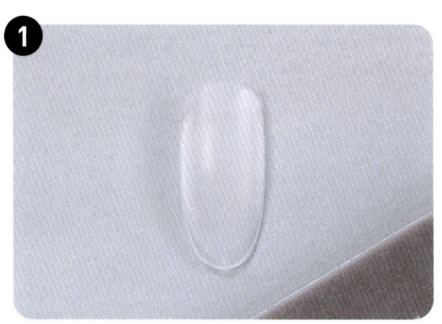

파일을 사용해 자연 손톱의 길이와 모양을 조절한 다음 표면의 유, 수분을 제거한다.

2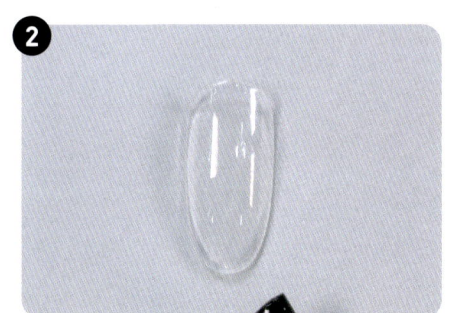

베이스젤을 전체적으로 바른 다음 LED 30초 큐어한다.

3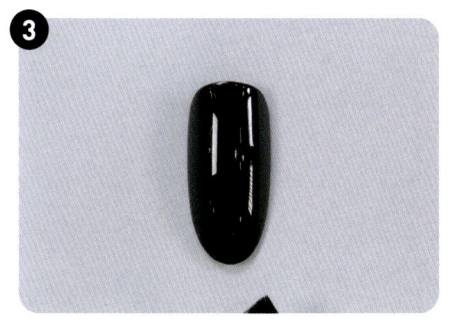

검정색 젤(리얼 블랙)을 전체적으로 바른 다음 LED 30초 큐어한다.

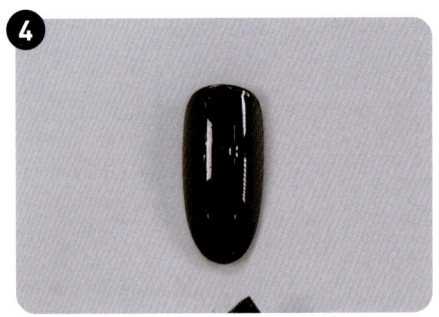

3번 과정을 반복한다.

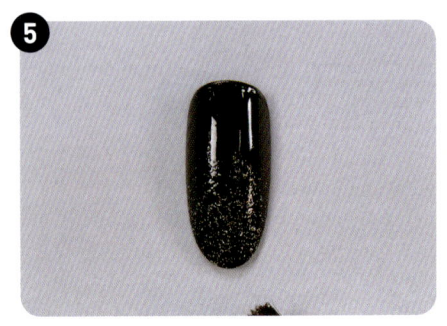

브러시에 글리터(BS003)를 묻혀 그러데이션을 표현한다.

TIP 그라&치크 브러시에 글리터젤을 소량 묻혀서 가볍게 찍어주면 자연스러운 글리터 그러데이션을 표현할 수 있다.

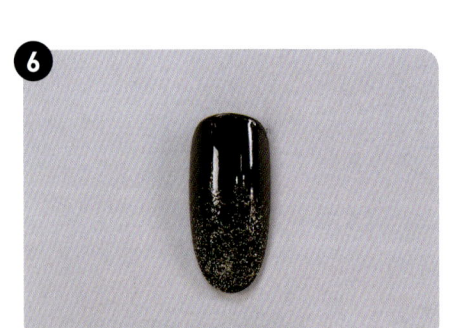

5번 과정을 반복한다.

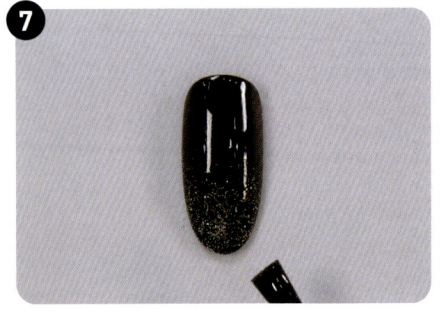

베이스젤을 전체적으로 바른 다음 LED 30초 큐어한다.

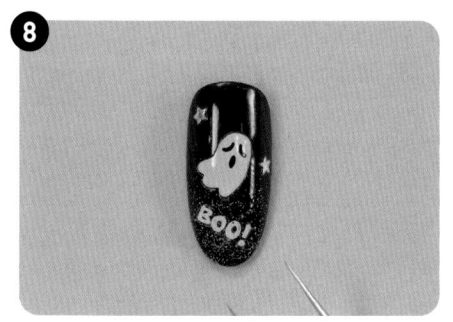

젤클렌저를 사용해 미경화젤을 닦아 준 후 스티커를 사용해 데코한다.

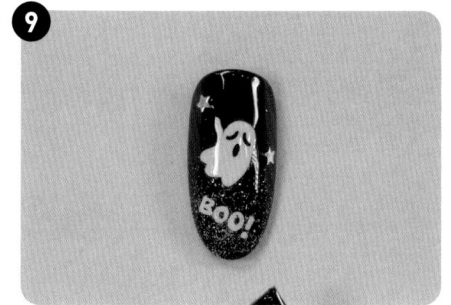

탑젤을 전체적으로 바른 다음 LED 30초 큐어한다.

Version ❷

🧰 재료와 도구

젤
- 파셋 베이스젤
- 파셋 매트 탑
- 파셋 퍼펙트 탑젤
- 파셋 젤 폴리쉬 리얼화이트
- 파셋 젤 폴리쉬 리얼블랙

브러시
- 파셋 젤 브러쉬 그라데이션

기타 재료
- 파셋 워셔블 버퍼 400/2500
- 파셋 리얼아트 스티커 할로윈 133
- 파셋 젤클렌져
- 사라센 트위저 중급형 일자형 핀셋 VETUS ESD-12

디자인영상보기

💅 디자인하는 법

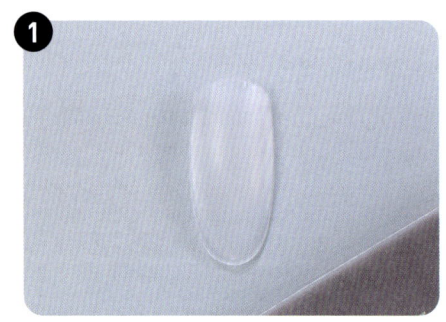

1 파일을 사용해 자연 손톱의 길이와 모양을 조절한 다음 표면의 유, 수분을 제거한다.

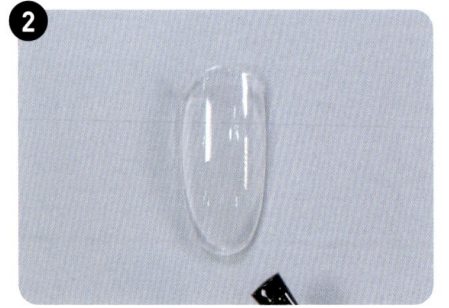

2 베이스젤을 전체적으로 바른 다음 LED 30초 큐어한다.

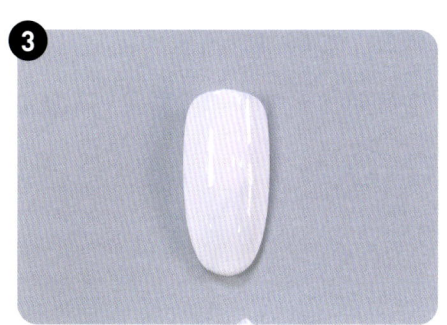

흰색 젤(리얼화이트)을 전체적으로 바른 다음 LED 30초 큐어한다.

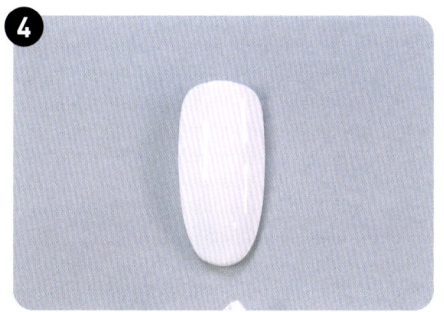

3번 과정을 반복한다.

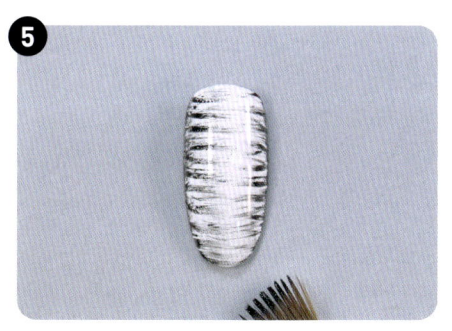

검정색 젤(리얼블랙)을 소량 묻힌 그러데이션 브러시를 사용해 미라 얼굴을 표현한 다음 LED 30초 큐어한다.

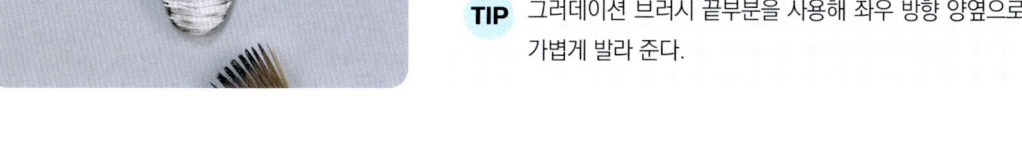

TIP 그러데이션 브러시 끝부분을 사용해 좌우 방향 양옆으로 가볍게 발라 준다.

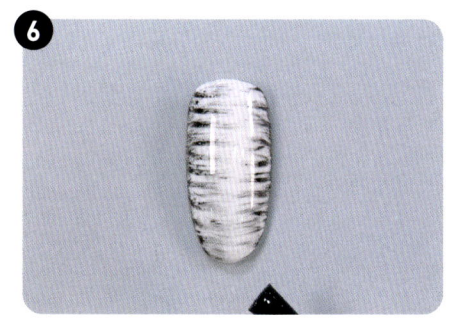

베이스젤을 전체적으로 바른 다음 LED 30초 큐어한다.

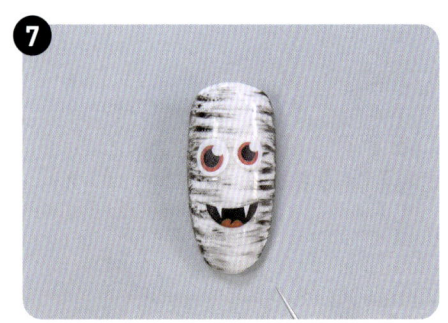

젤클렌저를 사용해 미경화젤을 닦아 준 후 할로윈 스티커를 붙여 준다.

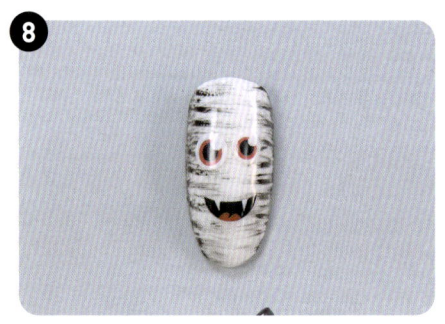

매트 탑젤을 전체적으로 바른 다음 LED 30초 큐어한다.

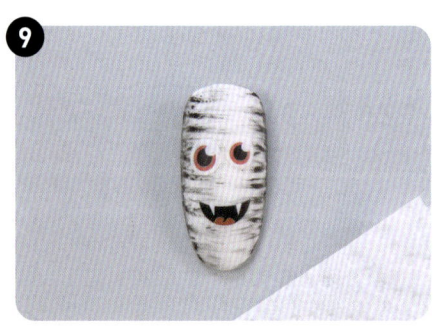

젤클렌저를 사용해 미경화젤을 닦는다.

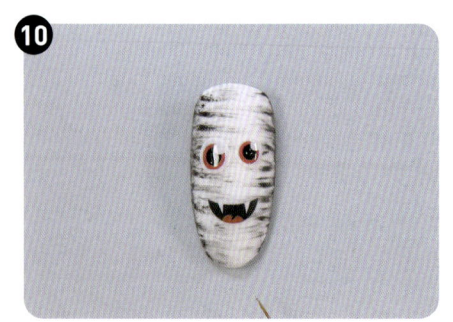

미라 눈에 탑젤을 바른 다음 LED 30초 큐어한다.

TIP 입체감을 위해 되직한 점도의 탑젤을 추천한다.

Autumn 2

하늘색 호피
Sky Blue Leopard Print

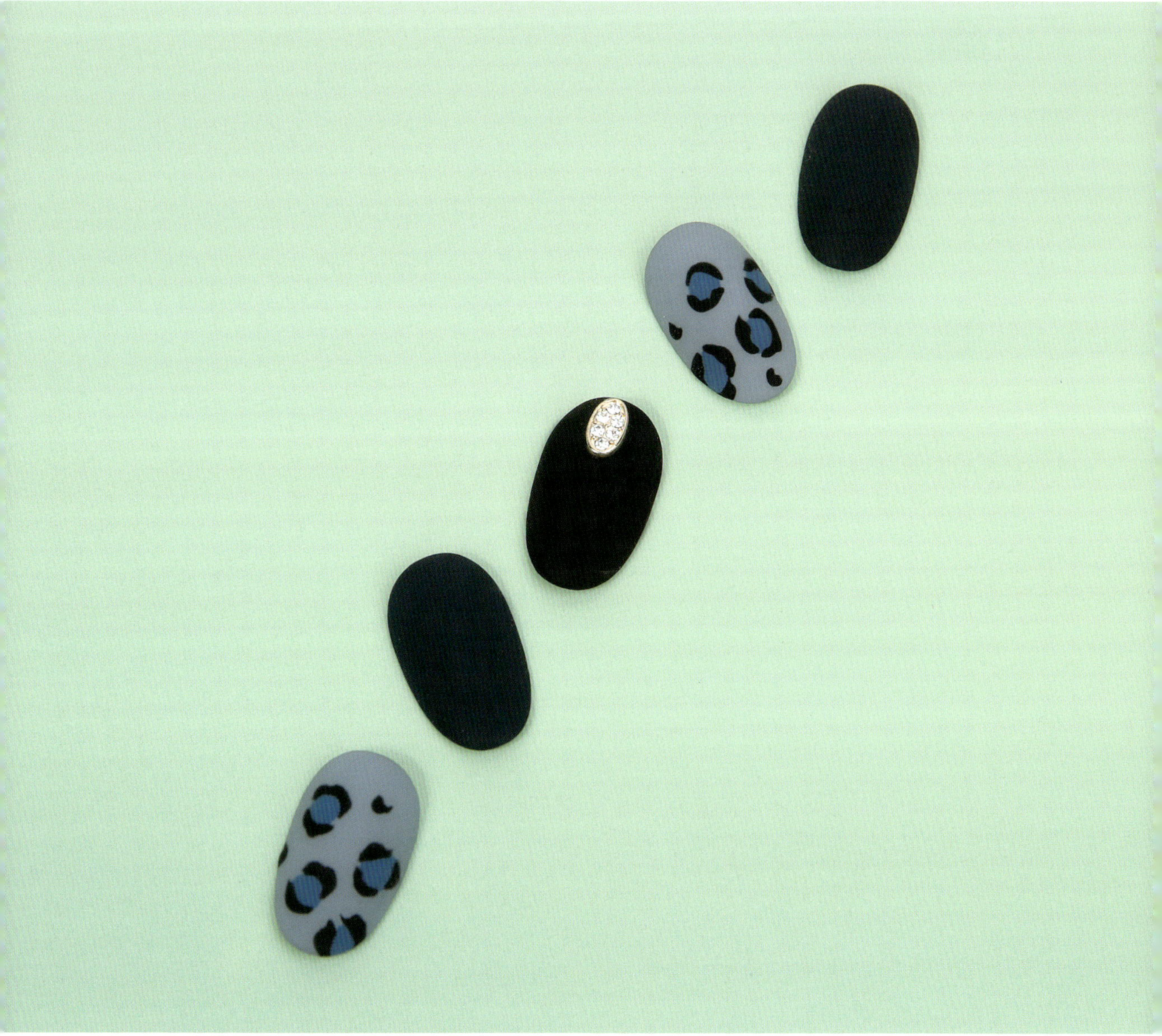

프롬더네일 에듀케이터 안새암

Chapter 2 아트   205

🧴 재료와 도구

젤
- 프롬더네일 거머리베이스
- 프롬더네일 보송매트탑
- 프롬더네일 컬러젤 NO.041
- 프롬더네일 컬러젤 NO.020
- 프롬더네일 컬러젤 NO.051(블랙)

브러시
- 프롬더네일 브러쉬 3종(LINE 01)

💅 디자인하는 법

1

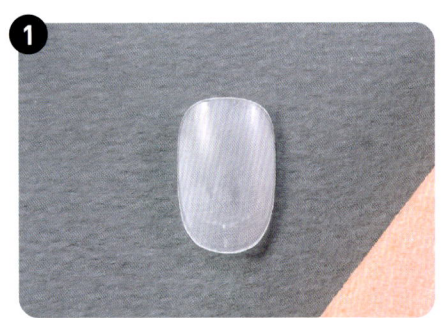

파일을 사용해 자연 손톱의 길이와 모양을 조절한 다음 표면의 유, 수분을 제거한다.

2

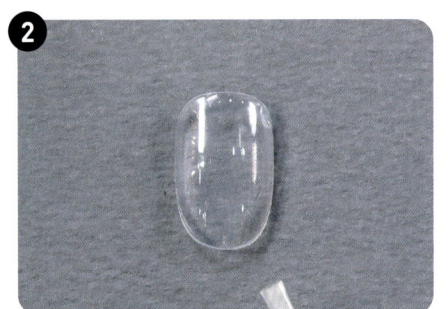

베이스젤을 전체적으로 바른 다음 LED 30초 큐어한다.

3

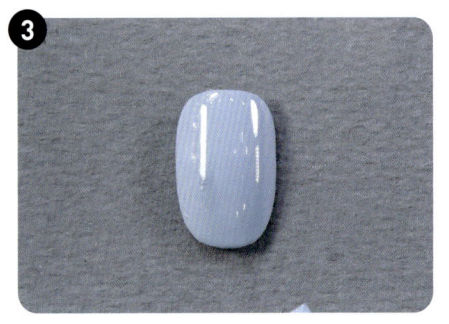

하늘색 젤(NO.41)을 전체적으로 바른 다음 LED 30초 큐어한다.

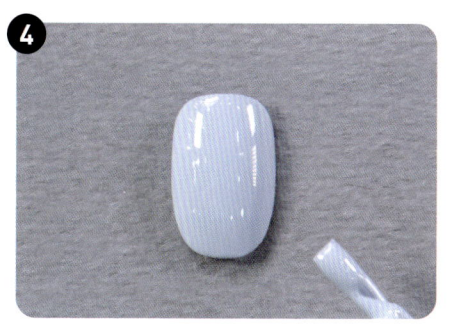

3번 과정을 반복한다.

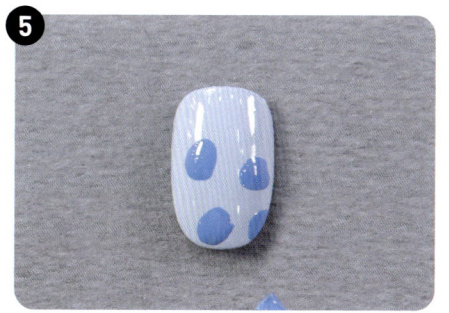

파란색 젤(NO.020)로 호피 무늬를 그릴 곳에 동그라미를 그린 후 LED 60초 큐어한다.

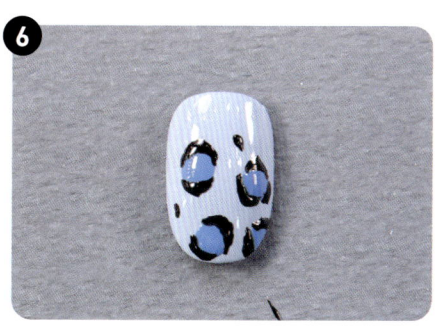

검정색 젤(NO.051)로 호피 무늬의 테두리를 그린 후 LED 60초 큐어한다.

TIP 깔끔한 라인보다는 일정하지 않은 라인이 더 호피의 느낌을 줄 수 있다.

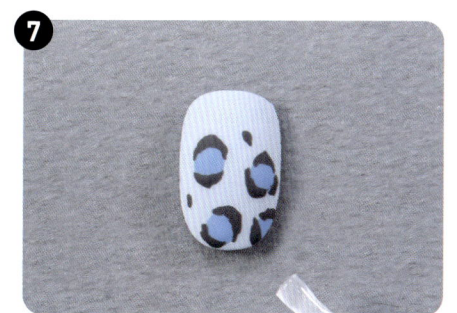

매트 탑젤을 전체적으로 바른 다음 LED 60초 큐어한다.

Autumn 3

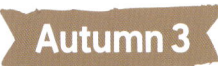

분홍색 호피

Pink Leopard Print

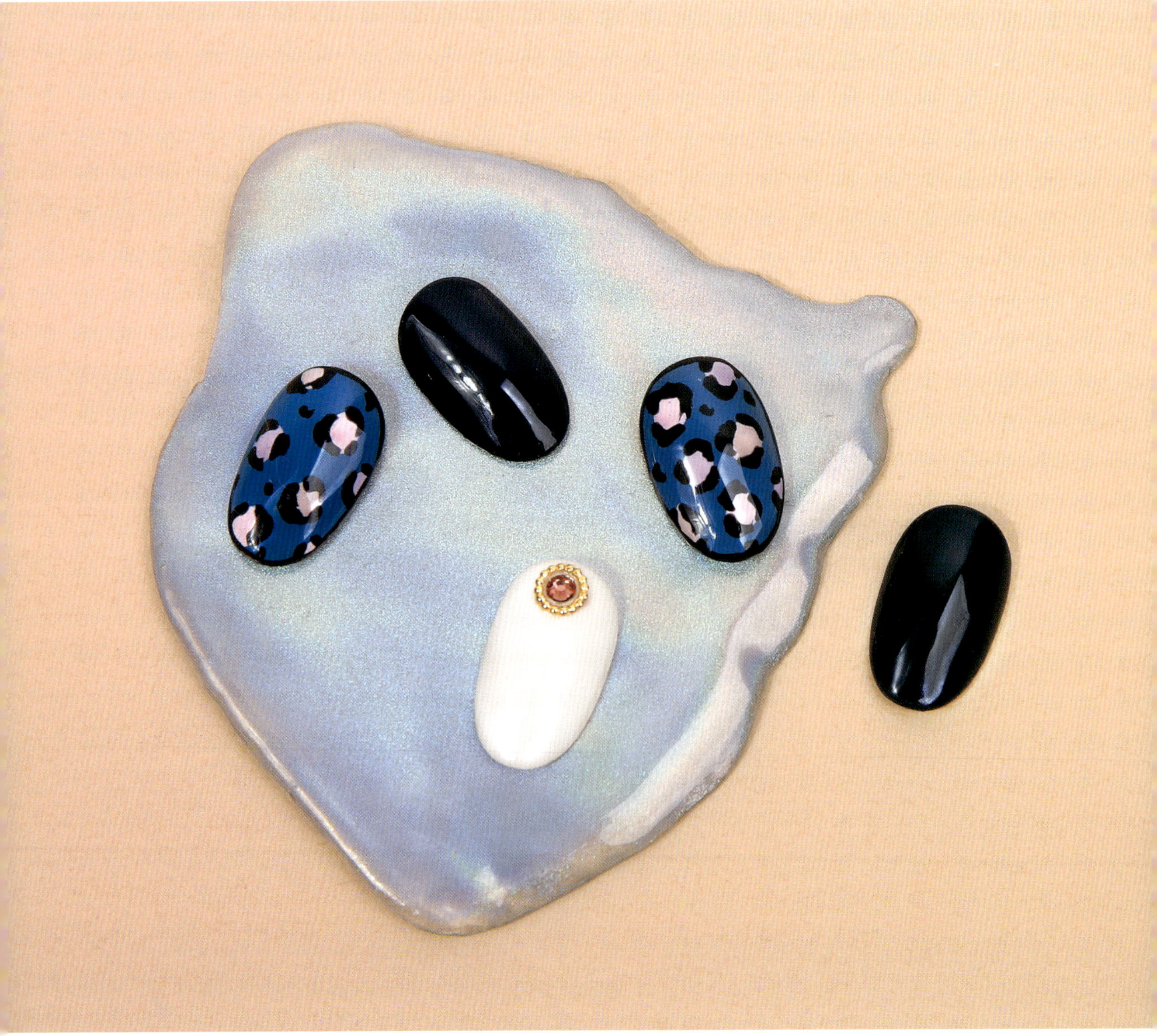

프롬더네일 에듀케이터 안새암

재료와 도구

젤

- `프롬더네일` 거머리베이스
- `프롬더네일` 거머리탑젤
- `프롬더네일` 빽투더 8090 NO.067
- `프롬더네일` 컬러젤 NO.007
- `프롬더네일` 컬러젤 NO.021
- `프롬더네일` 컬러젤 NO.015
- `프롬더네일` 컬러젤 NO.051(블랙)

브러시

- `프롬더네일` 브러쉬 3종(LINE 01)

디자인하는 법

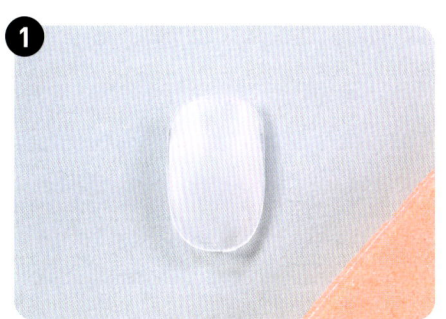

① 파일을 사용해 자연 손톱의 길이와 모양을 조절한 다음 표면의 유, 수분을 제거한다.

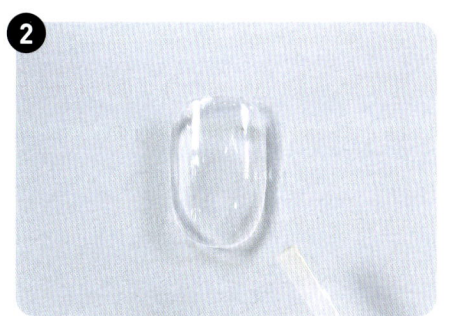

② 베이스젤을 전체적으로 바른 다음 LED 30초 큐어한다.

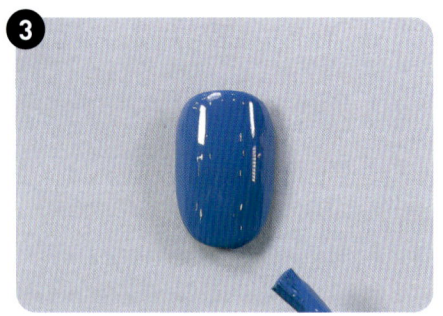

파란색 젤(NO.067)을 전체적으로 바른 다음 LED 30초 큐어한다.

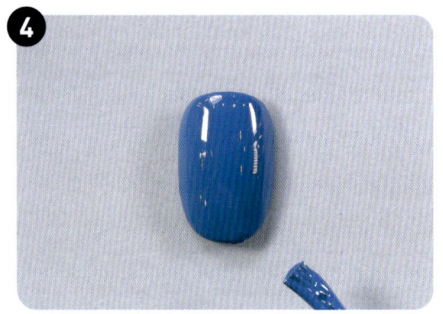

3번 과정을 반복한다.

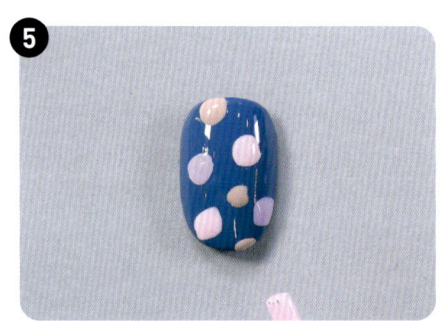

3가지 컬러(NO.007 / 021 / 015)를 사용해 호피 무늬를 그릴 부분에 동그라미를 그린 후 LED 60초 큐어한다.

> **TIP** 같은 크기 모양보다는 불규칙적인 모양과 크기가 더 자연스럽다.

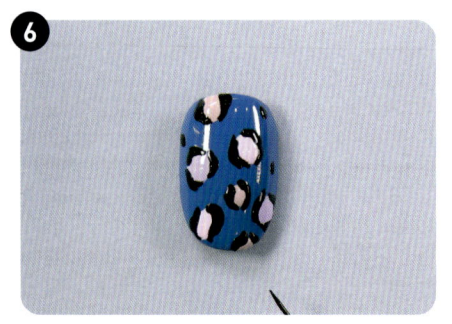

검정색 젤(NO.051)로 호피 무늬의 테두리를 그려 준 후 LED 60초 큐어한다.

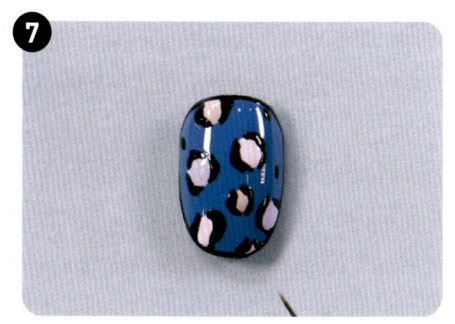

7 라인 브러시를 사용해 검정색 젤로 손톱의 아웃 라인을 그려 준다.

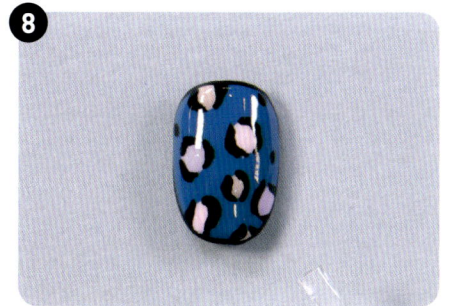

8 탑젤을 전체적으로 바른 다음 LED 30초 큐어한다.

Autumn 4
프렌치 불도그 체크
French Bulldog Check

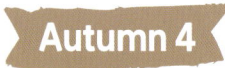

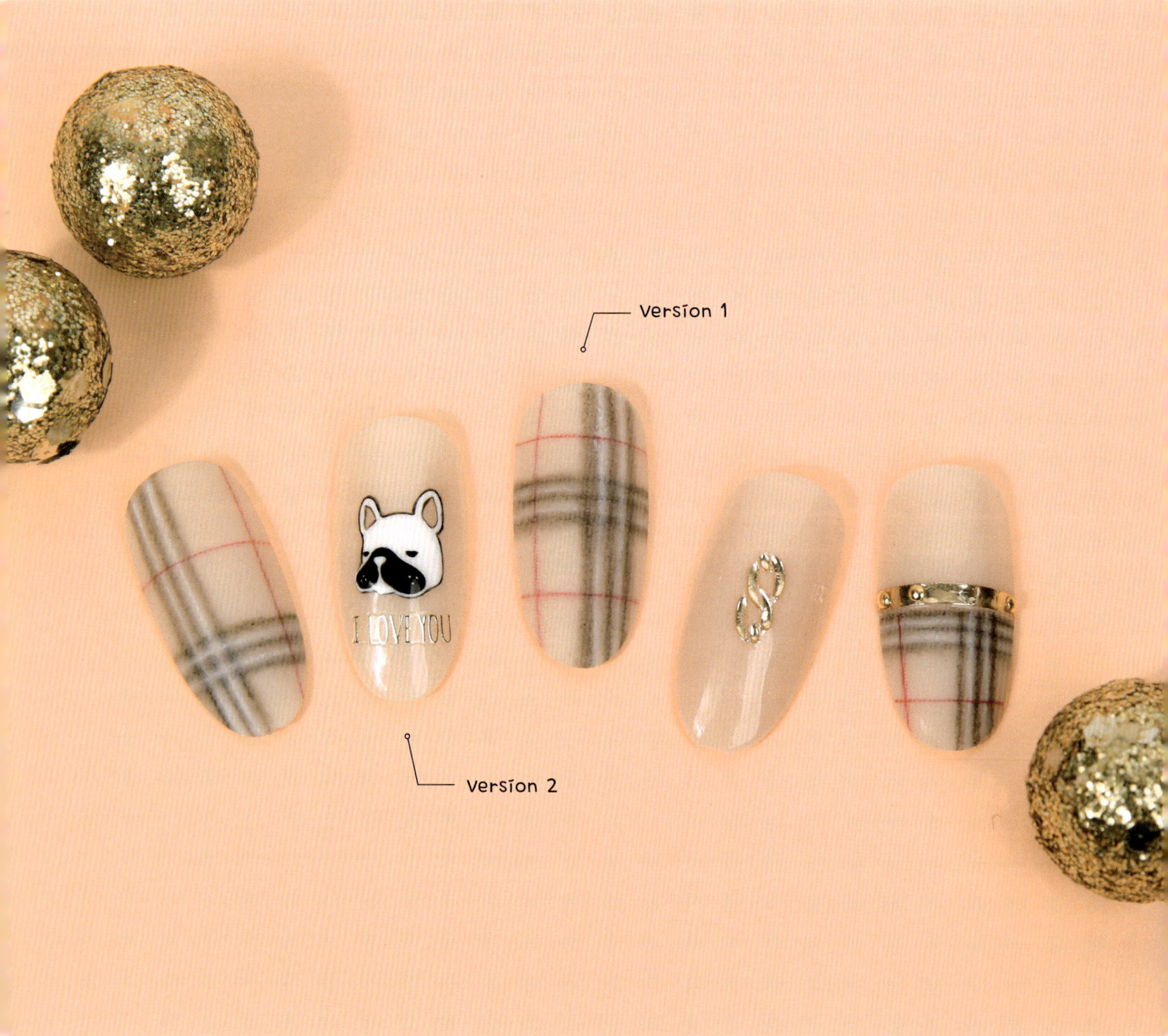

Version 1

Version 2

파셋 에듀케이터 이예슬

Version ❶

🧰 재료와 도구

젤
- 파셋 베이스젤
- 파셋 그레이스 시리즈(GR01)
- 파셋 젤 폴리쉬 리얼화이트
- 파셋 젤 폴리쉬 리얼블랙
- 파셋 타라레이스 시리즈(TL02)
- 파셋 매트탑

브러시
- 파셋 젤 브러쉬 롱라이너
- 파셋 젤 브러쉬 마블

기타 재료
- 파셋 젤클렌져
- 파셋 워셔블 버퍼 400/2500

💅 디자인하는 법

❶
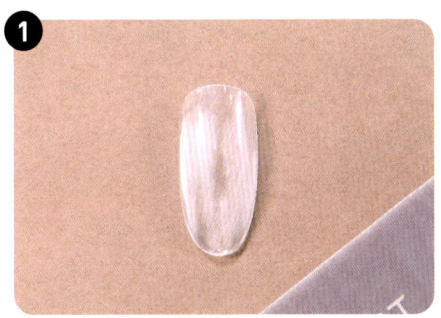

파일을 사용해 자연 손톱의 길이와 모양을 조절한 다음 표면의 유, 수분을 제거한다.

❷
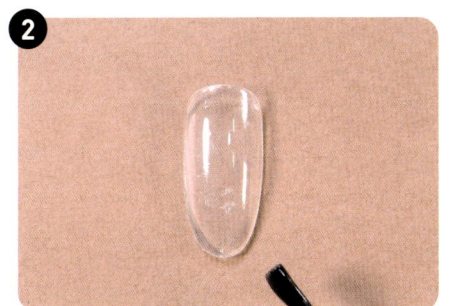

베이스젤을 전체적으로 바른 다음 LED 30초 큐어한다.

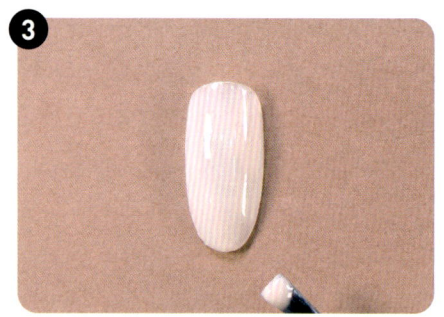

베이지색 시럽젤(GR01)을 전체적으로 바른 다음 LED 30초 큐어한다.

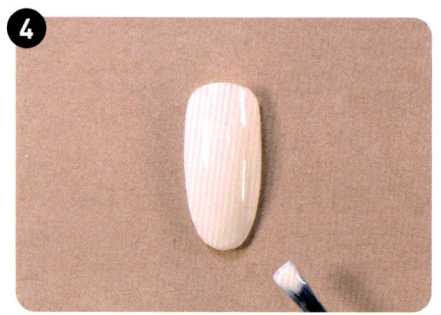

3번 과정을 반복한다.

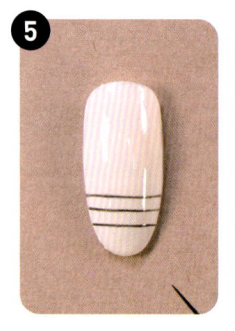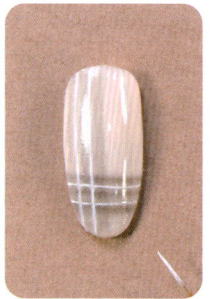

검정색 젤(리얼블랙)로 가로 라인을 3줄 그려 준 후, 큐어하지 않은 상태에서 마블 브러시를 사용해 라인을 두드려 표현한 다음 LED 30초 큐어한다.

> **TIP** 검정색 라인 사이에 흰색 라인이 들어갈 공간을 띄워 주고 검정색 라인을 그리면 체크 아트의 비율을 잘 맞출 수 있다.

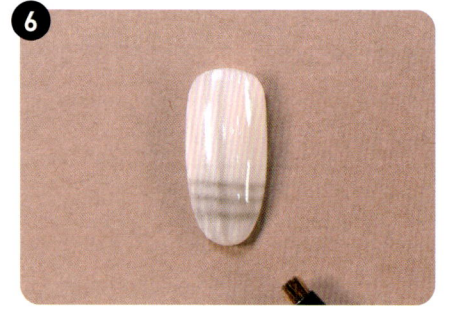

5번과 동일하게 세로 라인을 3줄 그려 준다.

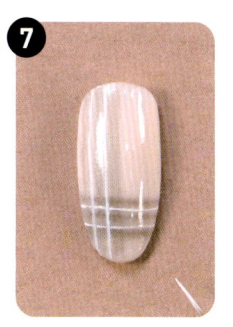 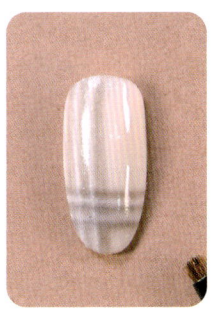

흰색 젤(리얼화이트)로 가로, 세로 라인을 2줄씩 그려 준 후, 큐어하지 않은 상태에서 마블 브러시를 사용해 라인을 두드려 표현한 다음 LED 30초 큐어한다.

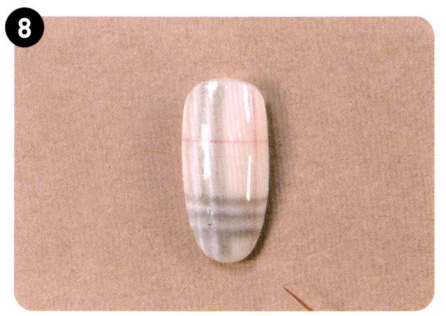

빨간색 젤(TL02)로 가로, 세로 라인을 1줄씩 그려 준 후, 큐어하지 않은 상태에서 마블 브러시를 사용해 라인을 두드려 표현한 다음 LED 30초 큐어한다.

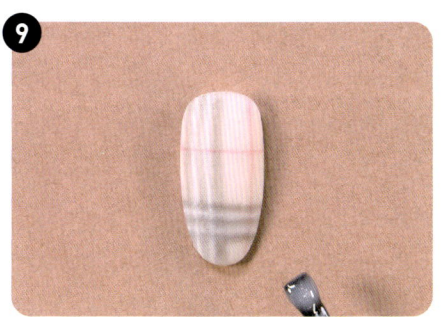

매트 탑젤을 전체적으로 바른 다음 LED 30초 큐어한다.

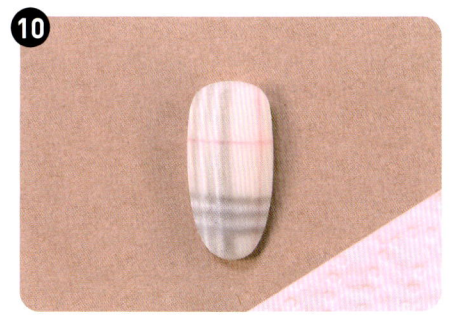

젤클렌저를 사용해 미경화젤을 닦아 준다.

Version ❷

🛍 재료와 도구

젤
- 파셋 베이스젤
- 파셋 퍼펙트탑젤
- 파셋 그레이스 시리즈(GR01)
- 파셋 젤 폴리쉬 리얼화이트
- 파셋 젤 폴리쉬 리얼블랙

브러시
- 파셋 젤 브러쉬 롱라이너

기타 재료
- 파셋 아트메이킹 스티커 시리즈(Art M. 03)
- 파셋 리얼 아트 네일스티커 023
- 파셋 젤클렌져
- 사라센 트위저 중급형 일자형 핀셋 VETUS ESD-12
- 파셋 워셔블 버퍼 400/2500

🖌 디자인하는 법

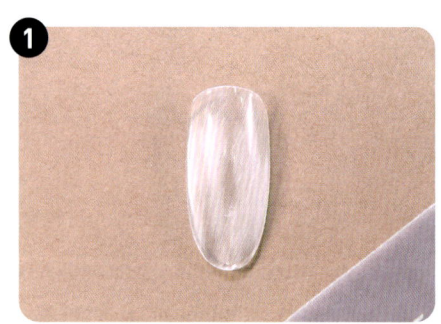

❶ 파일을 사용해 자연 손톱의 길이와 모양을 조절한 다음 표면의 유, 수분을 제거한다.

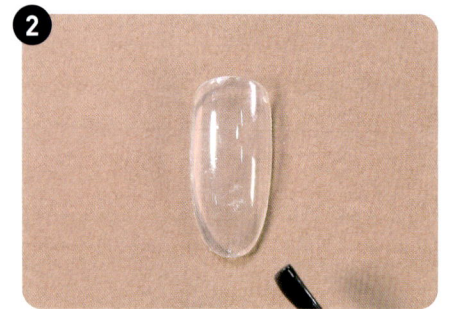

❷ 베이스젤을 전체적으로 바른 다음 LED 30초 큐어한다.

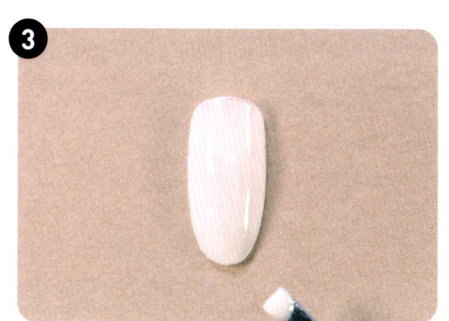

베이지색 시럽젤(GR01)을 전체적으로 바른 다음 LED 30초 큐어한다.

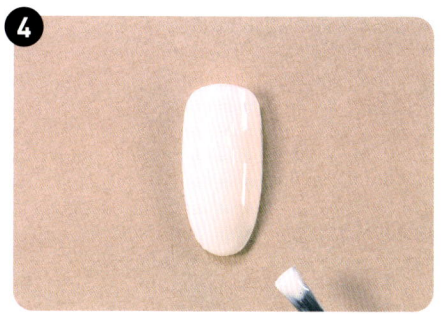

3번 과정을 반복한다.

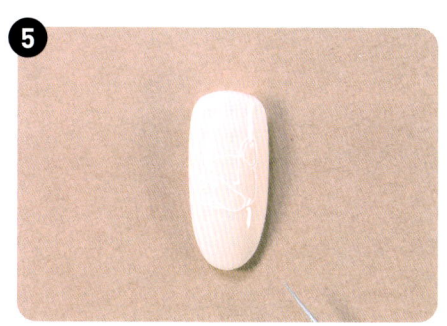

젤클렌저를 사용해 미경화젤을 닦아 준 후 스티커를 붙여 준다.

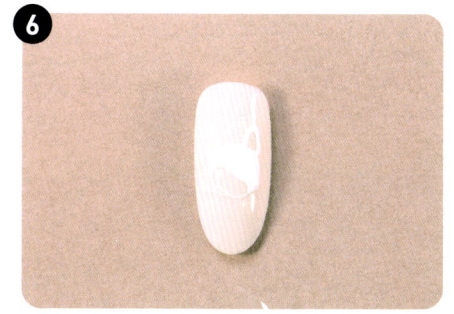

강아지 스티커에 흰색 젤(리얼화이트)을 바른 다음 LED 30초 큐어한다.

> **TIP** 가이드가 잡혀 있는 안쪽 부분 먼저 채색하고 라인을 그리면 쉽게 완성할 수 있다.

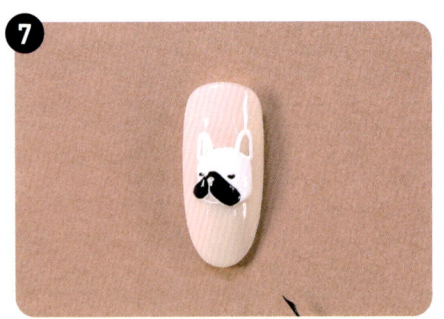

강아지 스티커에 검정색 젤(리얼블랙)을 바른 다음 LED 30초 큐어한다.

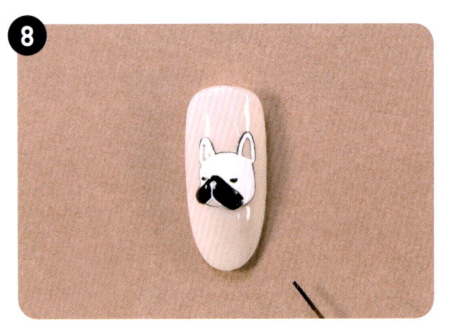

검정색 젤로 스티커의 테두리 라인을 따라 그려 준 다음 LED 30초 큐어한다.

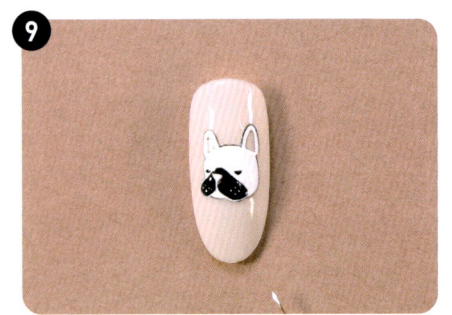

아트의 디테일을 표현한 다음 LED 30초 큐어한다.

> **TIP** 섬세한 디테일 표현이나 포인트 표현이 필요할 시 마지막 작업 때 그려 준다.

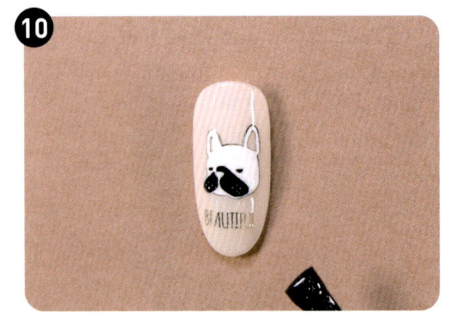

탑젤을 전체적으로 바른 다음 LED 30초 큐어한다.

> **TIP** 추가적으로 스티커 부착 시 붙일 부분만 젤클렌저를 사용하여 미경화젤을 닦아 준 후 스티커를 붙여 준 후 탑젤을 발라 준다.

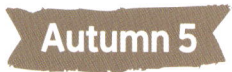

카무플라주 패턴

Camouflage Pattern

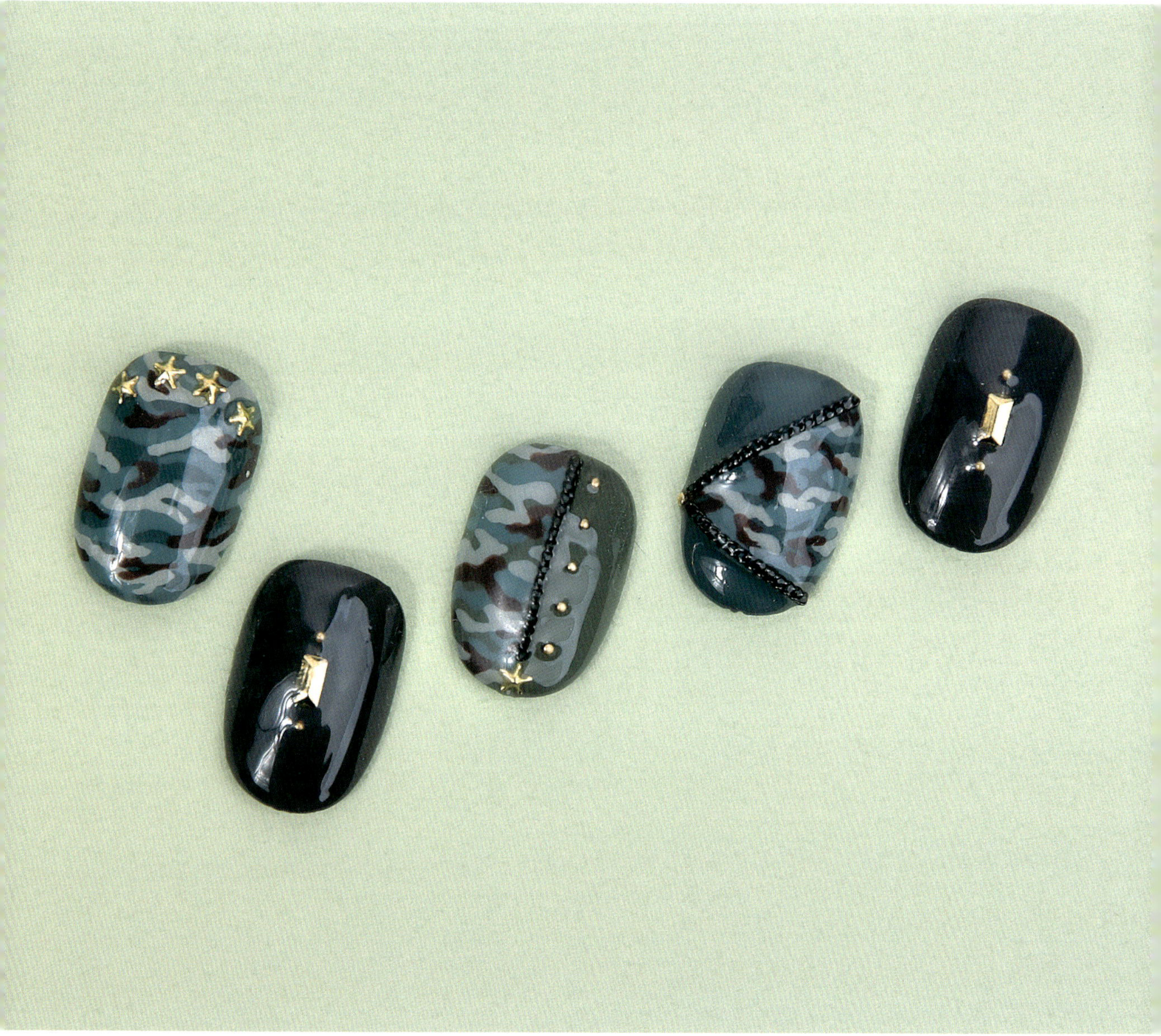

사라센 에듀케이터 문정현

Chapter 2 아트

재료와 도구

젤
- `프롬더네일` 거머리베이스
- `프롬더네일` 컬러젤 NO.035
- `프롬더네일` 컬러젤 NO.018
- `프롬더네일` 컬러젤 NO.028
- `프롬더네일` 논 와이프 클리어젤
- `프롬더네일` 거머리탑젤
- `프롬더네일` 컬러젤 NO.052(화이트)

브러시
- `사라센` 크리스탈 세필 브러쉬

기타 재료
- `사라센` 베리어스 데코 파츠 5

디자인하는 법

1

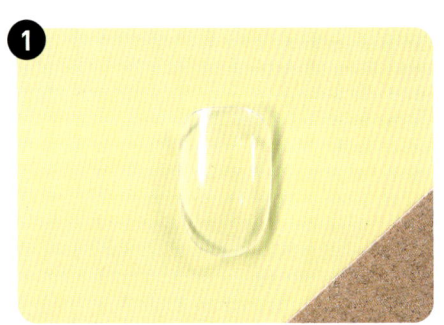

파일을 사용해 자연 손톱의 길이와 모양을 조절한 다음 표면의 유, 수분을 제거한다.

2

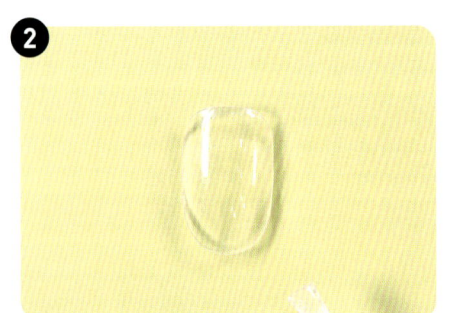

베이스젤을 전체적으로 바른 다음 LED 30초 큐어한다.

3

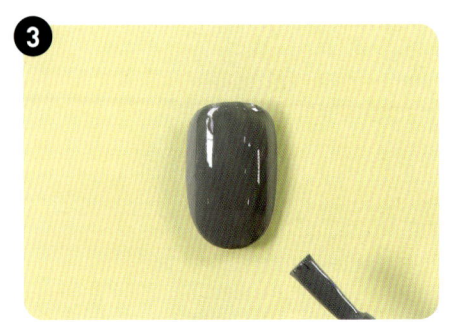

카키색 젤(NO.035)을 전체적으로 바른 다음 LED 30초 큐어한다.

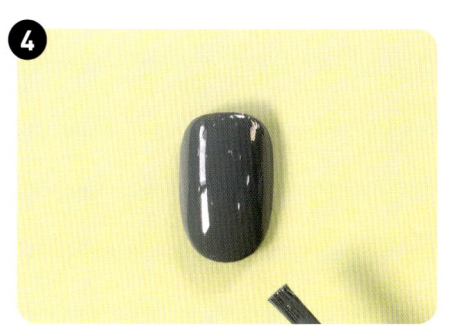

3번 과정을 반복해 준다.

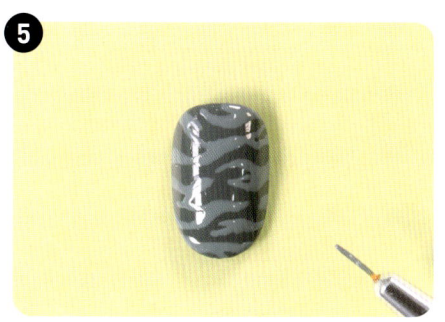

연한 카키색 젤(NO.018)로 카무플라주 패턴을 전체적으로 그려 준 후, LED 30초 큐어한다.

TIP 전체적으로 라인이 교차되도록 울퉁불퉁하게 그려 준다.

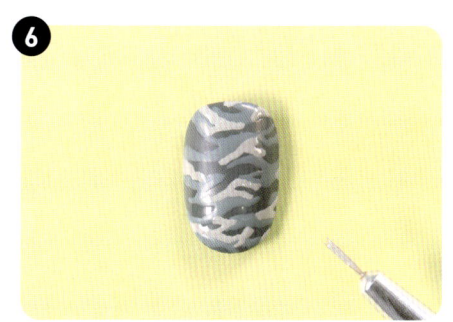

연한 카키색 젤과 흰색 젤(NO.052)을 섞어 카무플라주 패턴을 그려 준 후, LED 30초 큐어한다.

TIP 먼저 도포되어 있는 컬러가 모두 덮히지 않도록 주의하며 교차시켜 라인을 그려 준다.

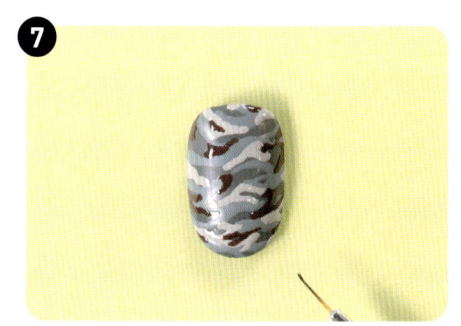

갈색 젤(NO.028)로 카무플라주 패턴을 그려 준 후 LED 30초 큐어한다.

TIP 비어 보이는 부분을 채워 가며 먼저 도포되어 있는 컬러와 교차시켜 라인을 그려 준다.

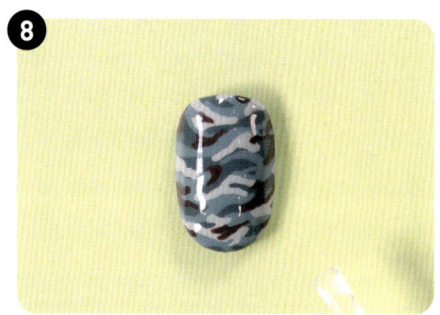

클리어젤을 전체적으로 바른다.

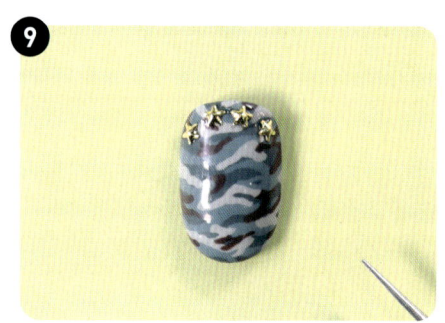

8번 과정에서 클리어젤을 큐어하지 않고, 별참을 붙인 뒤 LED 30초 큐어한다.

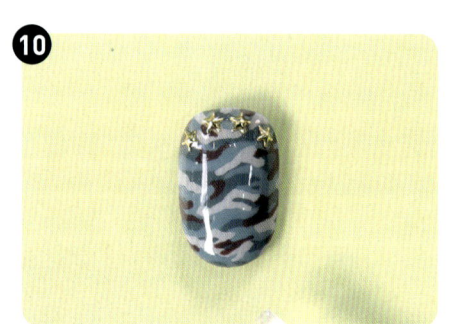

클리어젤을 전체적으로 바른 다음 LED 30초 큐어한다.

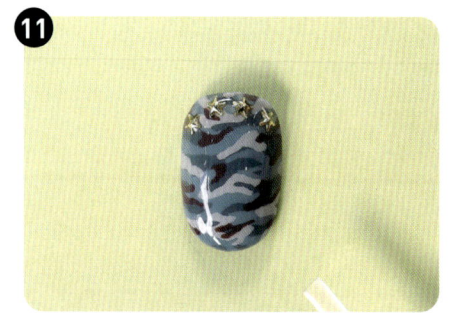

탑젤을 전체적으로 바른 다음 LED 30초 큐어한다.

Autumn 6
오로라 마블
Aurora Marvel

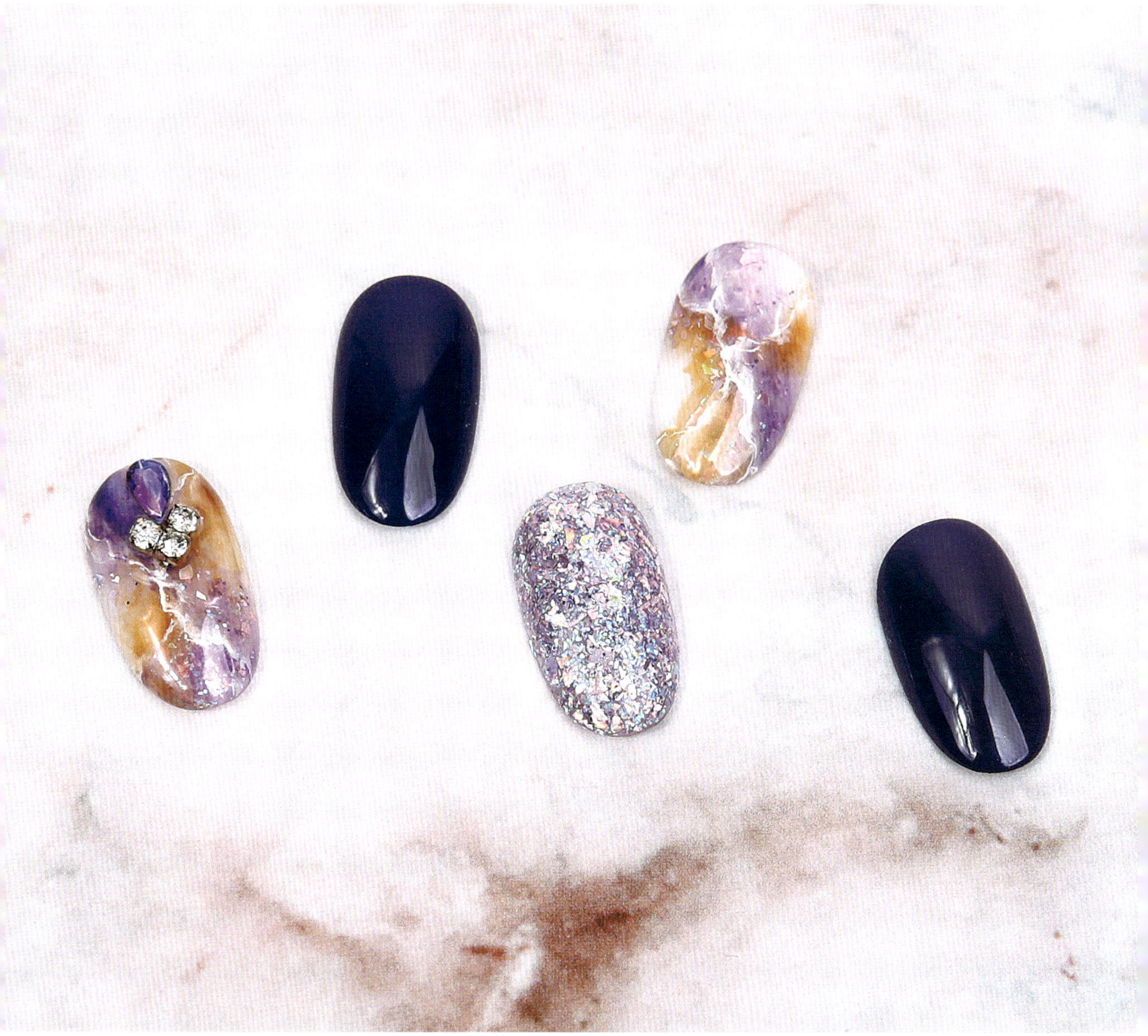

프롬더네일 에듀케이터 민다정

Chapter 2 아트　223

🧰 재료와 도구

젤
- `프롬더네일` 거머리베이스
- `프롬더네일` 거머리탑젤
- `프롬더네일` 논와이프 클리어젤
- `프롬더네일` 컬러젤 NO.052(화이트)
- `프롬더네일` 엔티크 시럽 FS01
- `프롬더네일` 엔티크 시럽 FS06
- `프롬더네일` 언더더씨 FG12
- `프롬더네일` 컬러젤 NO.038

브러시
- `프롬더네일` 브러쉬 3종(LINE 01)
- `프롬더네일` 브러쉬 3종(OBLIQUE 01)

기타 재료
- `스와로브스키크리스탈` 2303 페어 플랫백 스톤 사파이어(206) 8x5mm
- `스와로브스키크리스탈` 2058 실리온 로즈 세트-크리스탈(001)

💅 디자인하는 법

1

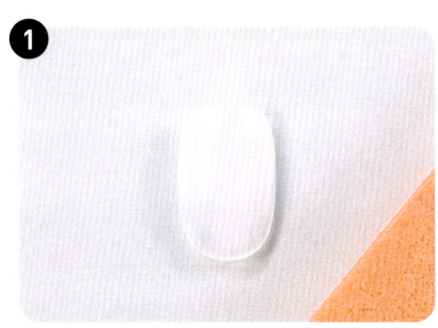

파일을 사용해 자연 손톱의 길이와 모양을 조절한 다음 표면의 유, 수분을 제거한다.

2

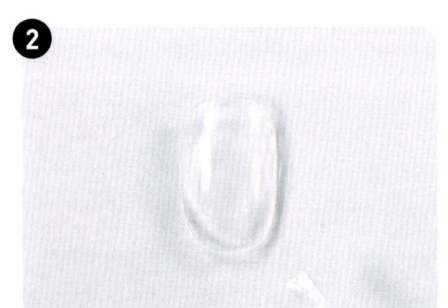

베이스젤을 전체적으로 바른 다음 LED 30초 큐어한다.

3

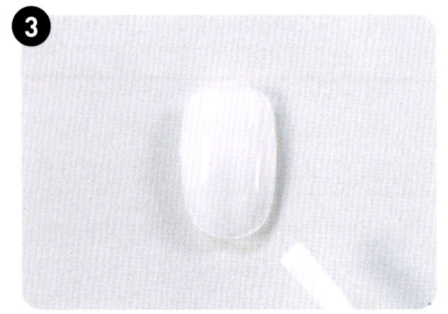

흰색 시럽젤(FS01)을 전체적으로 바른 다음 LED 60초 큐어한다.

> **TIP** 시럽젤은 손에 힘을 최대한 빼고 발라 줘야 붓결이 남지 않는다.

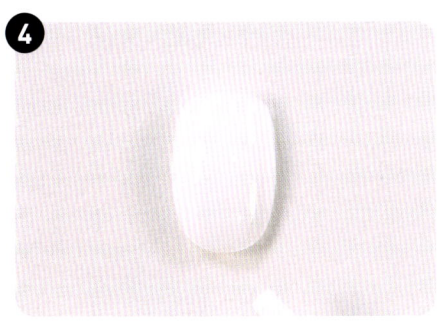

3번 과정을 반복한다.

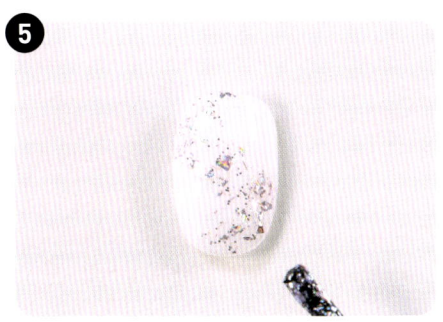

마블이 들어갈 부분에 글리터젤(FG12)을 바른 다음 LED 60초 큐어한다.

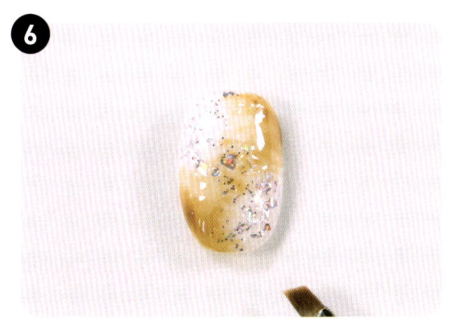

사선 브러시에 갈색 시럽젤(FS06)을 묻혀 반대쪽 사선으로 바른 다음 LED 60초 큐어한다.

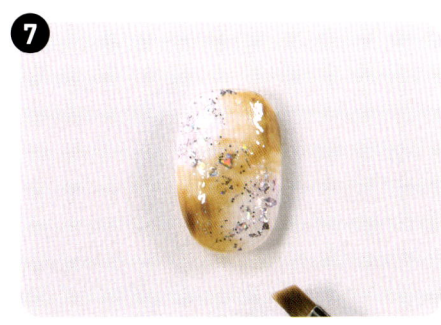

6번 과정을 반복하여 사선 중심 쪽을 진하게 한 번 더 바른 다음 LED 60초 큐어한다.

TIP 선명한 라인을 위해 라인 중심 쪽만 덧칠해 준다.

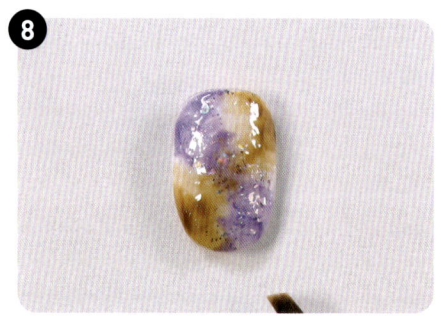

보라색 젤(NO.038)과 클리어젤을 섞어 5번 과정 부분에 바른 다음 LED 60초 큐어한다.

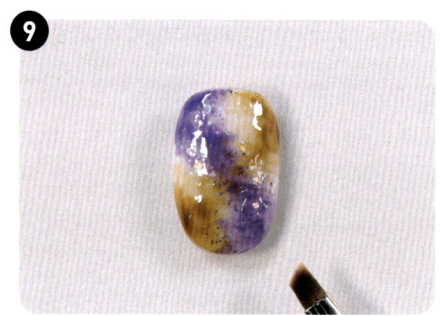

8번 과정을 반복하며 사선 중심 쪽을 진하게 한 번 더 바른 다음 LED 60초 큐어한다.

> **TIP** 선명한 라인을 위해 라인 중심 쪽만 덧칠해 준다.

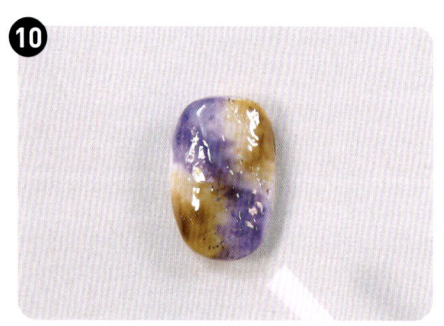

마블 라인이 들어갈 위치에 흰색 시럽젤을 넓게 바른 다음 LED 60초 큐어한다.

> **TIP** 넓은 라인이라 생각하고 올려 준다.

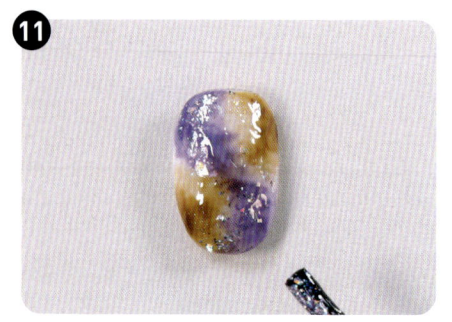

흰색 마블 라인이 들어갈 자리에 글리터를 올리고 LED 60초 큐어한다.

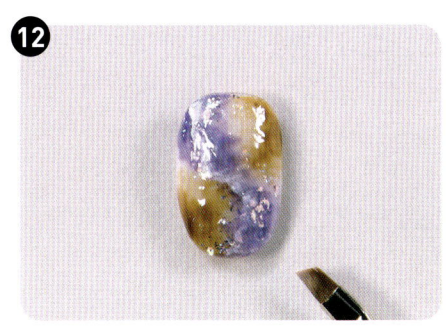

사선 브러시를 사용해 흰색 젤(NO.052)로 라인을 그려 준 후 LED 60초 큐어한다.

TIP 사선 브러시를 반으로 나누어 한쪽은 흰색 젤로 한쪽은 클리어를 묻혀서 바르면 자연스러운 그러데이션이 된다.

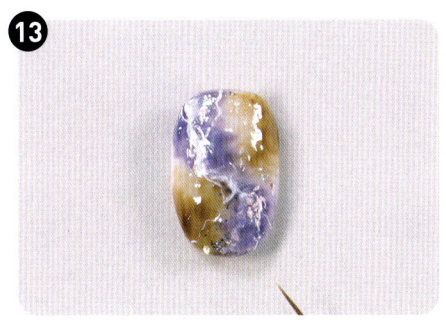

먼저 그려 준 흰색 라인을 기준으로 라인 브러시를 사용해 얇은 선들을 그려 준 후 LED 60초 큐어한다.

TIP 브러시에 힘을 줬다 뺏다를 반복하며 굵은 선과 얇은 선 모두 골고루 그려 준다.

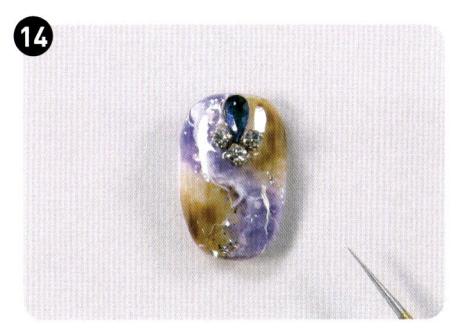

스톤이 들어갈 부분에 클리어젤을 바른 다음 스톤을 올려 준 후 LED 60초 큐어한다.

TIP 스와 같은 경우, 위에 젤을 바르면 스톤의 빛을 잃기 때문에 위를 감싸지 않도록 유의하면서 메꿔 준다.

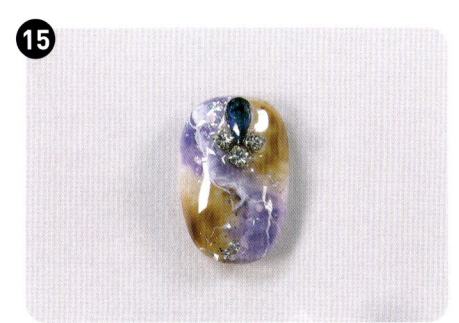

스톤을 피해 탑젤을 전체적으로 바른 다음 LED 60초 큐어한다.

디자인영상 보기

Autumn 7

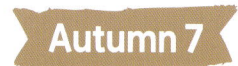

어텀 우드

Autumn Wood

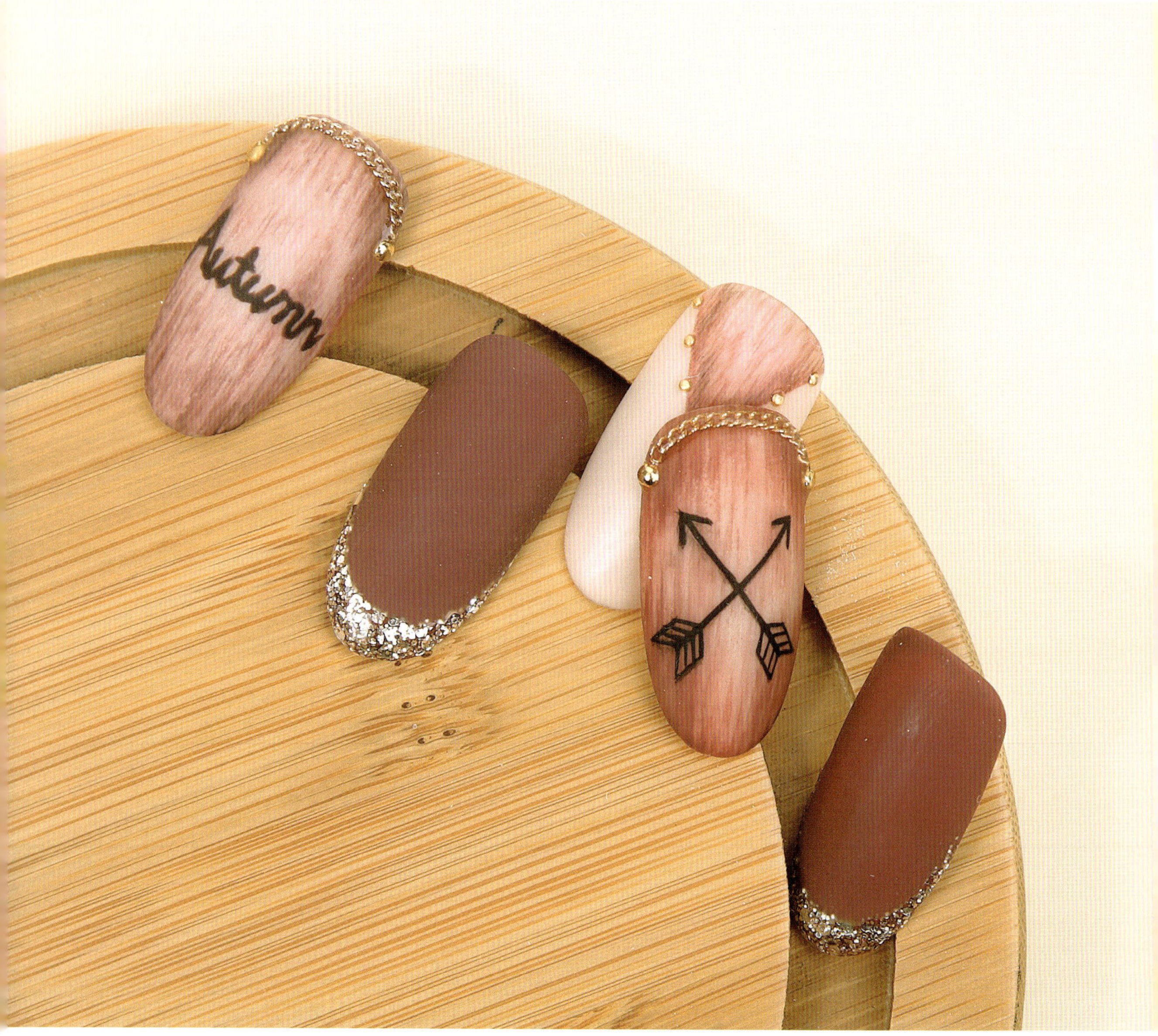

사라센 에듀케이터 문정현

🛍 재료와 도구

젤
- `그라시아` 지젤리 베이스젤
- `그라시아` 진비컬렉션 아이비컬러 〈피아니시모〉 10종 시리즈(JBI-108)
- `그라시아` 진비컬렉션 아이비컬러 〈포르테〉 8종 시리즈(JBI-014)
- `그라시아` 티아라 클리어 픽스젤 7g
- `그라시아` 티아라 리얼 라이너젤(블랙)
- `그라시아` 티아라 크레이지 논와이프 탑젤 스탠다드
- `그라시아` 티아라 매트 탑 젤

브러시
- `그라시아` 러프 브러쉬
- `그라시아` 티아라 젤 라이너 아트 브러쉬
- `그라시아` 핸드 페인팅 젤 브러쉬 S

기타 재료
- `사라센` 로즈골드 체인(1.5mm)
- `사라센` 골드 반볼참

🪞 디자인하는 법

1

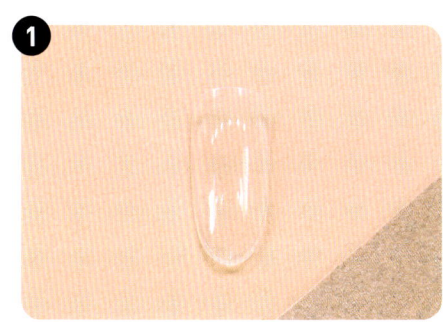

파일을 사용해 자연 손톱의 길이와 모양을 조절한 다음 표면의 유, 수분을 제거한다.

2

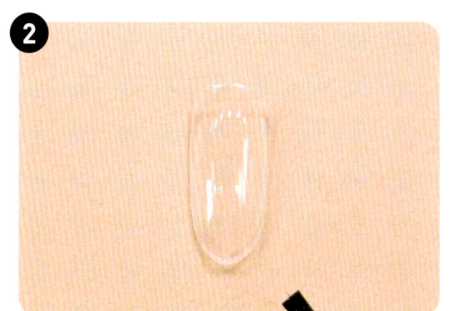

베이스젤을 전체적으로 바른 다음 LED 20초 큐어한다.

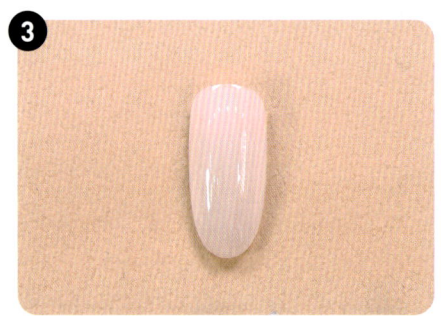

베이지색 시럽젤(JBI-108)을 전체적으로 바른 다음 LED 30초 큐어한다.

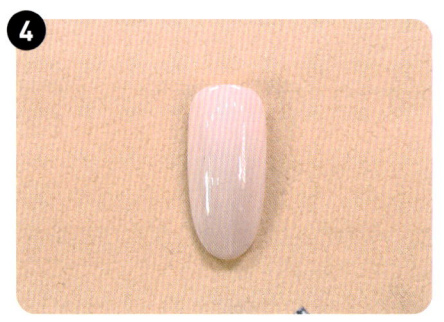

3번 과정을 반복한다.

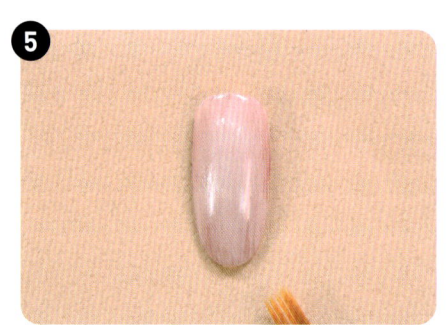

갈색 젤(JBI-014)로 러프 브러시를 사용해 전체적으로 가볍게 쓸어내리듯 바른 다음 LED 30초 큐어한다.

> **TIP** 나이테를 표현해 준다고 생각하며 브러시에 힘을 빼고 가볍게 쓸어내려 준다.

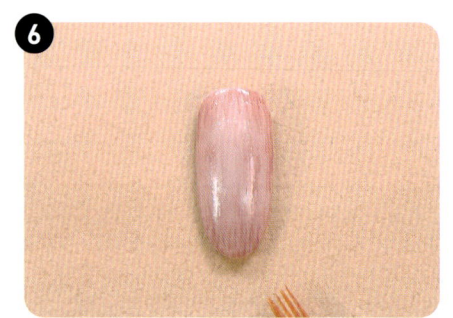

음영을 주기 위해 **5**번 과정을 반복해 준다.

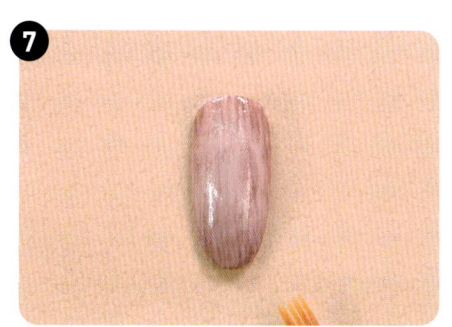

조금 더 진한 음영감을 표현하기 위해 6번 과정을 반복해 준다.

TIP 나이테의 음영감을 더 진하게 표현하기 위해 브러시에 조금 더 힘을 실어 쓸어내려 준다.

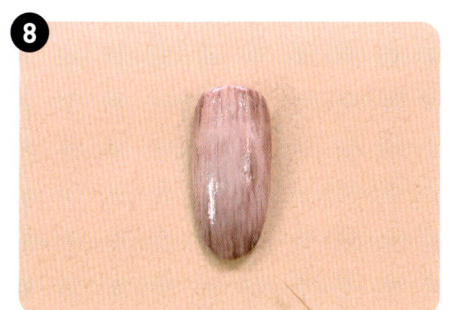

갈색 젤로 라이너 브러시를 사용해 나이테의 포인트 라인을 그려 준 후 LED 30초 큐어한다.

TIP 너무 촘촘하지 않게 큐티클 쪽 라인과 프리에지 쪽 라인이 교차되도록 그려 준다.

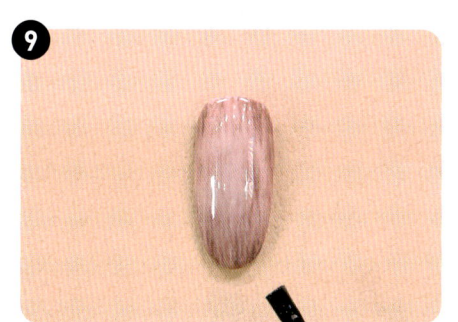

베이스젤로 얇게 오버레이한 다음 LED 20초 큐어한다.

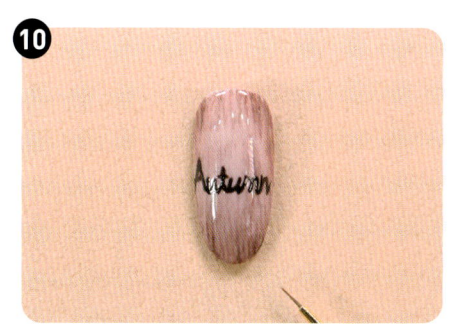

미경화젤을 닦아 낸 다음 갈색 젤과 검정색 라인젤을 섞어 레터링을 그려 준 후 LED 60초 큐어한다.

TIP 레터링 전체를 손톱 크기에 맞게 스케치하며 구도를 잡으면 수월하고 안정적인 구도로 레터링을 표현할 수 있다.

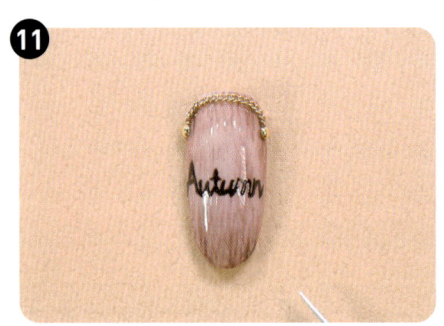

픽스젤을 바른 후 볼참과 체인을 올린 다음 LED 30초 큐어한다.

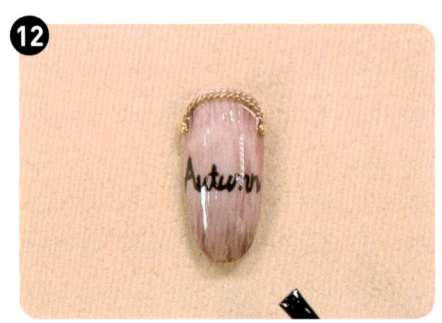

볼참과 체인을 탑젤로 오버레이하듯 전체적으로 바른 다음 LED 30초 큐어한다.

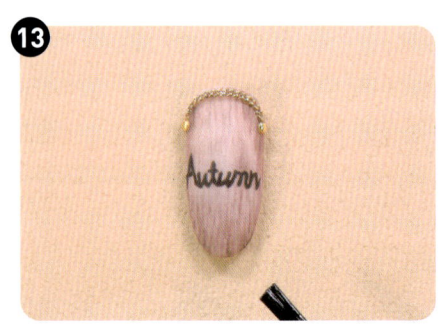

매트 탑젤을 볼참과 체인을 제외한 나머지 부분에 바른 다음 LED 20초 큐어한다.

Autumn 8
로맨틱 세 잎 플라워
Romantic Three-Leaf Flower

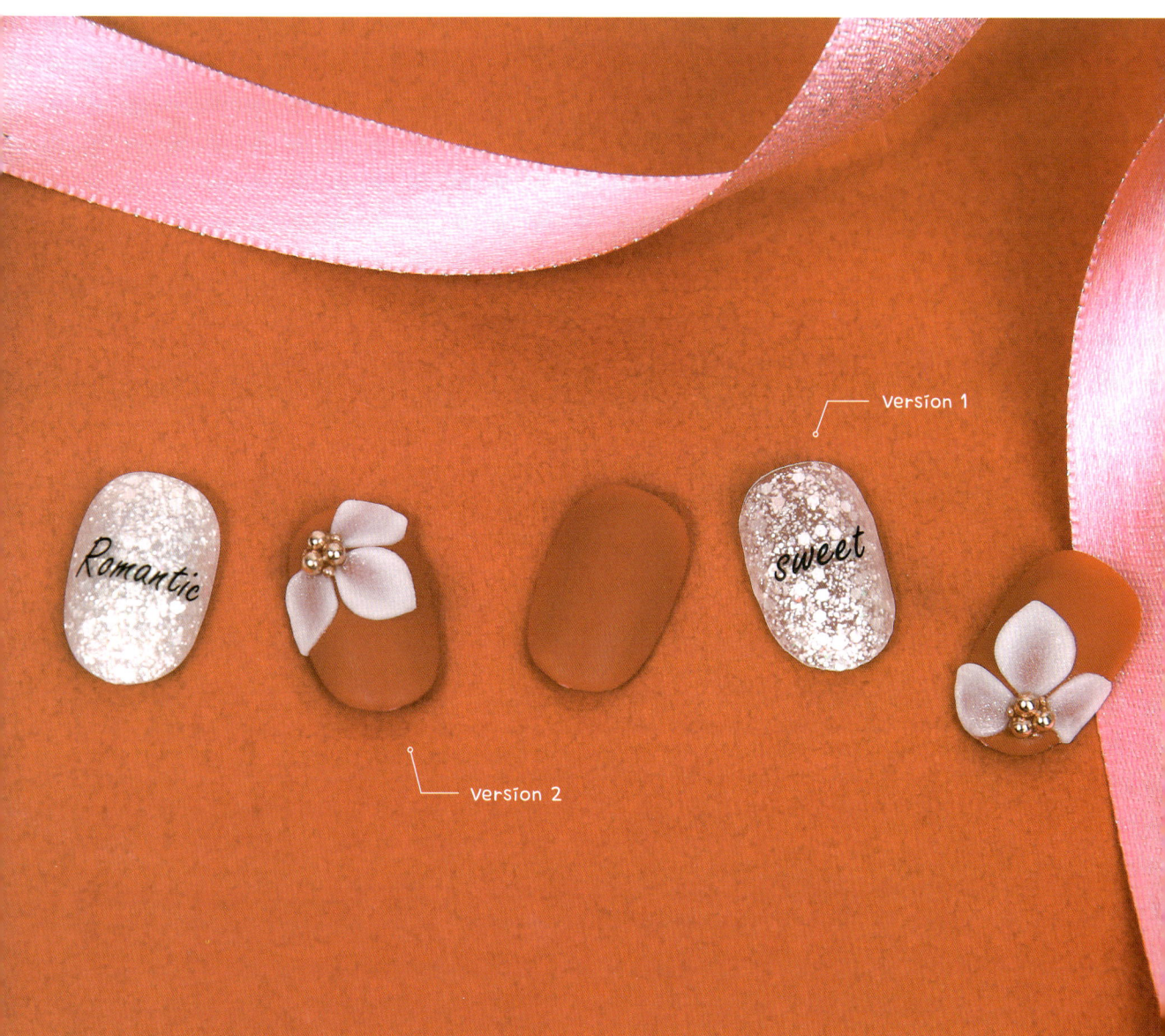

그라시아 에듀케이터 김혜진

Version ❶

🧴 재료와 도구

젤
- 그라시아 지젤리 비트윈젤
- 그라시아 지젤리 베이스젤
- 그라시아 진비컬렉션 아이비컬러 〈슈팅스타〉 글리터젤 (JBIG-001)
- 그라시아 베이직 젤(슈퍼클리어젤)
- 그라시아 티아라 매트 탑 젤

기타 재료
- 그라시아 오닉스 파일 180/240G
- 그라시아 티아라 버퍼 180/240G

💅 디자인하는 법

1

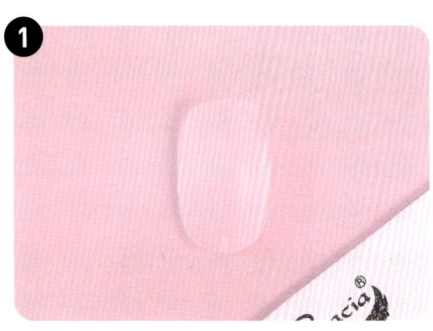

파일을 사용해 자연 손톱의 길이와 모양을 조절한 다음 표면의 유, 수분을 제거한다.

2

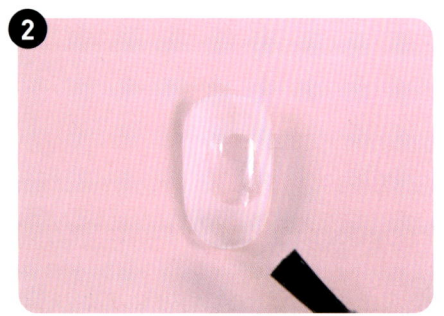

손톱 영양제를 중앙 부분에만 도포 후 자연 건조 30초 시켜 준다.

> **TIP** 자연 네일에 전체적으로 바르면 리프팅 현상이 일어날 수 있으니 반드시 자연 네일의 중앙에만 발라 준다.

3

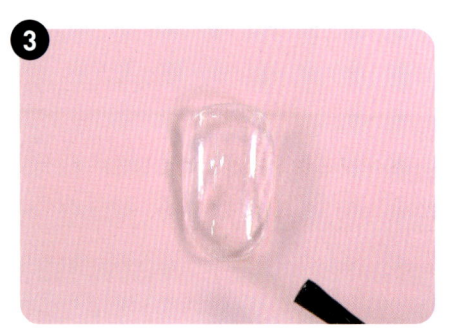

베이스젤을 전체적으로 바른 다음 LED 20초 큐어한다.

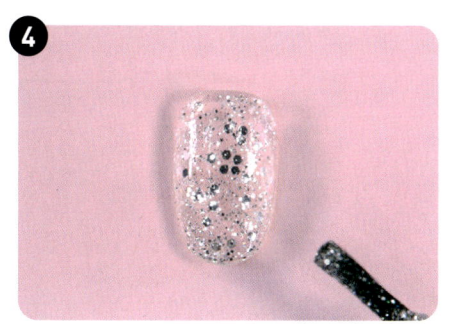

글리터젤(JBIG-001)을 전체적으로 바른 다음 LED 30초 큐어한다.

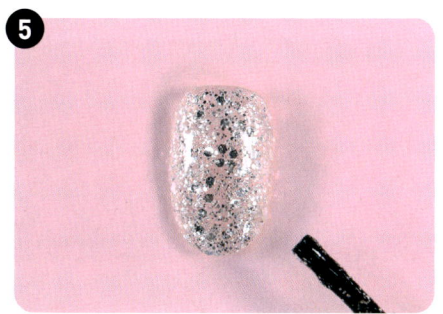

4번 과정을 반복한다.

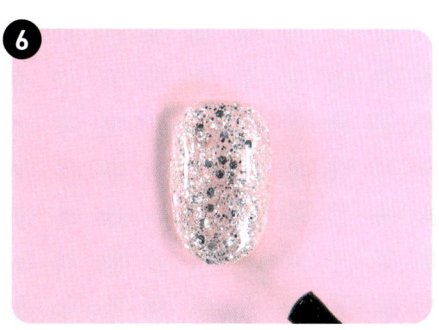

클리어젤을 전체적으로 바른 다음 LED 40초 큐어한다.

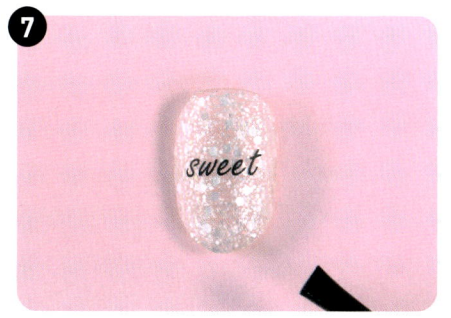

영문 스티커를 중앙에 붙여 주고, 매트 탑젤을 전체적으로 바른 다음 LED 20초 큐어한다.

TIP 젤클렌저를 사용해 미경화젤을 닦은 후 스티커를 붙이면 밀착력이 높아진다.

Version ❷

🧰 재료와 도구

젤
- 그라시아 지젤리 비트윈젤
- 그라시아 지젤리 베이스젤
- 그라시아 티아라 클리어 픽스 젤 7g
- 그라시아 티아라 매트 탑 젤
- 그라시아 젤리캣&티아라 세컨드 컬러젤(CTS-062)
- 그라시아 티아라 펄 마야 젤 GMP-001
- 그라시아 티아라 논와이프 크레이지 오버레이탑

브러시
- 그라시아 마야 젤 브러쉬
- 그라시아 티아라 드롭 아트 브러쉬

기타 재료
- 사라센 로즈골드 볼참 아트 세트
- 그라시아 오닉스 파일 180/240G
- 그라시아 티아라 버퍼 180/240G

디자인영상보기

💅 디자인하는 법

1

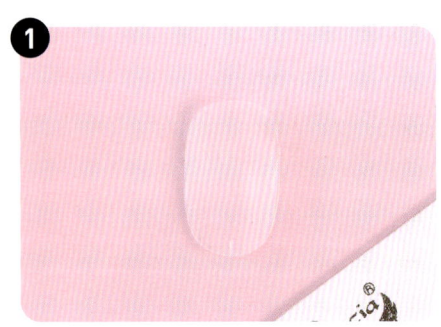

파일을 사용해 자연 손톱의 길이와 모양을 조절한 다음 표면의 유, 수분을 제거한다.

2

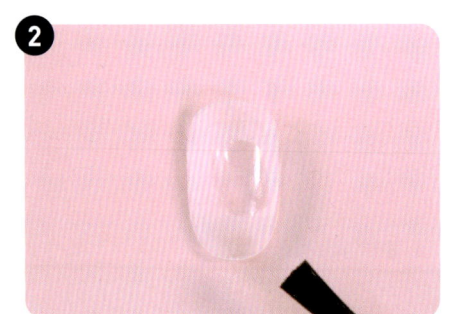

손톱 영양제를 중앙 부분에만 도포 후 자연 건조 30초 시켜 준다.

> **TIP** 자연 네일에 전체적으로 바르면 리프팅 현상이 일어날 수 있으니 반드시 자연 네일의 중앙에만 발라 준다.

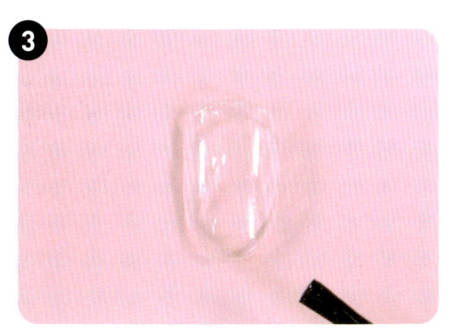

베이스젤을 전체적으로 바른 다음 LED 20초 큐어한다.

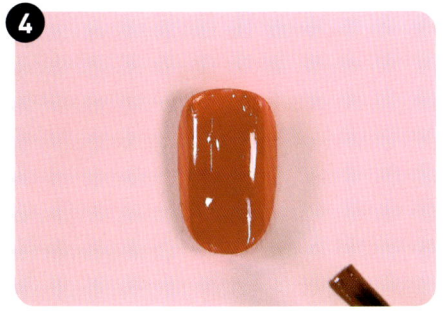

빨간색 젤(CTS-062)을 전체적으로 바른 다음 LED 30초 큐어한다.

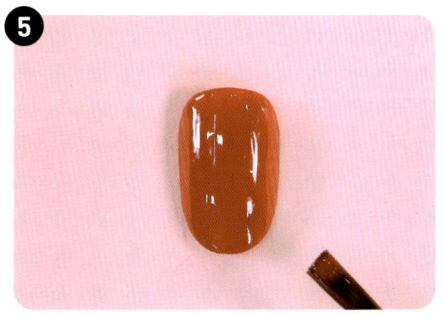

4번 과정을 반복한다.

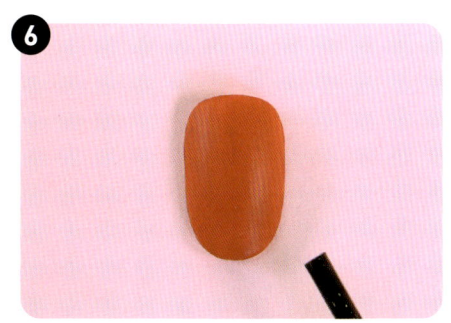

매트 탑젤을 전체적으로 바른 다음 LED 20초 큐어한다.

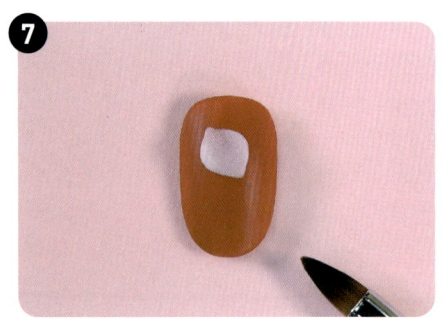

흰색 글리터 엠보젤(GMP-001)을 적당량 떠서 올릴 위치에 올린 다음 브러시를 사용해 꽃잎을 만들어 준 후 LED 10초 가량 큐어한다.

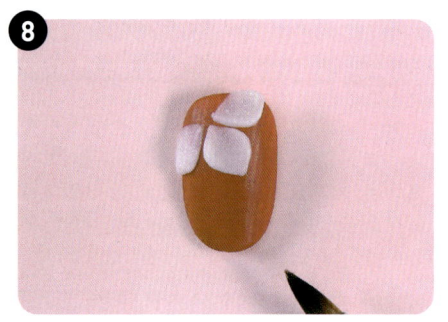

7번 과정을 반복하여 세 개의 꽃잎을 만들어 준 후 LED 60초 큐어한다.

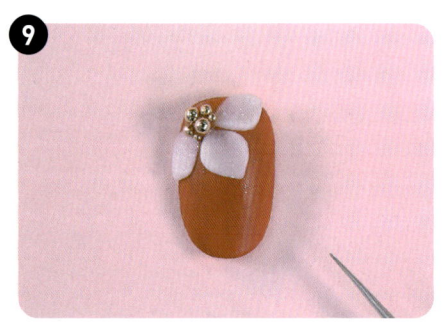

파츠젤을 꽃 중심 부분에 올린 후, 핀셋을 사용해 볼참을 올려 데코한 후 LED 60초 큐어한다.

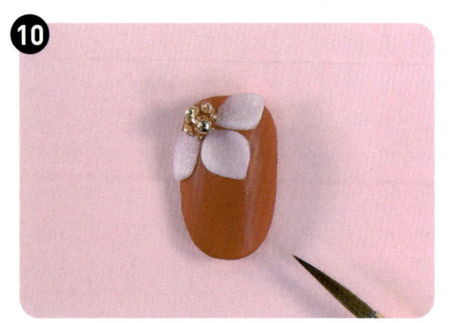

되직한 탑젤로 볼참을 오버레이한 다음 LED 30초 큐어한다.

Autumn 9
팝아트
Pop Art

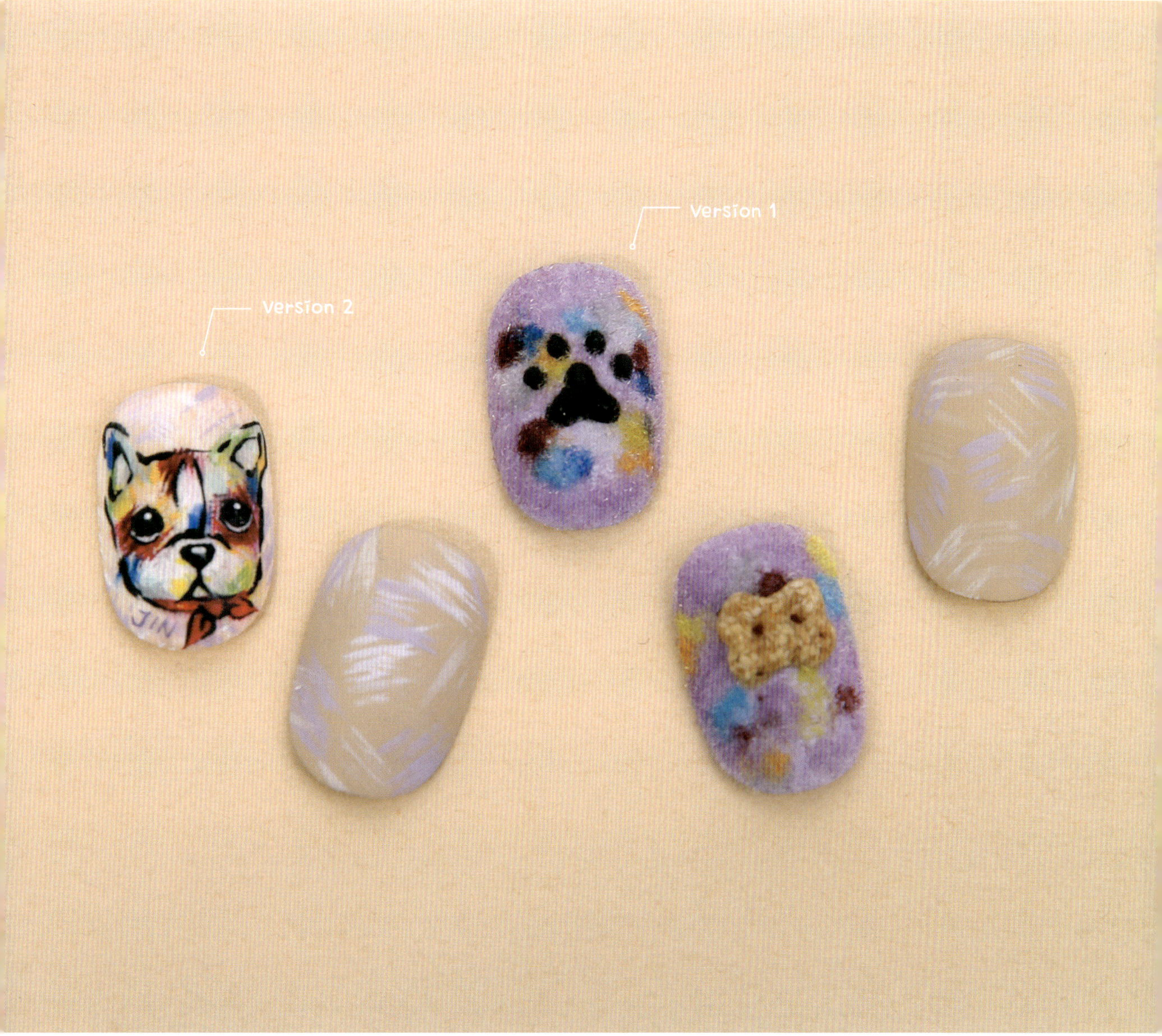

Version 2

Version 1

퀴니 에듀케이터 박진하

Version ❶

🛍 재료와 도구

젤
- QUEENNY 장수 베이스젤
- QUEENNY 통젤 V039
- QUEENNY 컬러젤 080 블랙
- QUEENNY 조청 클리어젤
- QUEENNY 핸디 탑젤
- QUEENNY 터프 매트 탑젤

브러시
- 화홍 네일아트 브러쉬 젤 플랫 26
- 타티 브러쉬 쁘렌땅 (롱라이너)

기타 재료
- 사라센 벨벳 글리터 12종 세트
- 네일스케치 4WAY 멀티도팅펜
- 사라센 트위저 중급형 일자형 핀셋 VETUS ESD-10
- 사라센 네일 더스트브러쉬

💅 디자인하는 법

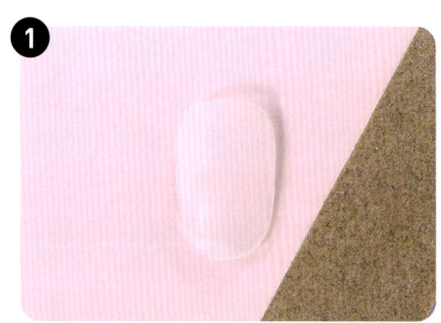

1 파일을 사용해 자연 손톱의 길이와 모양을 조절한 다음 표면의 유, 수분을 제거한다.

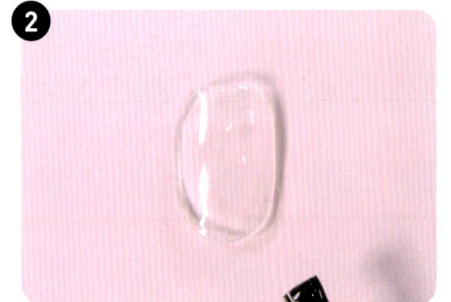

2 베이스젤을 전체적으로 바른 다음 LED 30초간 큐어한다.

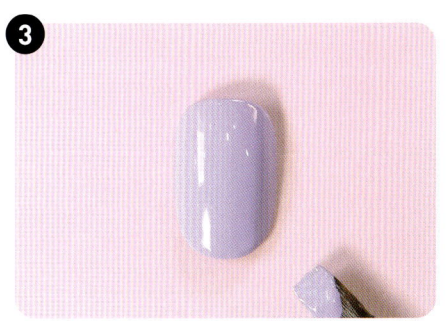

❸ 연보라색 젤(V039)을 전체적으로 바른 다음 LED 30초 큐어한다.

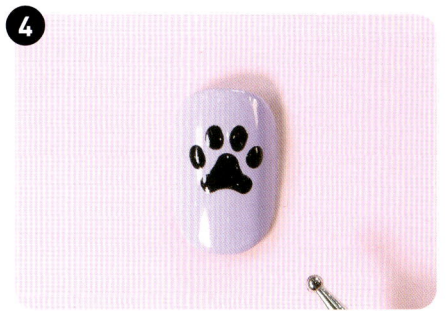

❹ 검정색 젤(080)로 도트봉을 사용하여 강아지 발바닥과 발가락을 그려 준 후 LED 30초 큐어한다.

> **TIP** 발바닥 중심 산 부분을 먼저 그려 중심을 잡아 준 후 좌우 구도를 맞추어 완성한다. 그리고 발가락은 동일한 간격으로 길쭉한 타원이 되도록 찍어 준다.

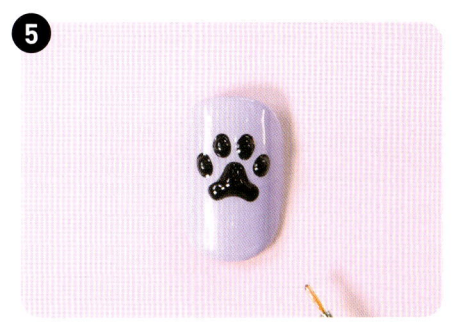

❺ 되직한 점도의 클리어젤로 강아지 발바닥에 입체감을 준 후 LED 30초 큐어한다.

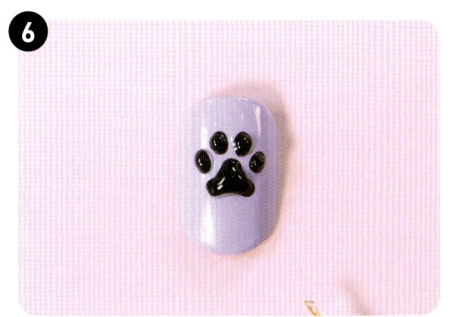

❻ **5**번 과정을 반복한다.

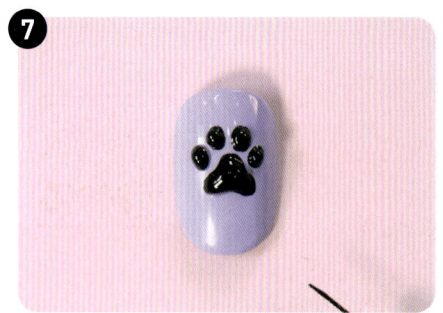

입체감이 생긴 발바닥에 검정색 젤로 한 번 더 바른 다음, LED 30초 큐어한다.

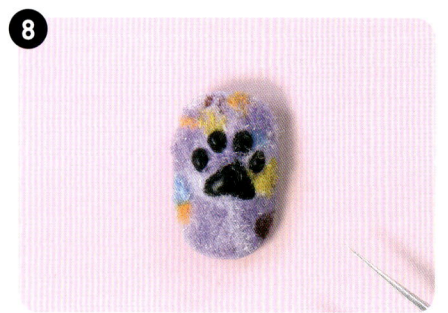

논와이프 탑젤을 발바닥을 제외하고 바른 다음 핀셋을 사용하여 벨벳 파우더를 뿌려 준 후 LED 30초 큐어한다.

> **TIP** 바탕 컬러인 연보라색을 메인으로 여러가지 벨벳 파우더를 함께 뿌려 팝아트 느낌을 준다.

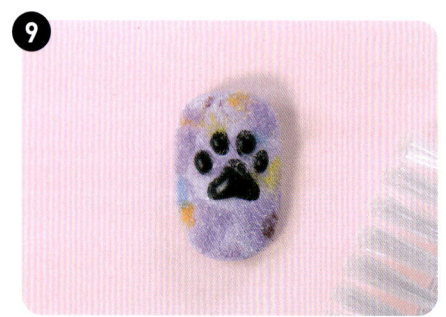

더스트 브러시로 남은 벨벳 가루는 털어 내 준다.

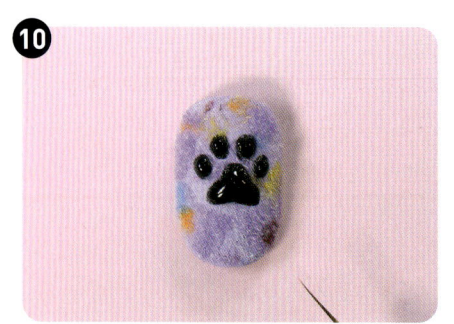

세필 브러시를 사용하여 발바닥 모양에 탑젤을 바른 다음 LED 30초 큐어한다.

> **TIP** 벨벳 파우더에 탑젤이 묻으면 벨벳 질감이 사라지니 주의해서 발라 준다.

Version ❷

🧰 재료와 도구

젤
- QUEENNY 장수 베이스젤
- QUEENNY 컬러젤 061 밀크 크림
- QUEENNY 컬러젤 063 베이지
- QUEENNY 통젤 V039
- QUEENNY 통젤 W079(화이트)
- QUEENNY 통젤 Y014
- QUEENNY 통젤 R001
- QUEENNY 통젤 O010
- QUEENNY 통젤 B025
- QUEENNY 통젤 W072(블랙)
- QUEENNY 터프 매트 탑젤

브러시
- 타티 브러쉬 브렌땅(롱라이너)
- 사라센 #7 패턴 브러쉬
- 사라센 유 웰 브러쉬 11종 & 케이스 세트(숏라이너 브러쉬)

🎨 디자인하는 법

1
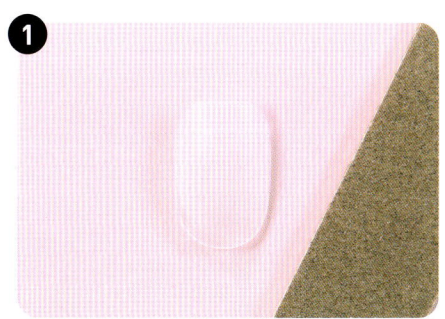
파일을 사용해 자연 손톱의 길이와 모양을 조절한 다음 표면의 유, 수분을 제거한다.

2
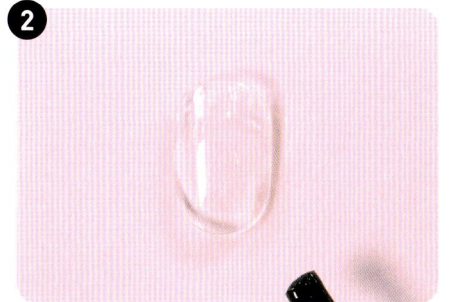
베이스젤을 전체적으로 바른 다음 LED 30초 큐어한다.

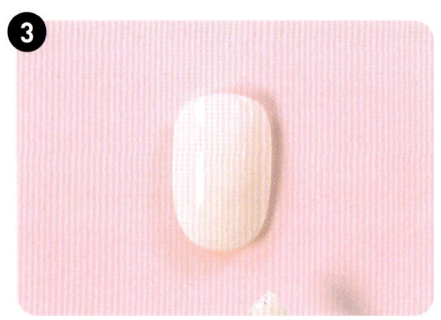

밝은 베이지색 젤(061)을 전체적으로 바른 다음 LED 30초 큐어한다.

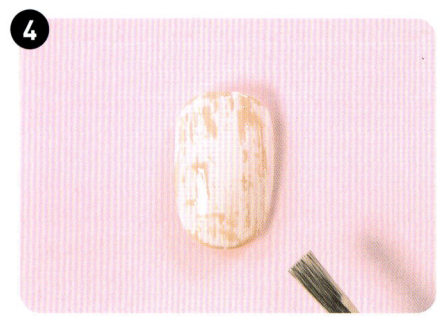

베이지색 젤(063)을 브러시에 소량만 묻혀 브러시 결이 남도록 쓸어내려 바른 다음 LED 30초 큐어한다.

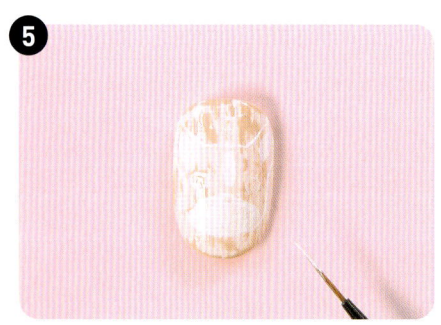

흰색 젤(W079)로 세필 브러시를 사용하여 강아지의 형태를 먼저 그려 준 다음 흰색으로 표현될 부분까지 채색한 후 LED 60초 큐어한다.

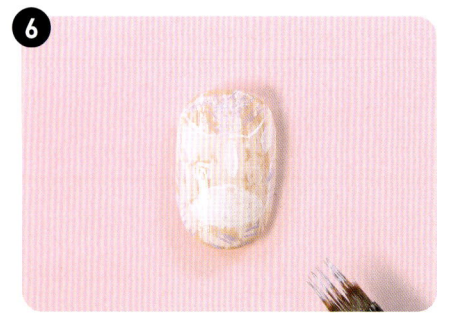

강아지를 제외한 바탕 부분에 패턴 브러시를 사용하여 보라색 젤(V039)로 브러시의 결이 남도록 그어 준 후 LED 30초 큐어한다.

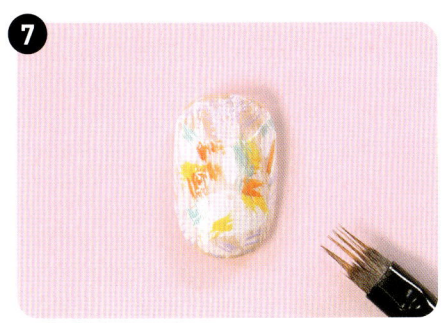

강아지의 얼굴에 패턴 브러시를 사용하여 노랑(Y014), 주황(O010), 파란색 젤(B025)로 겹쳐지지 않도록 그어 준 후 LED 30초 큐어한다.

TIP 좁은 면적에서 패턴 브러시를 사용할 때 브러시의 각도를 세워 사용한다. 정교하지 않게 그어 주는 것이 포인트이므로 망가져서 사용하지 않는 브러시로도 가능하다.

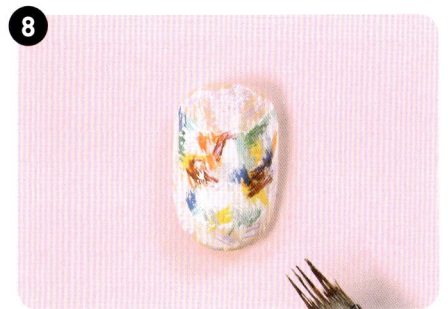

얼굴의 빈 공간에 **7**번 과정과 동일하게 그어 준 후 LED 30초 큐어한다.

TIP 사용하는 컬러의 개수를 줄이기 위해 두 가지 컬러를 섞어 만들 수 있는 색들은 섞어서 사용한다.

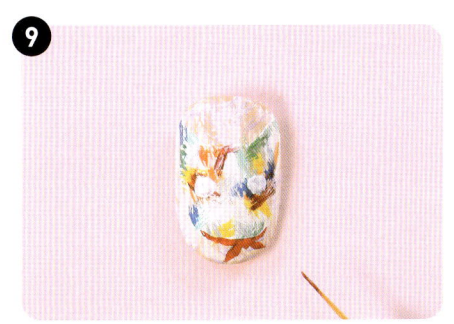

흰색 젤로 세필 브러시를 사용하여 강아지의 눈 위치를 잡아 준 다음, 빨간색 젤(R001)로 스카프를 그려 준 후 LED 30초 큐어한다.

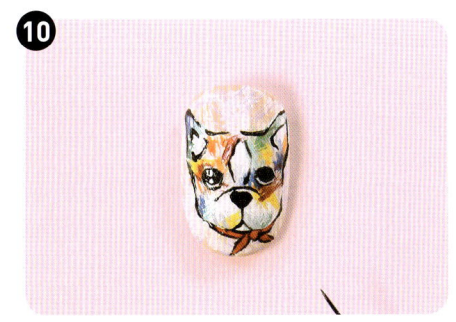

검정색 젤(W072)로 눈과 코를 그려 주고 얼굴과 스카프 라인을 불규칙하게 넣어 준 후 LED 30초 큐어한다.

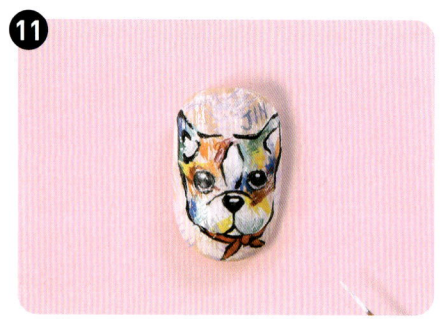

⑪ 흰색 젤로 세필 브러시를 사용해 눈과 코에 하이라이트를 표현해 준 후 LED 30초 큐어한다.

> **TIP** 빈 공간에 이니셜을 적어 주면 조금 더 페인팅 느낌을 줄 수 있다.

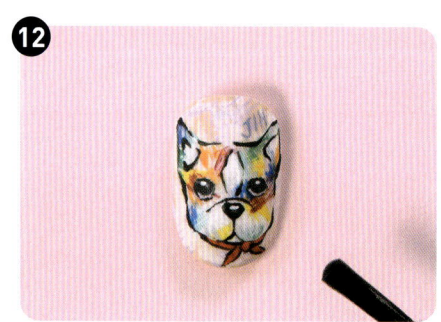

⑫ 매트 탑젤을 전체적으로 바른 다음 LED 60초 큐어한다.

SECTION 4

겨울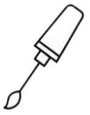

계절별 난이도 (하)상

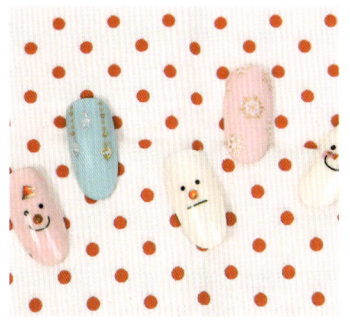
헬로 크리스마스 1, 2 　　　248

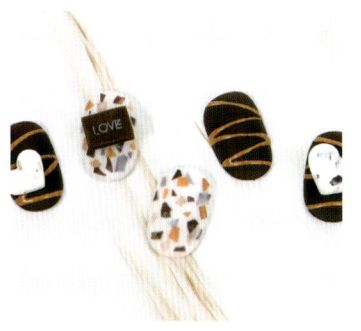
발렌타인 화이트 초코칩 1, 2 　　　254

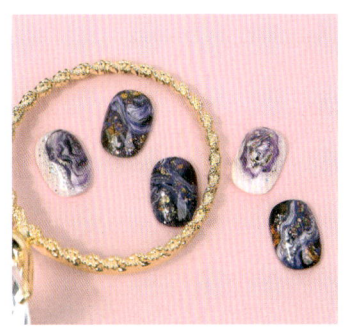
에브루 퍼플 1, 2 　　　263

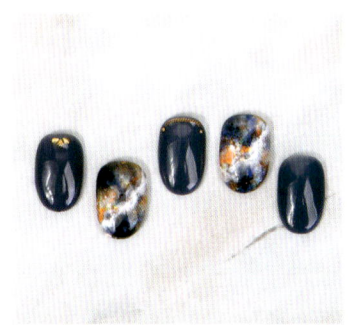
금박 마블 　　　271

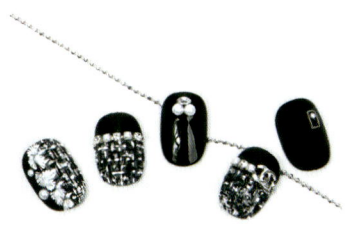
펄 앤 마블라세 　　　276

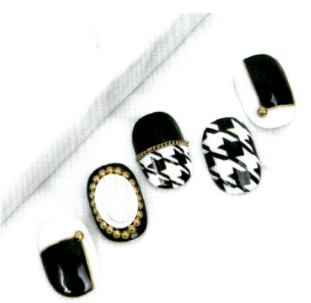
까메오 하운드 투스 　　　281

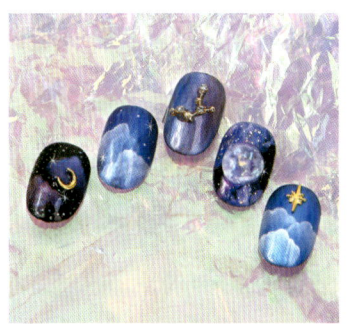
미드나잇 　　　285

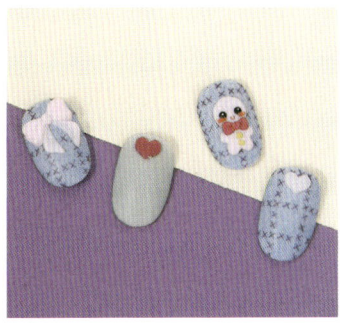
스티치 큐티 1, 2 　　　290

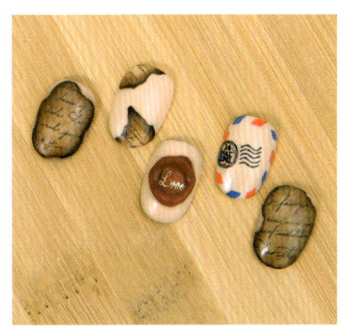
빈티지 포스트 　　　299

Chapter 2 아트　　247

Winter 1
헬로 크리스마스
Hello Christmas

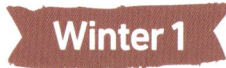

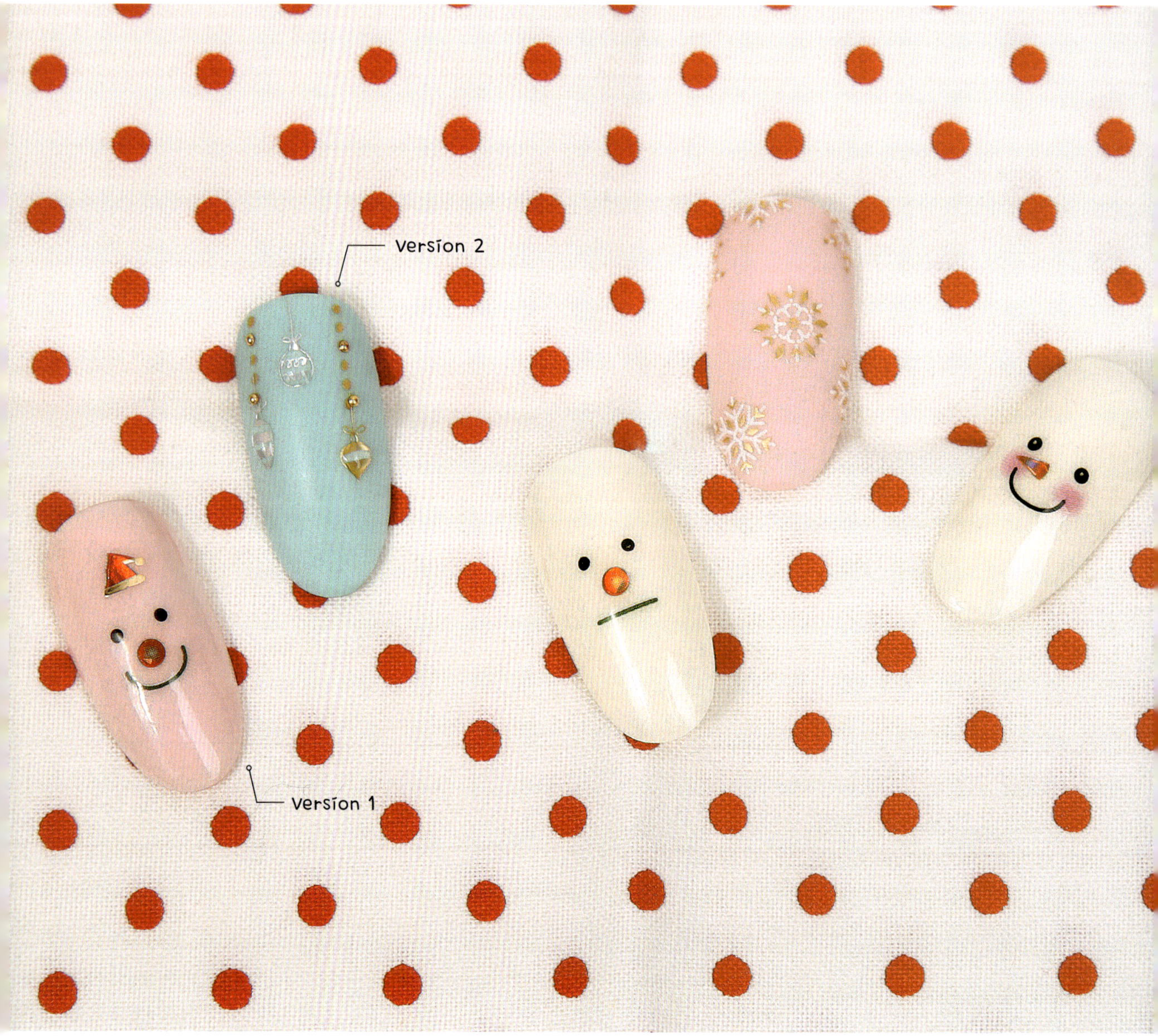

파셋 에듀케이터 이예슬

Version ❶

🧺 재료와 도구

젤
- 파셋 베이스젤
- 파셋 퍼펙트 탑젤
- 파셋 아임파스텔 시리즈(IM03)

기타 재료
- 파셋 크리스마스 네일 데코스티커 21
- 파셋 크리스마스 네일 데코스티커 27
- 파셋 젤클렌져
- 사라센 트위저 중급형 일자형 핀셋 VETUS ESD-12
- 파셋 워셔블 버퍼 400/2500

🌡 디자인하는 법

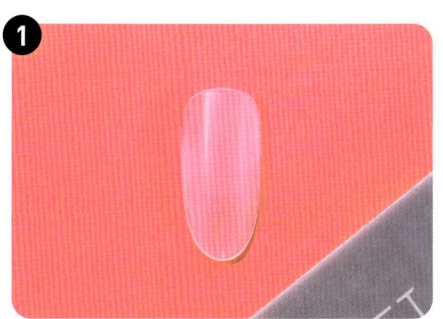

파일을 사용해 자연 손톱의 길이와 모양을 조절한 다음 표면의 유, 수분을 제거한다.

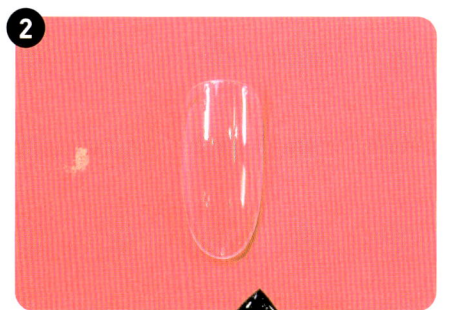

베이스젤을 전체적으로 바른 다음 LED 30초 큐어한다.

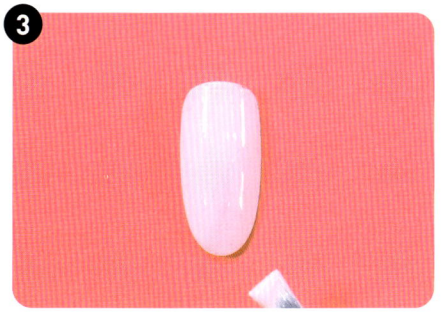

파스텔 주황색 젤(IM03)을 전체적으로 바른 다음 LED 30초 큐어한다.

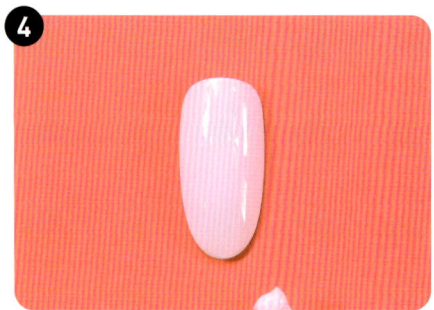

3번 과정을 반복한다.

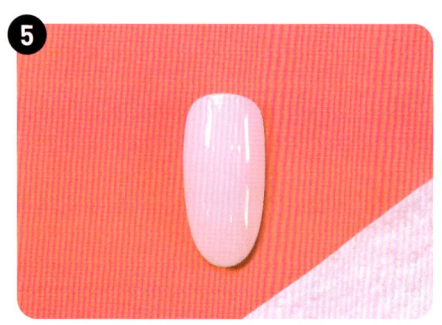

젤클렌저를 사용해 미경화젤을 닦아 준다.

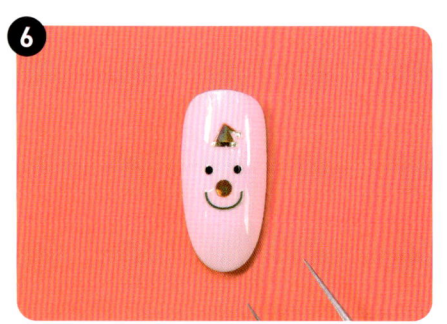

크리스마스 스티커를 붙여 준다.

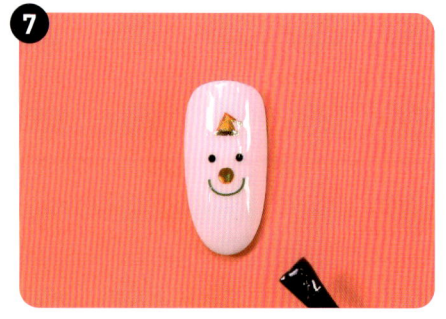

탑젤을 전체적으로 바른 다음 LED 30초 큐어한다.

Version ❷

🧴 재료와 도구

젤
- 파셋 베이스젤
- 파셋 매트탑
- 파셋 퍼펙트 탑젤
- 파셋 15g 익스텐션젤
- 파셋 아임파스텔 시리즈(IM07)

브러시
- 파셋 젤 브러쉬 롱라이너

기타 재료
- 파셋 워셔블 버퍼 400/2500
- 파셋 젤클렌져
- 사라센 골드 반볼참
- 사라센 트위저 중급형 일자형 핀셋 VETUS ESD-12
- 파셋 크리스마스 네일 데코스티커 25

🌡 디자인하는 법

1
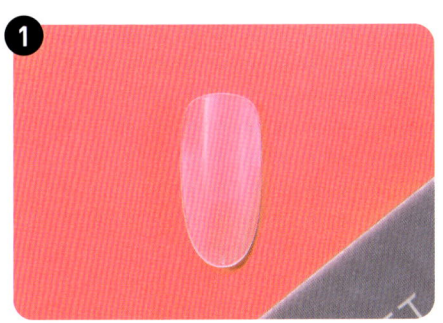
파일을 사용해 자연 손톱의 길이와 모양을 조절한 다음 표면의 유, 수분을 제거한다.

2
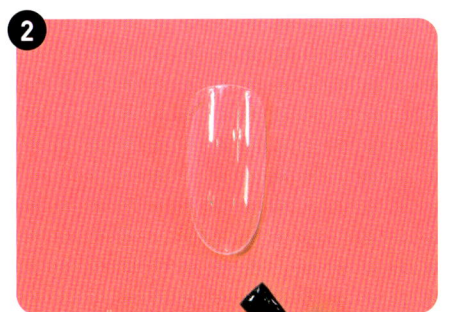
베이스젤을 전체적으로 바른 다음 LED 30초 큐어한다.

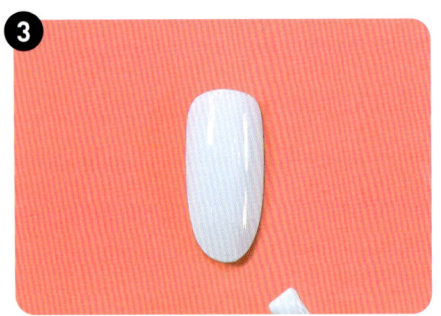

파스텔 하늘색 젤(IM07)을 전체적으로 바른 다음 LED 30초 큐어한다.

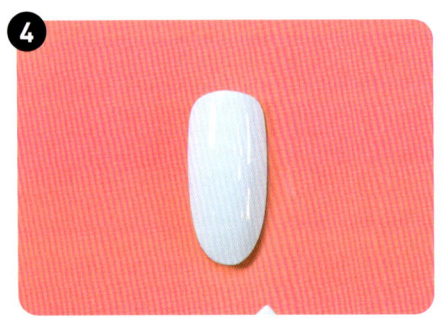

3번 과정을 반복한다.

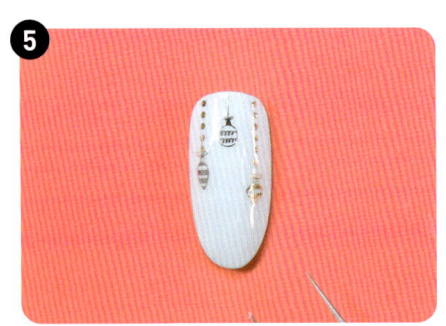

젤클렌저를 사용해 미경화젤을 닦아 준 다음 스티커를 붙여 준다.

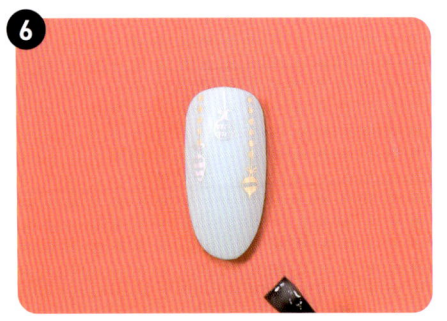

매트 탑젤을 전체적으로 바른 다음 LED 30초 큐어한다.

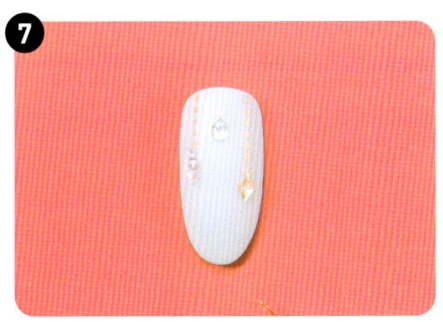

젤클렌저를 사용해 미경화젤을 닦아 준 다음 원하는 부분에 되직한 점도의 젤로 입체감을 준 후 LED 30초 큐어한다.

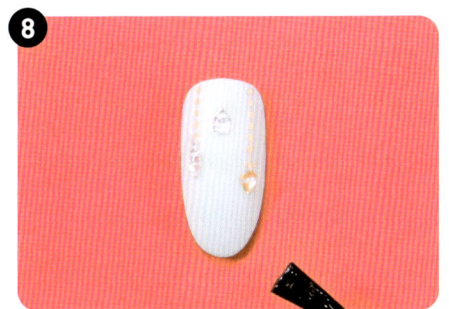

입체감을 준 부분에 탑젤을 바른 다음 LED 30초 큐어한다.

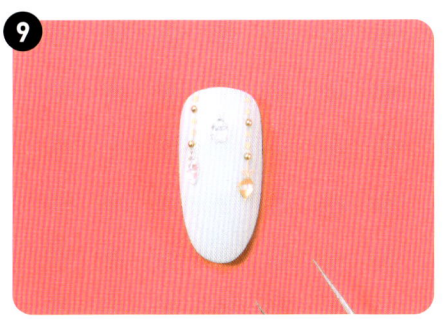

반볼참에 클리어젤을 소량 묻힌 다음 데코해 준 후 LED 30초 큐어한다.

Winter 2

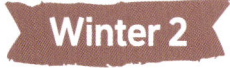

발렌타인 화이트 초코칩

Valentine White Chocolate Chip

Version 1
LOVE
Version 2

그라시아 에듀케이터 김혜진

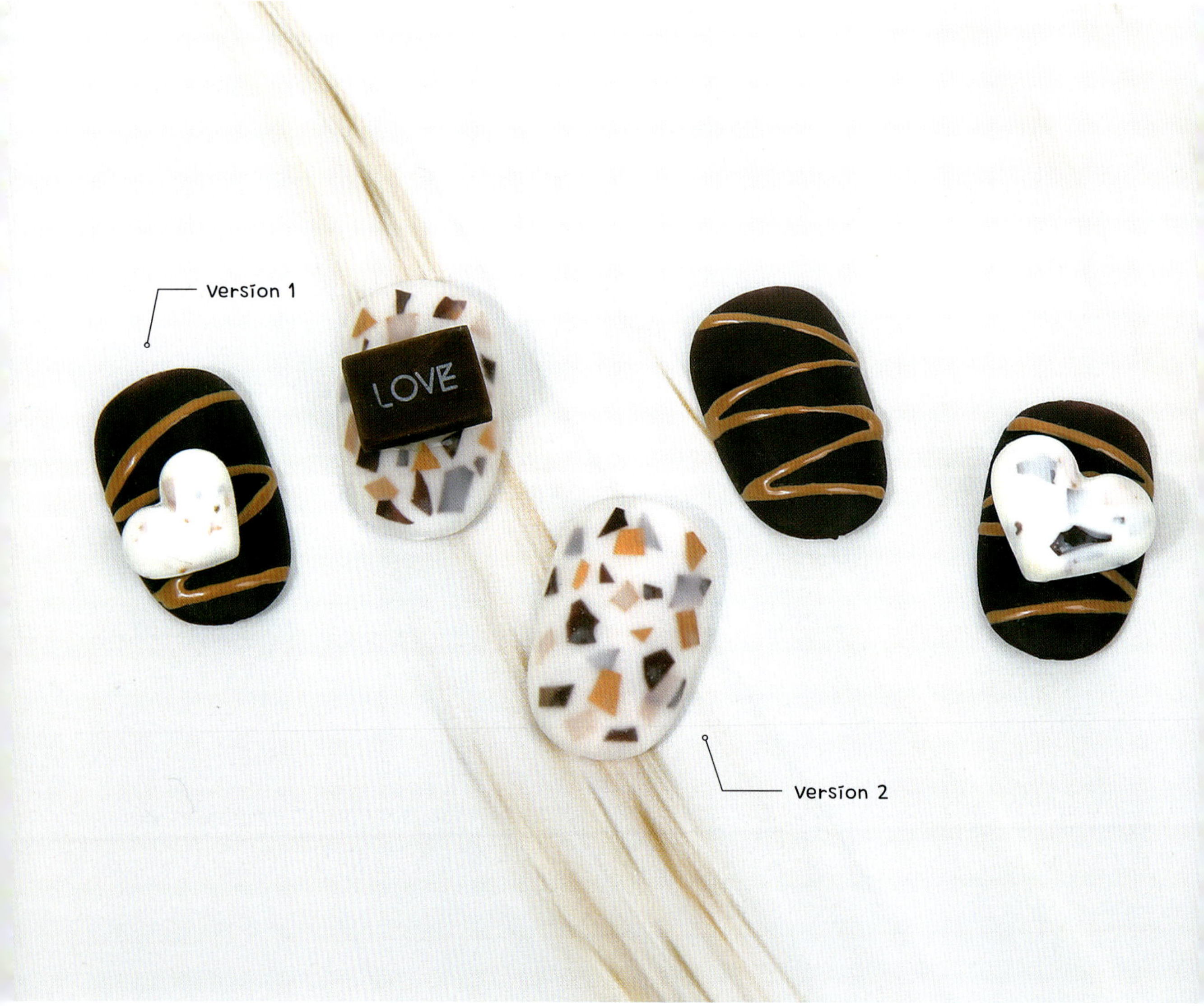

Version ❶

🛍 재료와 도구

젤
- 그라시아 지젤리 비트윈젤
- 그라시아 지젤리 베이스젤
- 그라시아 티아라 클리어 픽스 젤 7g
- 그라시아 티아라 젤 카페 시리즈 GTK-024M
- 그라시아 티아라 젤 카페 시리즈 GTK-025M
- 그라시아 티아라 마야 젤 GM-002
- 그라시아 티아라 스위트 마야 젤 GMS-009

브러시
- 그라시아 마야 젤 브러쉬
- 그라시아 젤 브러쉬 티아라 #4
- 그라시아 핸드 페인팅 젤 브러쉬 M

기타 재료
- 사라센 말랑이 몰드 14
- 그라시아 오닉스 파일 180/240G
- 그라시아 티아라 버퍼 180/240G

💅 디자인하는 법

1

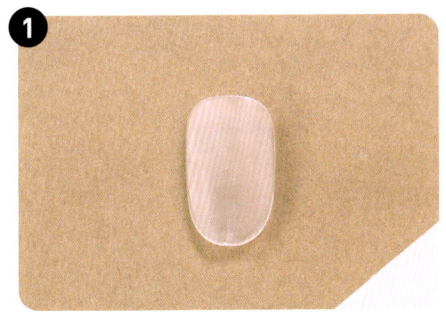

파일을 사용해 자연 손톱의 길이와 모양을 조절한 다음 표면의 유, 수분을 제거한다.

2

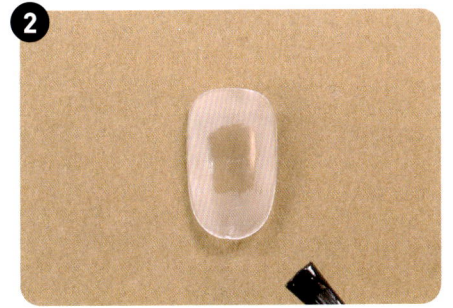

손톱 영양제를 중앙 부분에만 도포 후 자연 건조 30초 시켜 준다.

> **TIP** 자연 네일에 전체적으로 바르면 리프팅 현상이 일어날 수 있으니 반드시 자연 네일의 중앙에만 발라 준다.

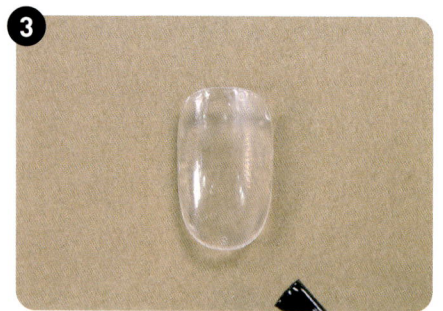

베이스젤을 전체적으로 바른 다음 LED 20초 큐어한다.

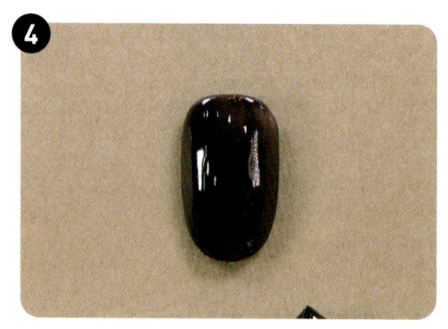

고동색 젤(GTK-024M)을 브러시를 사용해 전체적으로 바른 다음 LED 30초 큐어한다.

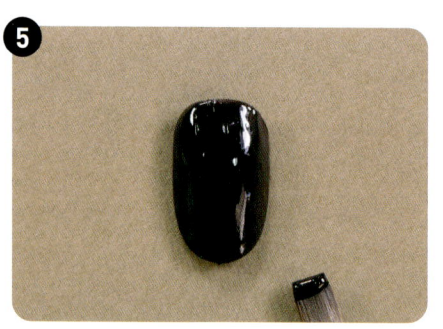

4번 과정을 반복한다.

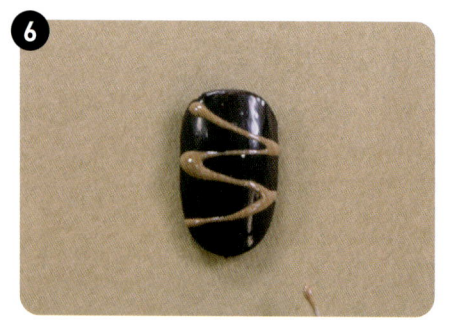

황토색 젤(GTK-025M)을 브러시에 묻혀 지그재그로 그어 준 후 LED 30초 큐어한다.

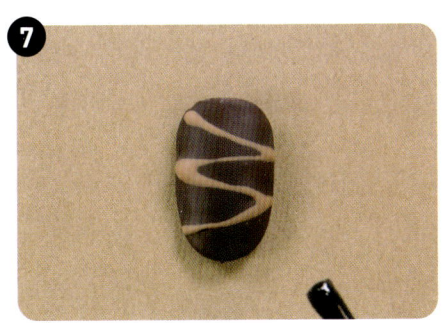

매트 탑젤을 전체적으로 바른 다음 LED 20초 큐어한다.

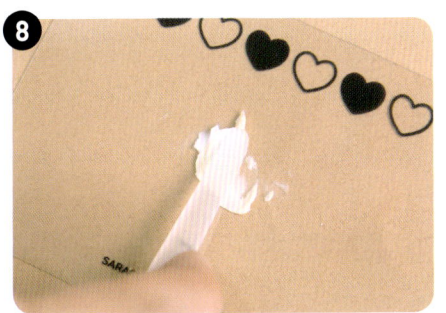

파레트에 흰색(GM-002), 베이지색 엠보젤(GMS-009)을 덜어 브러시 뒷부분을 사용해 3:1 비율로 믹싱해 준다.

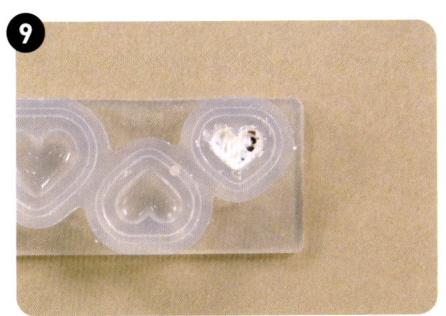

믹싱된 엠보젤을 하트 몰드에 빈 곳이 보이지 않도록 엠보젤을 눌러 넣어 주고 조각낸 젤(p260-261 STEP **5**~ STEP **8** 참고)들도 같이 부분적으로 기포가 생기지 않도록 꼼꼼하게 눌러 준다.

> **TIP** 두께감이 있는 몰드의 경우 안쪽은 큐어링이 되지 않을 수 있어 여러 번에 나눠 젤을 올려 준다.

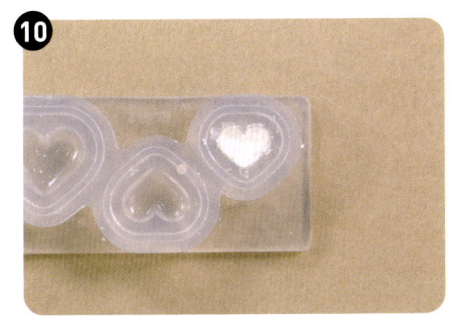

몰드의 빈 곳에 믹싱했던 엠보젤을 넣어 몰드 앞뒤로 LED 60초 큐어한다.

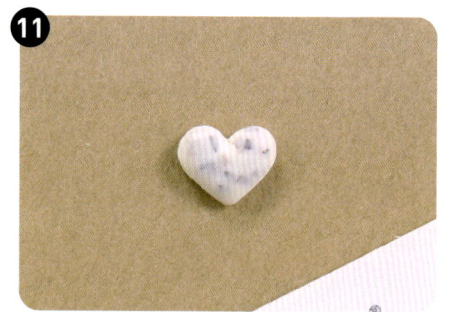

핀셋을 사용하여 몰드에서 큐어된 엠보파츠를 꺼내 사이드 부분을 파일링해 준다.

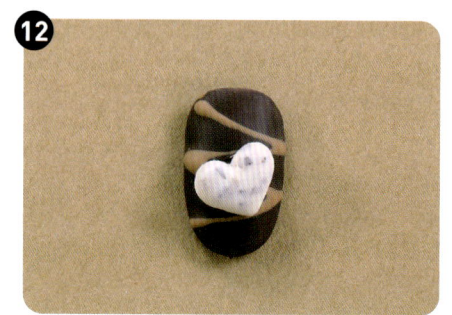

파츠젤을 바른 다음 완성된 엠보파츠를 올린 후 LED 60초 큐어한다.

Version ❷

🧴 재료와 도구

젤
- 그라시아 지젤리 비트윈젤
- 그라시아 지젤리 베이스젤
- 그라시아 베이직 젤(슈퍼클리어젤)
- 그라시아 티아라 매트 탑 젤
- 그라시아 젤리캣 & 티아라 세컨드 컬러젤(CTS-049)
- 그라시아 티아라 젤 카페 시리즈 GTK-024M
- 그라시아 티아라 젤 카페 시리즈 GTK-025M
- 그라시아 진비컬렉션 아이비컬러 화이트

브러시
- 그라시아 젤 브러쉬 티아라 #4
- 그라시아 핸드 페인팅 젤 브러쉬 M

기타 재료
- 그라시아 오닉스 파일 180/240G
- 그라시아 티아라 버퍼 180/240G
- OPP 필름지

🧴 디자인하는 법

1

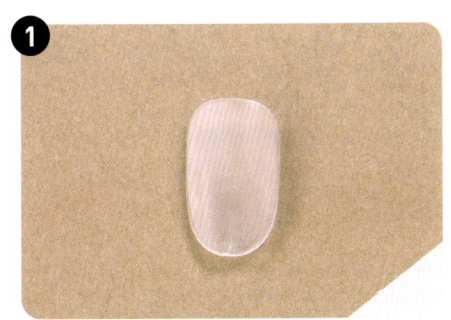

파일을 사용해 자연 손톱의 길이와 모양을 조절한 다음 표면의 유, 수분을 제거한다.

2

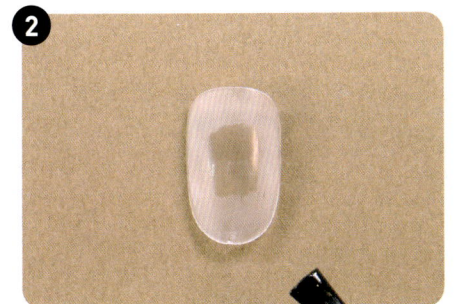

손톱 영양제를 중앙 부분에만 도포 후 자연 건조 30초 시켜 준다.

> **TIP** 자연 네일에 전체적으로 바르면 리프팅 현상이 일어날 수 있으니 반드시 자연 네일의 중앙에만 발라 준다.

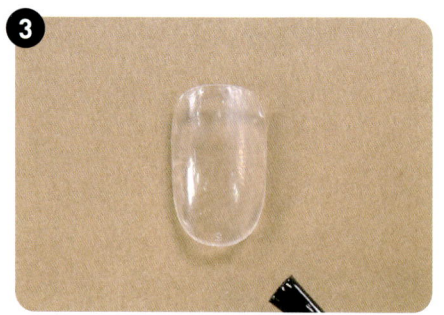

베이스젤을 전체적으로 바른 다음 LED 20초 큐어한다.

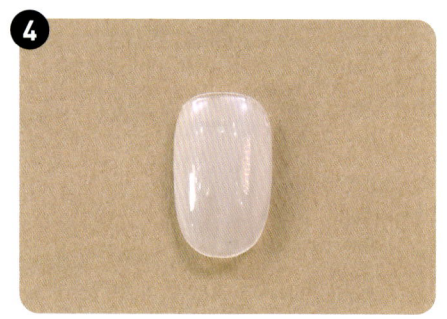

흰색 시럽젤(CTS-049)을 전체적으로 바른 다음 LED 30초 큐어한다.

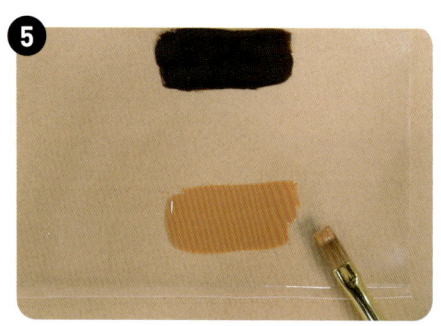

OPP 필름지에 고동색(GTK-024M), 황토색 젤(GTK-025M)을 브러시를 사용해 각각 얇고 넓게 펴 발라 준다.

TIP OPP 필름지는 주변에서 흔히 볼 수 있는 문구품으로 대체 가능하다. ex) L자 화일, 스티커 비닐 등

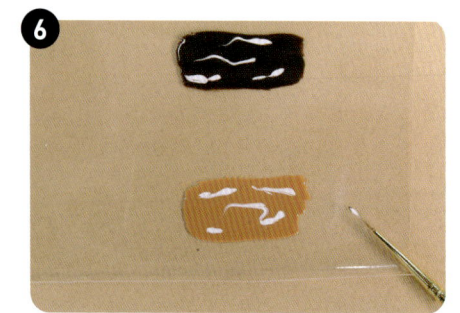

5번 과정 위에 흰색 젤(아이비컬러 화이트)을 브러시에 묻혀 자연스럽게 그어 준다.

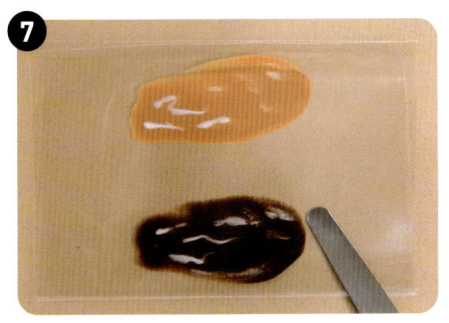

OPP 필름지를 마주보게 덮어 스패출러를 사용해 넓게 펴서 눌러 준 후 LED 30초 앞뒤 큐어한다.

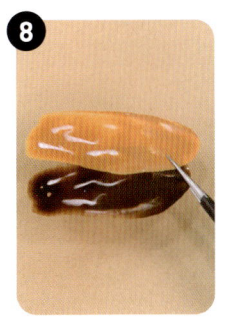 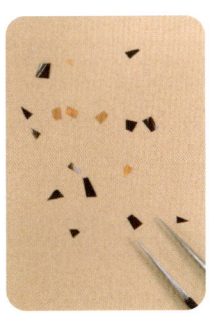

핀셋을 사용해서 OPP 필름지에서 큐어된 젤을 떼어 내 핀셋을 사용해 작게 조각내 준다.

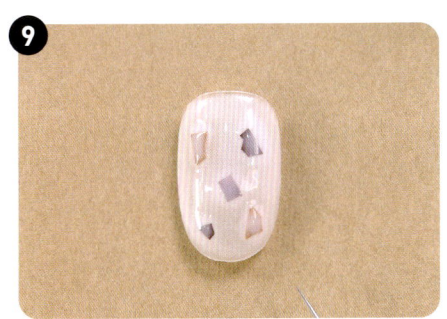

4번 과정에서 사용한 흰색 시럽젤을 전체적으로 한 번 더 바른 다음, 큐어 하기 전 8번 과정의 조각을 부분적으로 올려 준 뒤 그 위에 흰색 시럽젤을 얇게 발라 조각 컬러를 연하게 보이도록 만들어 준 후 LED 30초 큐어한다.

TIP 다양한 크기의 조각들을 붙여 준다.

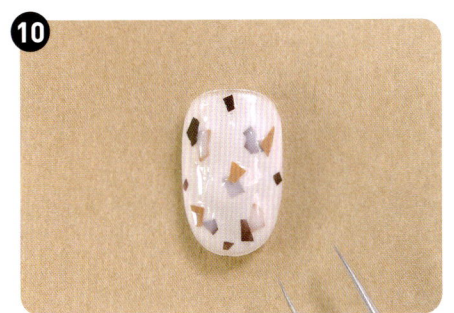

흰색 시럽젤을 전체적으로 바른 다음 8번 과정의 조각을 부분적으로 올려 준 후 LED 30초 큐어한다.

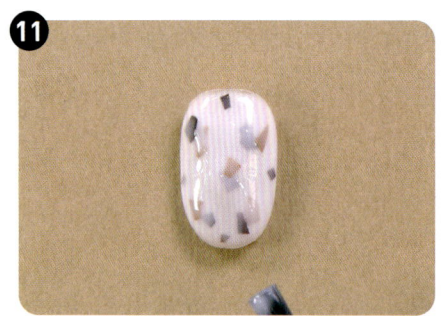

흰색 시럽젤을 전체적으로 얇게 바른 다음 LED 30초 큐어한다.

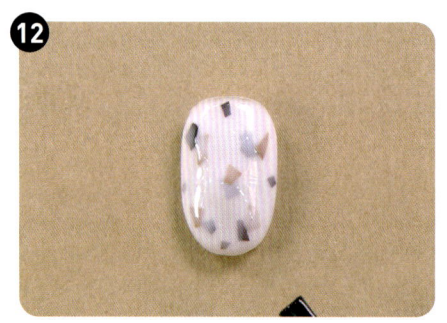

클리어젤로 오버레이를 해 주고 LED 40초 큐어한 후 젤클렌저를 사용해 미경화젤을 닦아 낸다.

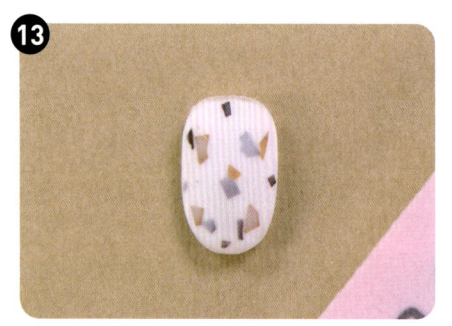

파일을 사용해 표면을 매끈하게 파일링 및 샌딩한 후 이물질을 제거해 준다.

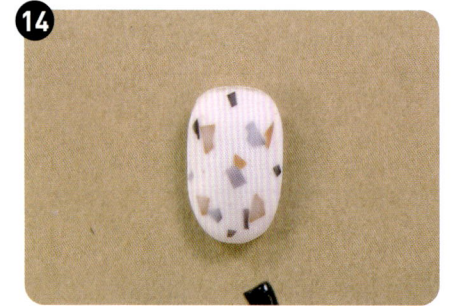

매트 탑젤을 전체적으로 바른 다음 LED 20초 큐어한다.

Winter 3

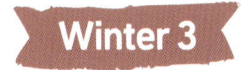

에브루 퍼플

Evru Purple

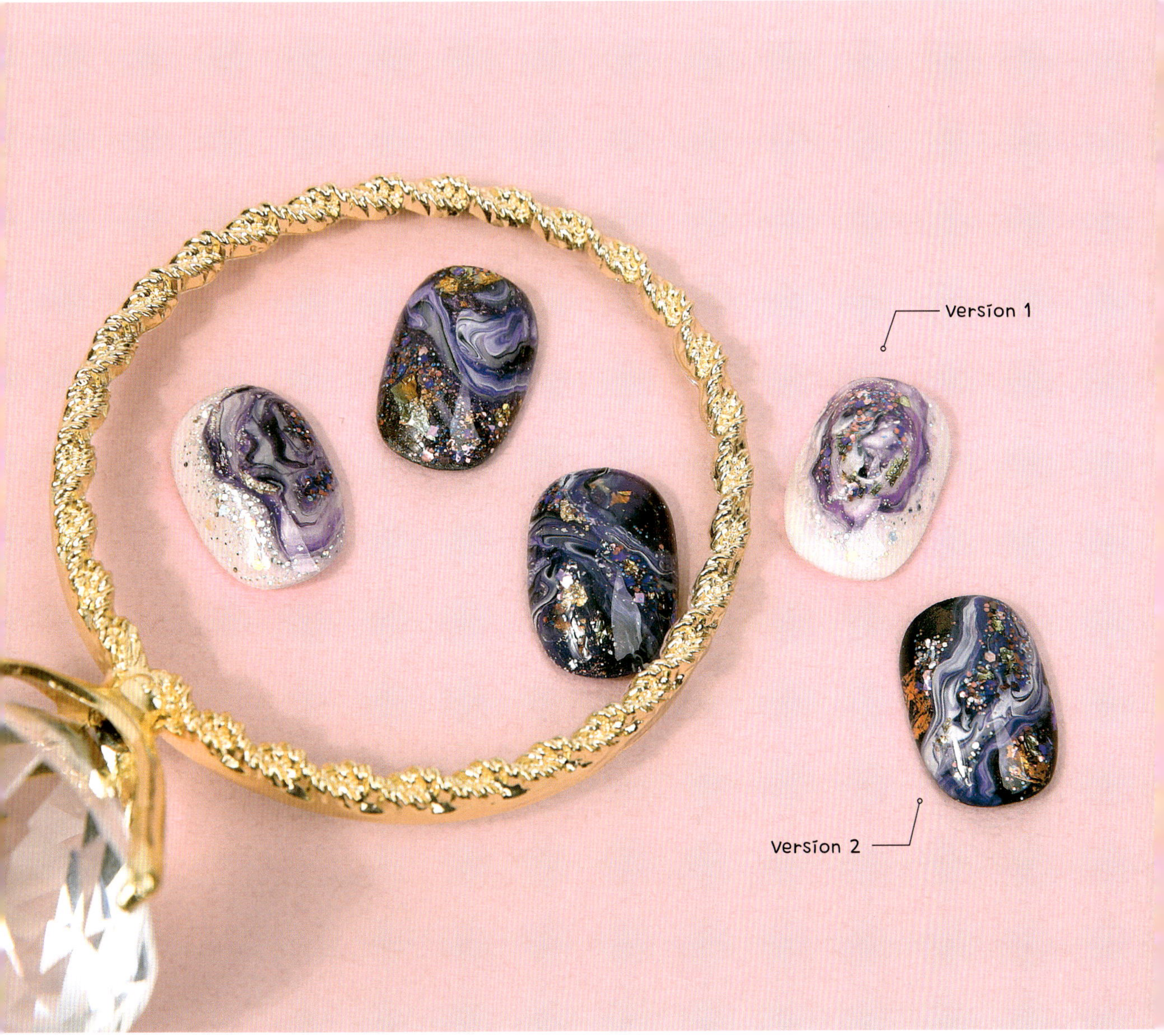

Version 1
Version 2

퀴니 에듀케이터 박진하

Version ❶

🧰 재료와 도구

젤
- QUEENNY 장수 베이스젤
- QUEENNY 컬러젤 067 화이트 시럽
- QUEENNY 컬러젤 034 다크 딥 마젠타
- QUEENNY 컬러젤 068 베이지 시럽
- QUEENNY 컬러젤 075 화이트
- QUEENNY 컬러젤 080 블랙
- QUEENNY 컬러젤 088 미러 골드
- QUEENNY 컬러젤 081 오팔 드림
- QUEENNY 조청 클리어젤
- QUEENNY 핸디 탑젤

브러시
- 타티 브러쉬 쁘렌땅(롱라이너)
- 화홍 네일아트 브러쉬 젤 플랫 26

기타 재료
- 포칫네일 코사노이 매직툴 프로 A타입

💅 디자인하는 법

1

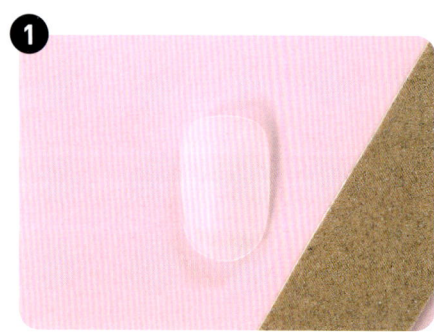

파일을 사용해 자연 손톱의 길이와 모양을 조절한 다음 표면의 유, 수분을 제거한다.

2

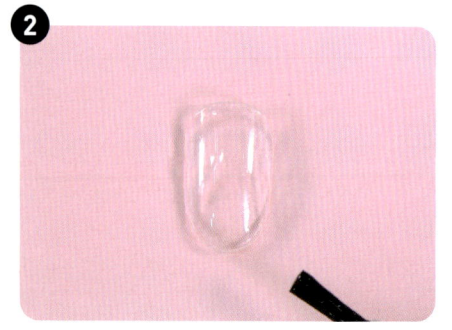

베이스젤을 전체적으로 바른 다음 LED 30초 큐어한다.

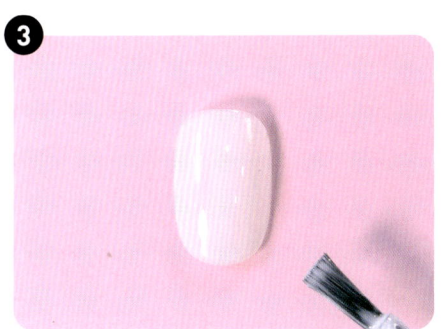

흰색 시럽젤(067)을 전체적으로 바른 다음 LED 30초 큐어한다.

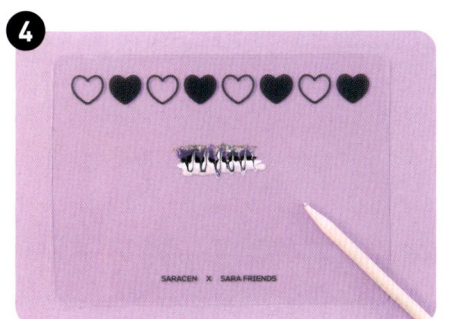

마블에 사용할 컬러(034 / 068 / 075 / 080 / 088)를 파레트에 한 줄씩 덜어 두고 툴이나 우드 스틱으로 마블링해 준다.

TIP 컬러들의 경계를 살리며 마블을 한다.

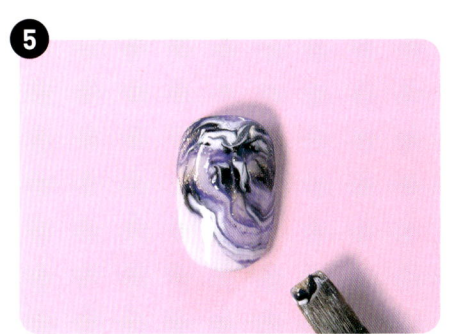

플랫 브러시로 컬러를 떠서 원하는 위치에 끌어 내리듯 올려 준 후 LED 60초 큐어한다.

TIP 너무 두껍게 올리면 내부에 큐어가 안 되는 부분이 생길 수 있으니 두꺼운 부분은 브러시를 사용해 가볍게 끌어 내리며 펴서 발라 두께를 조절해 준다.

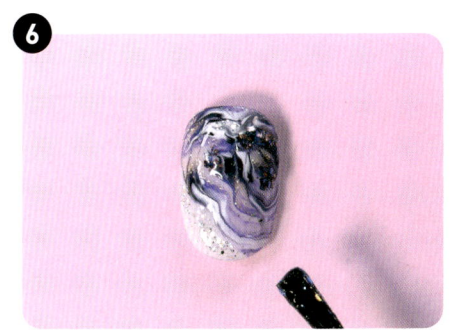

흰색 시럽젤 부분에 글리터젤(081)을 올려 준 후 LED 30초 큐어한다.

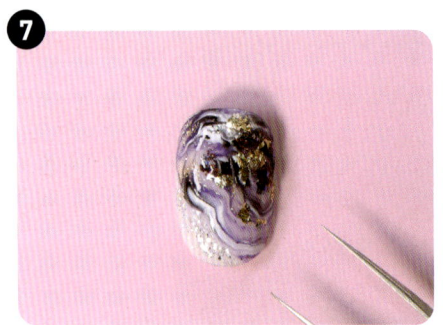

마블 위 원하는 위치에 금박을 올려 준다.

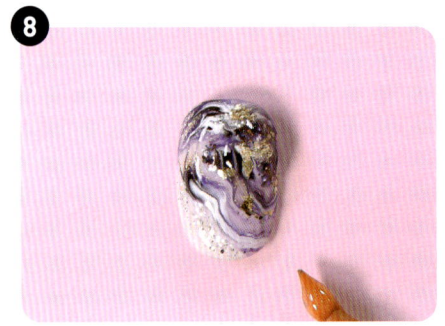

점도가 되직한 클리어젤로 툴을 사용하여 마블에 두께감을 만들어 준 후 LED 30초 큐어한다.

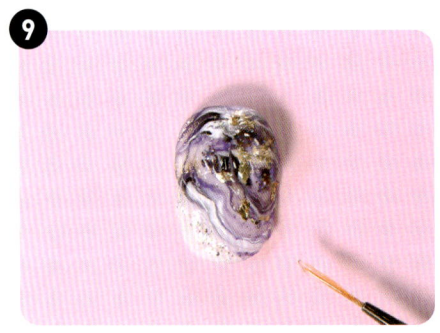

세필 브러시로 클리어젤을 사용하여 마블 라인에 한 번 더 올려 준 후 LED 30초 큐어한다.

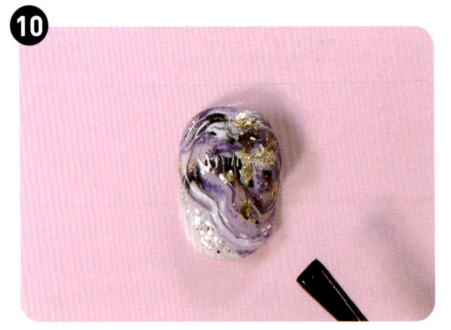

탑젤을 전체적으로 바른 다음 LED 60초 큐어한다.

Version ❷

🧴 재료와 도구

젤
- QUEENNY 장수 베이스젤
- QUEENNY 컬러젤 080 블랙
- QUEENNY 미션 클리어젤
- QUEENNY 컬러젤 034 다크 딥 마젠타
- QUEENNY 컬러젤 068 베이지 시럽
- QUEENNY 컬러젤 075 화이트
- QUEENNY 컬러젤 088 미러 골드
- QUEENNY 컬러젤 096 퍼플 글리터
- QUEENNY 핸디 탑젤

브러시
- 화홍 네일아트 브러쉬 젤 플랫 26
- 타티 브러쉬 쁘렌땅(롱라이너)

기타 재료
- 사라센 사라프렌즈 파일시리즈(반달 버퍼 -100/180그릿)
- 포칫네일 코사노이 매직툴 프로 A타입
- 사라센 트위저 중급형 일자형 핀셋 VETUS ESD-10
- 파셋 아트호일(A01)
- 사라센 금박 글리터 1
- 사라센 머메이드 더스트 브러쉬

💅 디자인하는 법

1

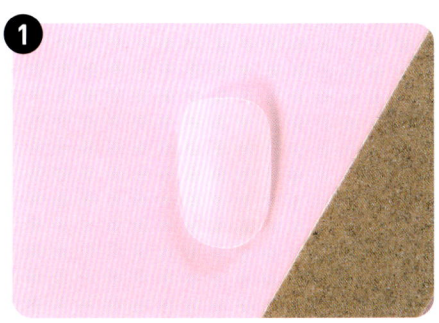

파일을 사용해 자연 손톱의 길이와 모양을 조절한 다음 표면의 유, 수분을 제거한다.

2

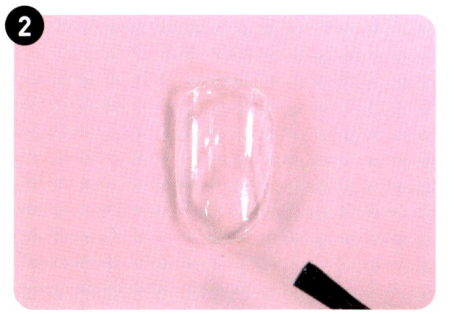

베이스젤을 전체적으로 바른 다음 LED 30초 큐어한다.

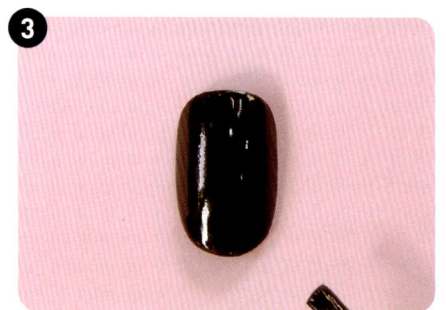

검정색 젤(080)을 전체적으로 바른 다음 LED 60초 큐어한다.

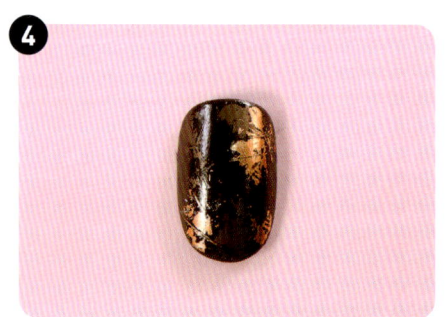

컬러의 미경화젤을 사용하여 필름을 찍어 준다.

TIP 필름을 구겨서 사용해 주면 더 자연스럽게 찍어 낼 수 있다.

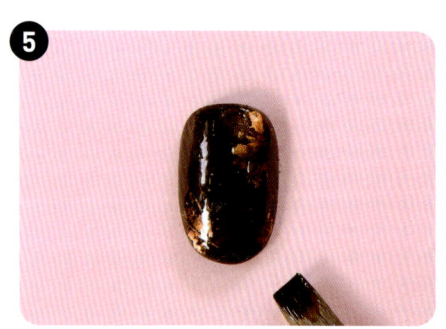

깊이감을 주기 위해 검정색 젤에 클리어젤을 섞어 바른 다음 LED 60초 큐어한다.

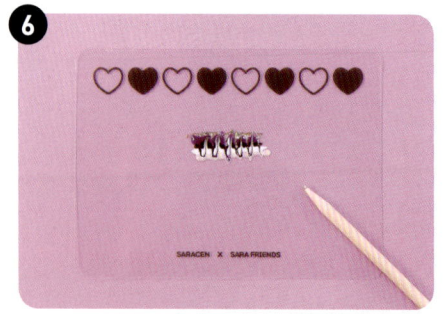

마블에 사용할 컬러(034 / 068 / 075 / 088)를 파레트에 한 줄씩 덜어 두고 툴이나 우드 스틱으로 마블링해 준다.

TIP 컬러들의 경계를 살리며 마블을 한다.

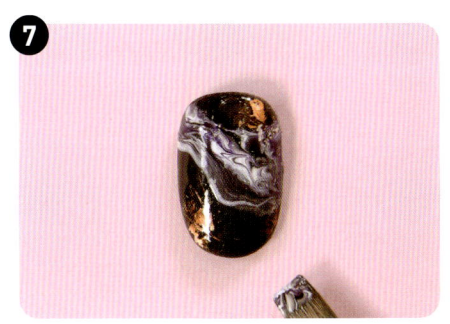

플랫 브러시로 떠서 원하는 위치에 끌어 내리듯 올려 준 후 LED 60초 큐어한다.

TIP 너무 두껍게 올리면 내부에 큐어가 안 되는 부분이 생길 수 있으니 두꺼운 부분은 브러시를 사용해 가볍게 끌어 내리며 펴서 발라 두께를 조절해 준다.

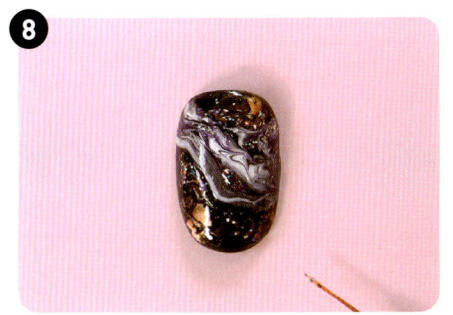

세필 브러시를 사용하여 다양한 크기와 컬러의 글리터 입자들(096)을 마블과 배경 경계에 올려 준 후 LED 30초 큐어한다.

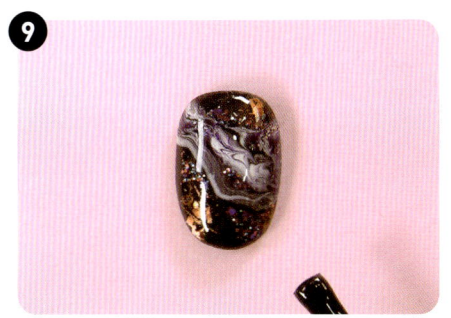

클리어젤을 전체적으로 바른 다음 LED 30초 큐어한다.

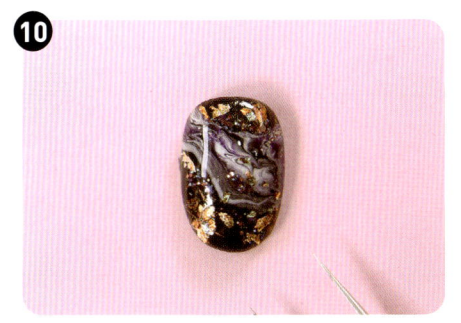

미경화젤 위에 금박을 올려 주어 아랫쪽 필름과의 깊이감을 준다.

Chapter 2 아트

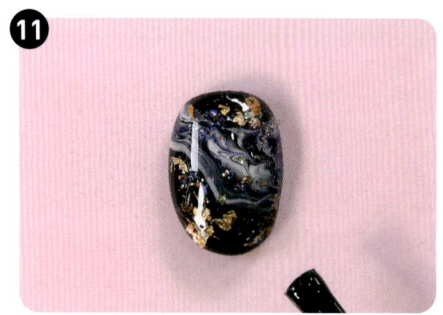

클리어젤을 전체적으로 바른 다음 LED 30초 큐어한다.

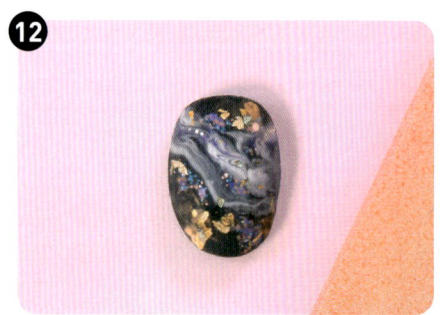

젤클렌저를 사용해 미경화젤을 닦고 표면을 샌딩한 후 더스트를 털어 준다.

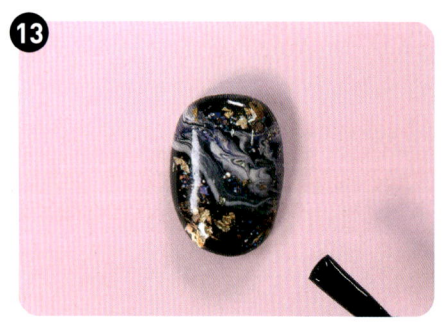

탑젤을 전체적으로 바른 다음 LED 30초 큐어한다.

Winter 4

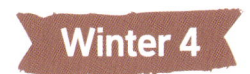

금박 마블

Gold Foil Marble

디자인영상보기

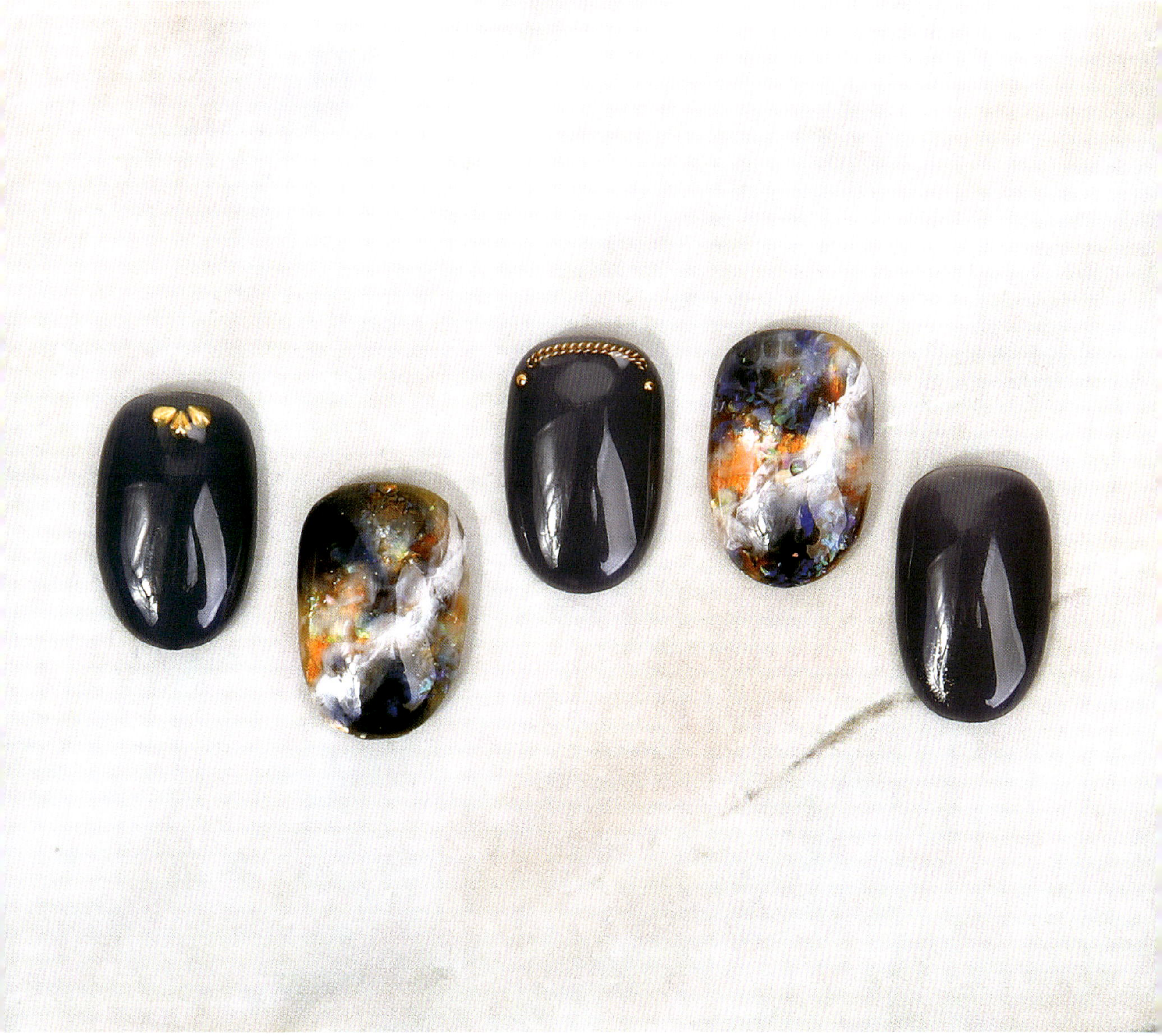

프롬더네일 에듀케이터 최지원

🛍 재료와 도구

젤
- 프롱더네일 거머리베이스
- 프롱더네일 거머리탑젤
- 프롱더네일 논 와이프 클리어젤
- 프롱더네일 컬러젤 NO.052(화이트)
- 프롱더네일 엔티크 시럽 FS02
- 프롱더네일 엔티크 시럽 FS04
- 프롱더네일 엔티크 시럽 FS01

브러시
- 프롱더네일 브러쉬 3종(LINE01)
- 프롱더네일 브러쉬 3종(OBLIQUE01)

기타 재료
- 사라센 사라프렌즈 파일시리즈(파쵸 우드(소프트타입) / 사라프렌즈 반달 버퍼(100/180그릿))
- 사라센 금박 글리터 1
- 네일스케치 난사 글리터(10.오팔믹스)

🔨 디자인하는 법

1

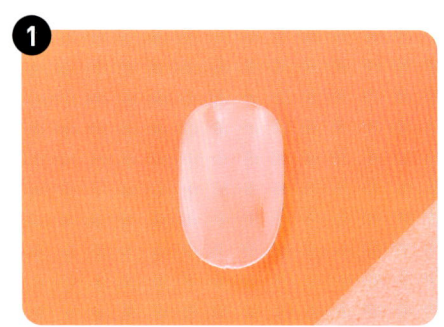

파일을 사용해 자연 손톱의 길이와 모양을 조절한 다음 표면의 유, 수분을 제거한다.

2

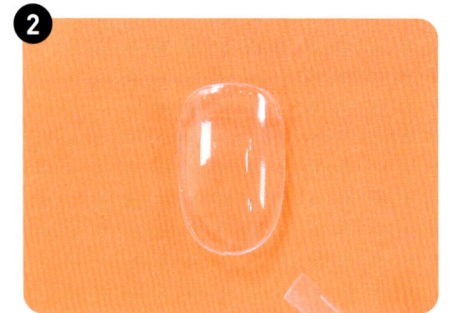

베이스젤을 전체적으로 바른 다음 LED 30초 큐어한다.

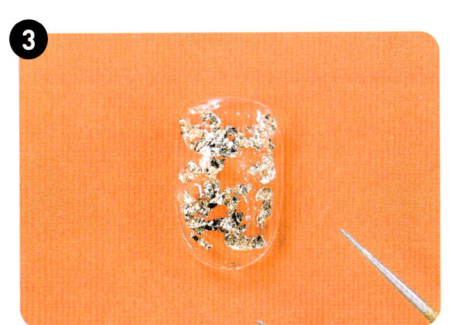

클리어젤을 전체적으로 바른 다음 금박을 부분적으로 채워 넣어 준 후 LED 60초 큐어한다.

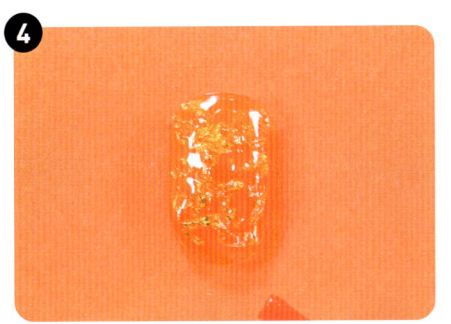

주황색 시럽젤(FS02)을 전체적으로 바른 다음 LED 60초 큐어한다.

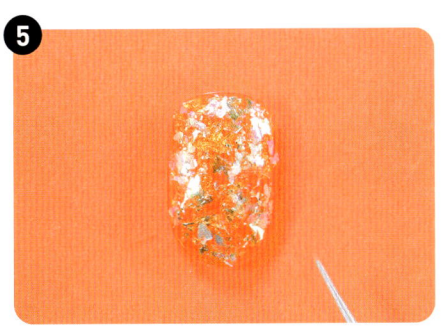

깊이감을 위해 클리어젤 전체적으로 바른 다음 빈 곳에 글리터를 올려 준 후 LED 60초 큐어한다.

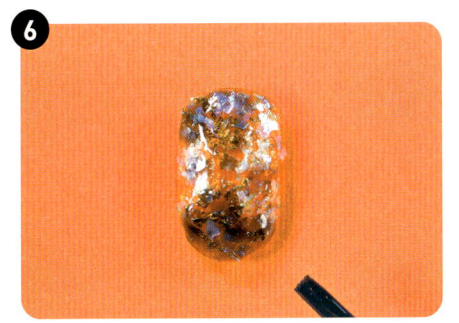

부분적으로 파란색 시럽젤(FS04)을 바른 다음 LED 60초 큐어한다.

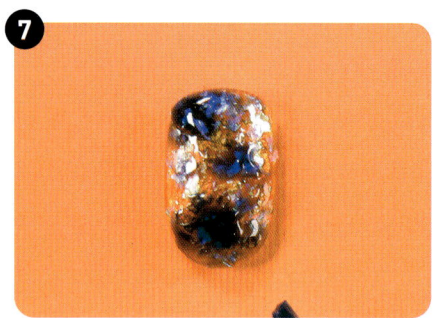

6번 과정을 반복한다.

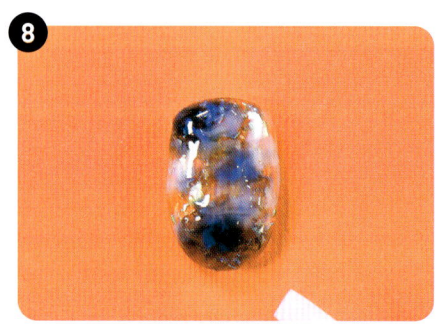

마블 라인이 들어갈 부분에 흰색 시럽젤(FS01)을 바른 다음 LED 30초 큐어한다.

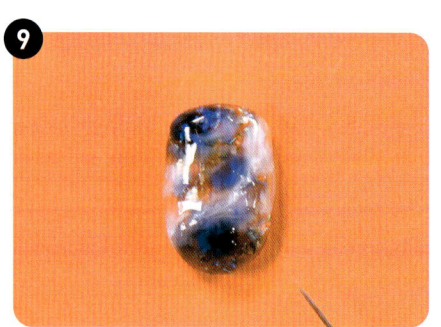

흰색 시럽젤 위에 흰색 젤(NO.052)로 라인을 그려 준 후 LED 30초 큐어한다.

> **TIP** 브러시에 힘을 주어 모를 눌러 주며 굵은 선과 얇은 선 모두 골고루 그려 준다.

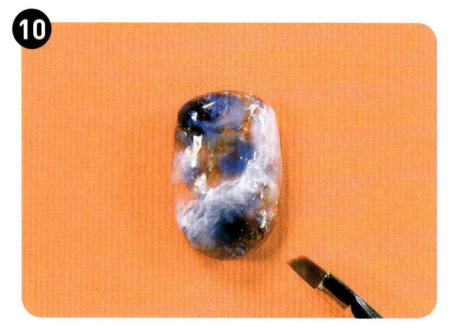

미흡한 라인이나 정리해야 할 부분이 있다면 사선 브러시로 한 번 더 수정한 뒤 LED 30초 큐어한다.

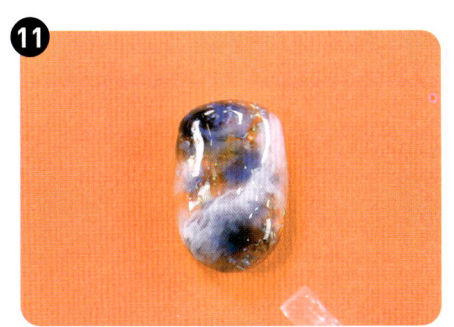

클리어젤을 전체적으로 바른 다음 LED 60초 큐어한다.

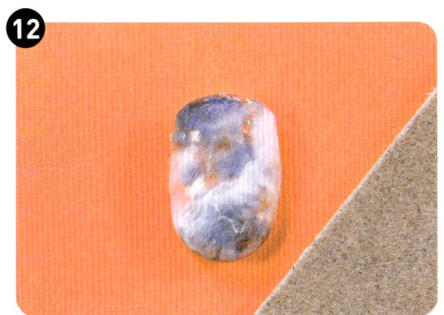

파일로 표면을 정리해 준다.

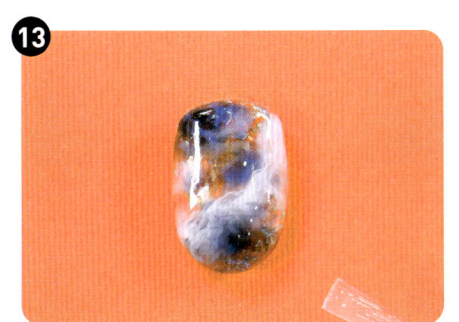

탑젤을 전체적으로 바른 다음 LED 60초 큐어한다.

디자인 영상 보기

Winter 5

펄 앤 마블라세

Pearl and Marblase

쿼니 에듀케이터 박진하

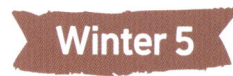

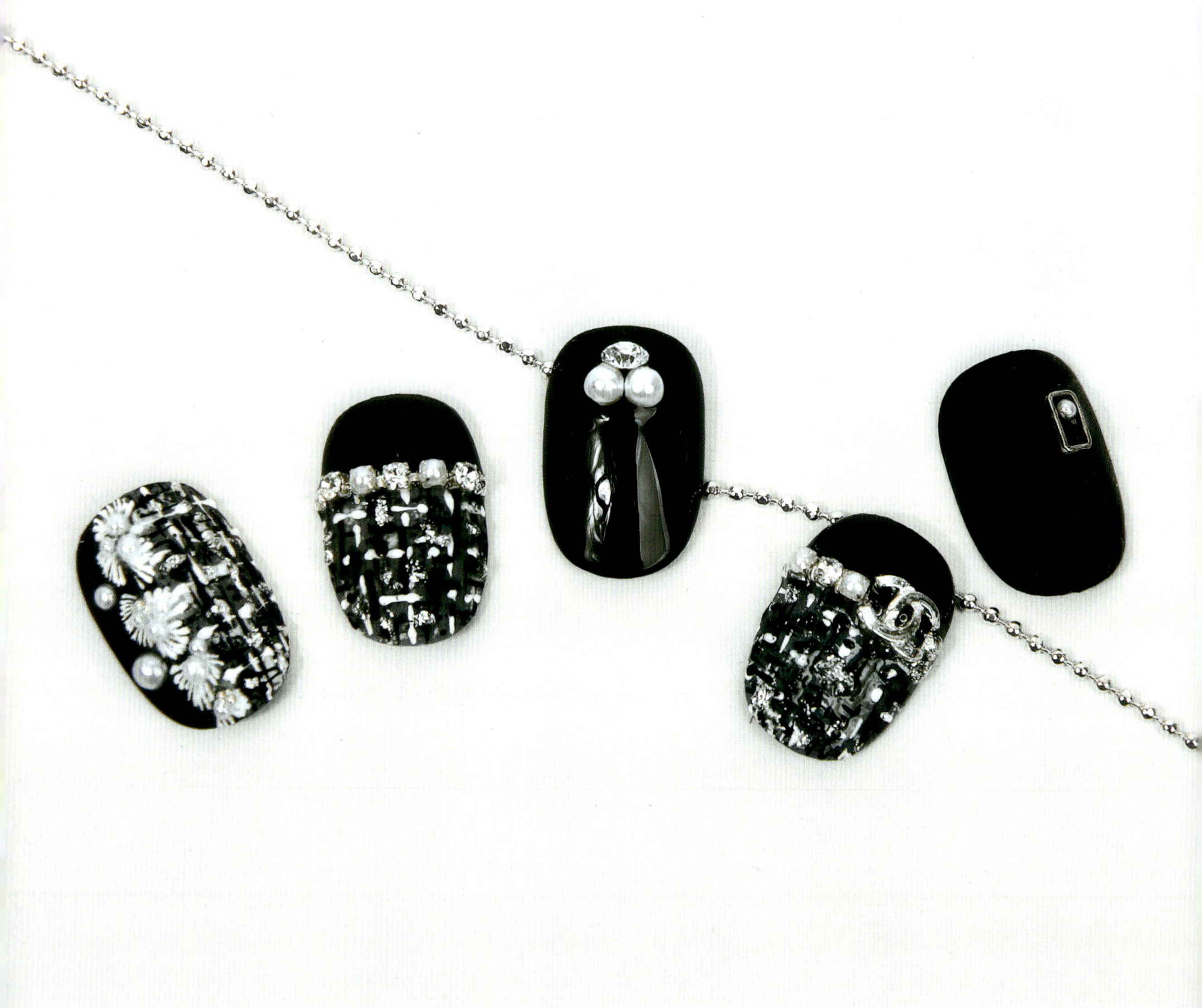

🧰 재료와 도구

젤
- QUEENNY 장수 베이스젤
- QUEENNY 컬러젤 078 딥 슬레이트 그레이
- QUEENNY 컬러젤 075 화이트
- QUEENNY 컬러젤 080 블랙
- QUEENNY 미션 클리어젤
- QUEENNY 통젤 W079(화이트)
- QUEENNY 통젤 W072(블랙)
- QUEENNY 통젤 GP084
- QUEENNY 터프 매트 탑젤
- QUEENNY 핸디 탑젤

브러시
- 타티 브러쉬 쁘렌땅(롱라이너)
- 켄지코 Crystal Gel Brush- 302 미디움 라이너 브러쉬

기타 재료
- 사라센 스펀지(그라데이션 솜)
- 사라센 트위저 중급형 일자형 핀셋 VETUS ESD-10

🌡 디자인하는 법

1

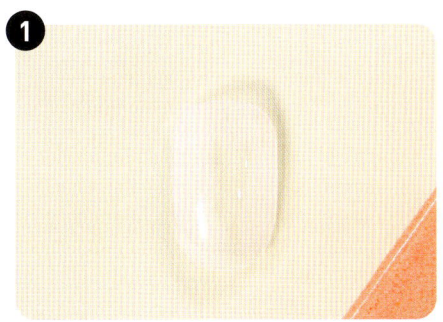

파일을 사용해 자연 손톱의 길이와 모양을 조절한 다음 표면의 유, 수분을 제거한다.

2

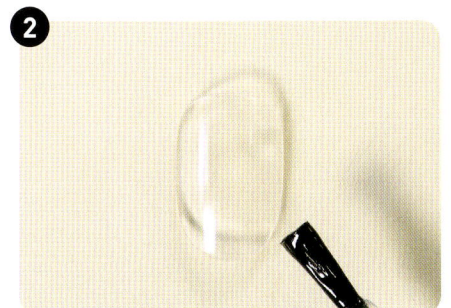

베이스젤을 전체적으로 바른 다음 LED 30초 큐어한다.

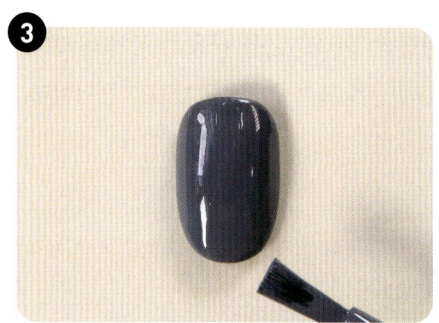

진한 회색 젤(078)을 전체적으로 바른 다음 LED 30초 큐어한다.

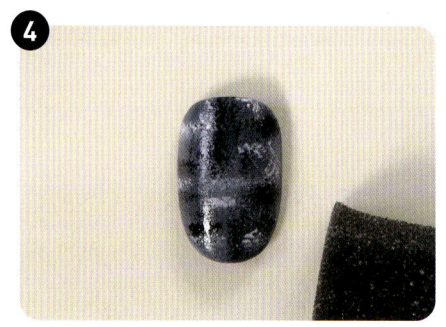

스펀지를 사용해 흰색(075), 검정색 젤(080)로 교차되도록 찍어 준 다음 LED 30초 큐어한다.

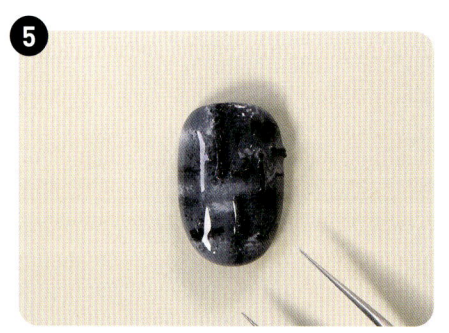

클리어젤을 전체적으로 바른 다음 길이 및 두께가 다른 실을 세로의 2/3 정도 부분적으로 가로, 세로 올려 준 후 LED 60초 큐어한다.

> **TIP** 간격이 일정하지 않게 실을 올려 준다.

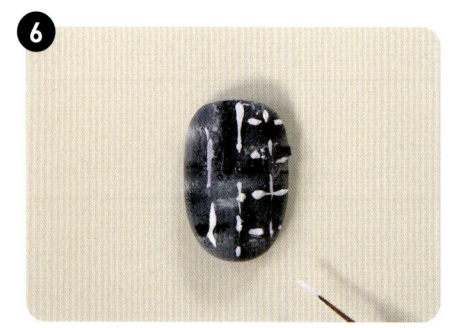

되직한 점도의 흰색 젤(W079)을 사용해 균일한 간격의 규칙적으로 교차된 선을 그려 준 후 LED 40초 큐어한다.

> **TIP** 단정한 느낌의 트위드를 표현하기 위해 흰색 젤만 규칙적인 간격으로 그려 준다.

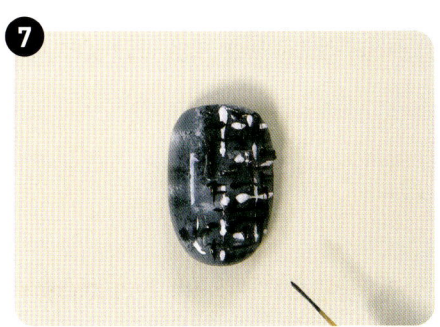

되직한 점도의 검정색 젤(W072)을 사용해 굵기와 길이가 다른 선들을 흰색 사이에 그려 준 후 LED 30초 큐어한다.

> **TIP** 흰색 선이 두꺼운 곳은 검정색 선으로 교차되게 그려 주면 자연스러운 느낌을 줄 수 있다.

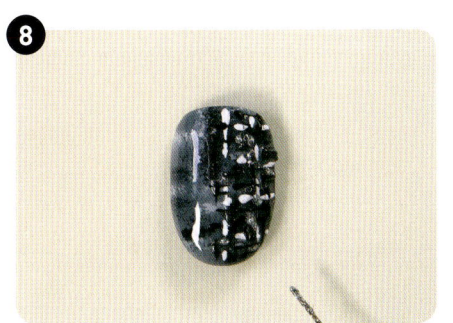

글리터젤(GP084)을 사용해 부분적으로 포인트를 준 후 LED 30초 큐어한다.

> **TIP** 뭉쳐 있거나 비어 있는 부분 위주로 불규칙적인 모양으로 그려 주며, 한쪽에 치우치지 않도록 구도를 생각하며 그린다.

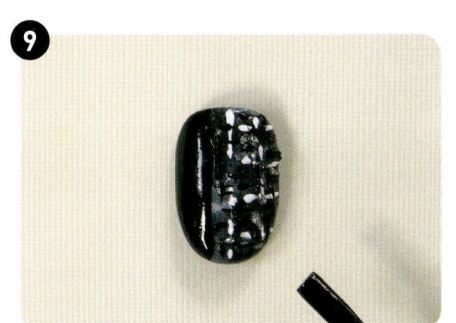

왼쪽의 선을 그리지 않은 1/3 정도에 검정색 젤을 바른 다음 LED 30초 큐어한다.

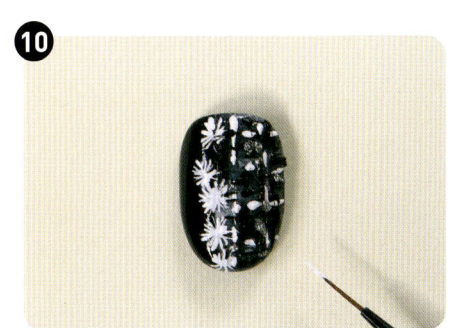

흰색 꽃을 검정색과 트위드 패턴의 경계에 그려 준 후 LED 30초 큐어한다.

> **TIP** 꽃의 크기가 동일하지 않고 일직선에 놓이지 않도록 그려 준다.

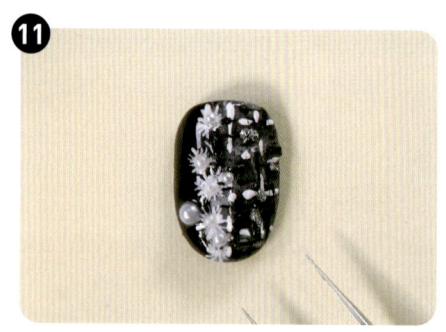

진주를 올릴 부분에 클리어젤을 바른 다음, 꽃 중심과 주변에 진주를 올려 데코한 후 LED 30초 큐어한다.

TIP 유지력을 위해 진주 주변은 오버레이를 해 준다.

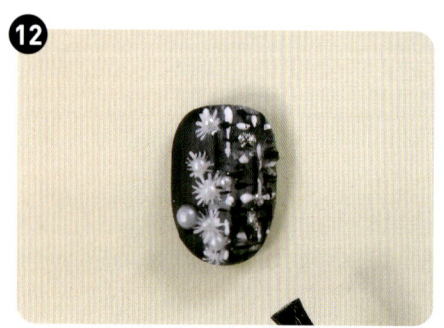

매트 탑젤을 전체적으로 얇게 바른 다음 LED 30초 큐어한다.

TIP 트위드의 질감 표현을 위해 얇게 발라 준다.

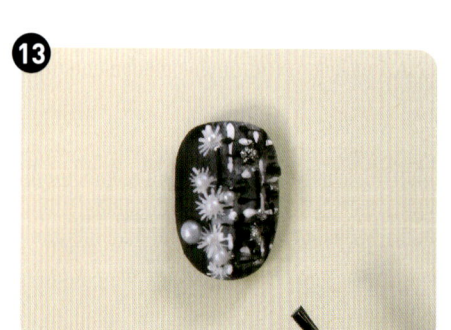

논와이프 탑젤을 사용해 은색 실부분에 발라 유광으로 포인트를 살린 후 LED 40초 큐어한다.

Winter 6

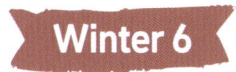

까메오 하운드 투스

Caméo Hound Tooth

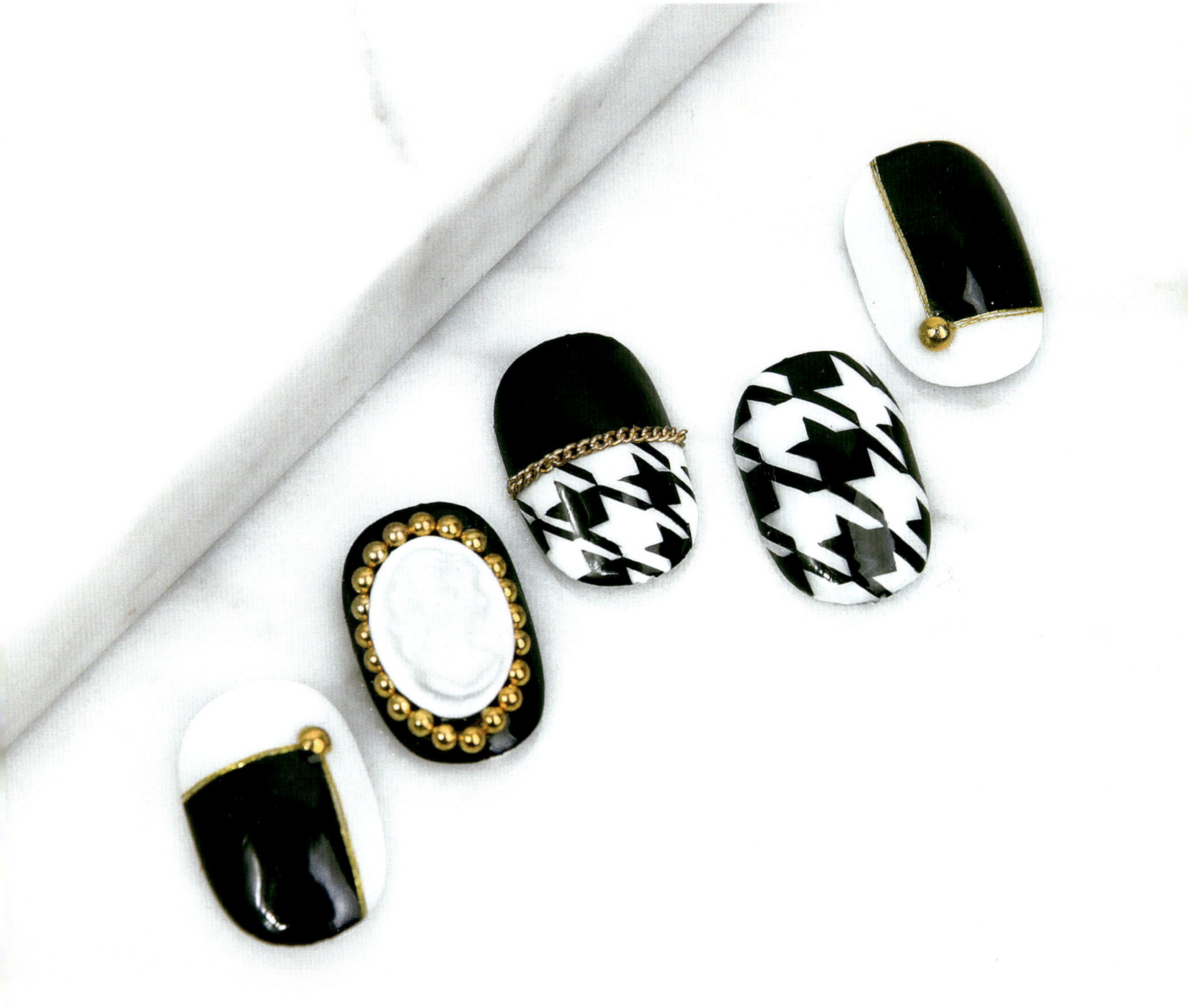

사라센 에듀케이터 김지은

🧰 재료와 도구

젤
- `그라시아` 지젤리 베이스젤
- `그라시아` 지젤리 탑젤
- `그라시아` 티아라 리얼 라이너젤 세트
- `그라시아` 티아라 다이아 빌더젤
- `그라시아` 진비컬렉션 아이비컬러 블랙

브러시
- `그라시아` 아트 브러쉬 0.5

기타 재료
- `사라센` 말랑이 몰드 16

🔨 디자인하는 법

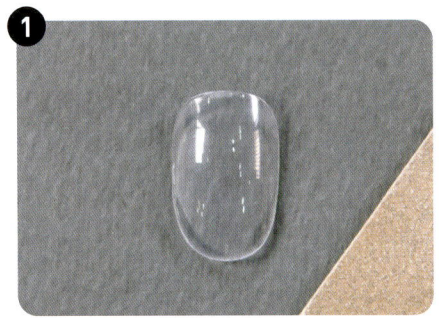

1 파일을 사용해 자연 손톱의 길이와 모양을 조절한 다음 표면의 유, 수분을 제거한다.

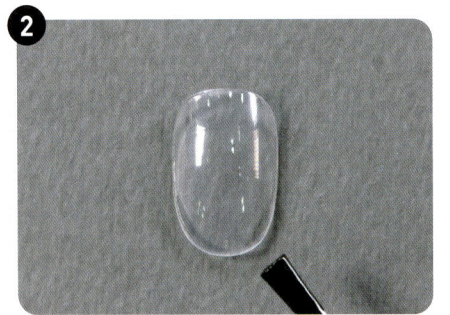

2 베이스젤을 전체적으로 바른 다음 LED 20초 큐어한다.

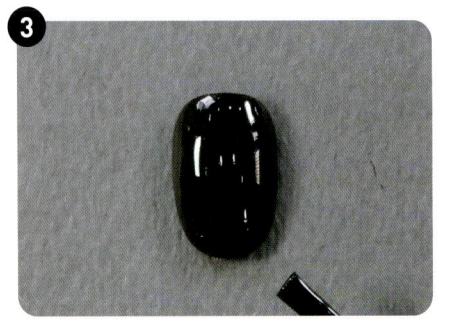

3 검정색 젤(아이비컬러 블랙)을 전체적으로 바른 다음 LED 30초 큐어한다.

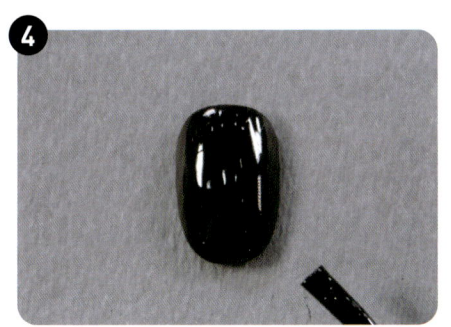

3번 과정을 반복한다.

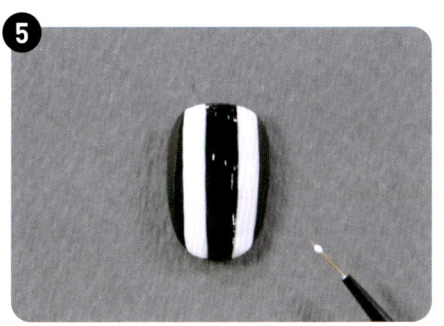

라이너젤 세트로 간격이 일정하게 세로 라인을 그려 준 후 LED 30초 큐어한다.

TIP 일정한 간격이여야 일정한 패턴으로 완성된다.

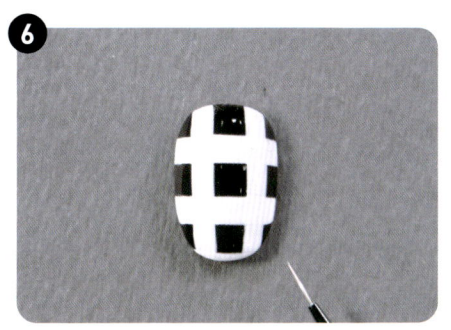

세로 라인에 맞춰 가로 라인을 일정한 간격으로 그려 준 후 LED 30초 큐어한다.

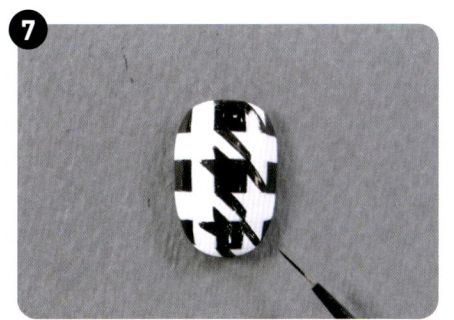

검정색 정사각형에 삼각형과 사다리꼴을 같은 크기로 그려 하운드 체크를 그려 준 후 LED 30초 큐어한다.

TIP 한 번에 그리는 것보다 한 줄을 먼저 완성하여 간격을 맞춘 후 전체적으로 완성하는 것이 수월하다.

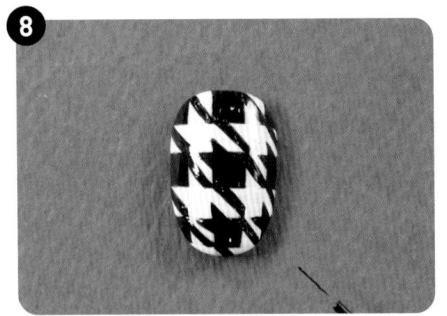

나머지 부분도 같은 방법으로 하운드 체크 패턴을 완성시켜 준 후 LED 30초 큐어한다.

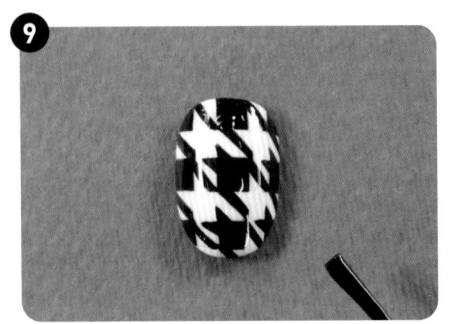

클리어젤을 전체적으로 바른 다음 LED 20초 큐어한다.

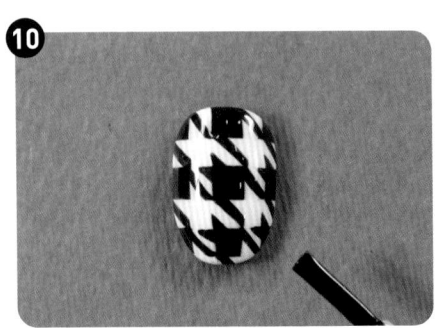

탑젤을 전체적으로 바른 다음 LED 20초 큐어한다.

디자인영상보기

Winter 7

미드나잇

Midnight

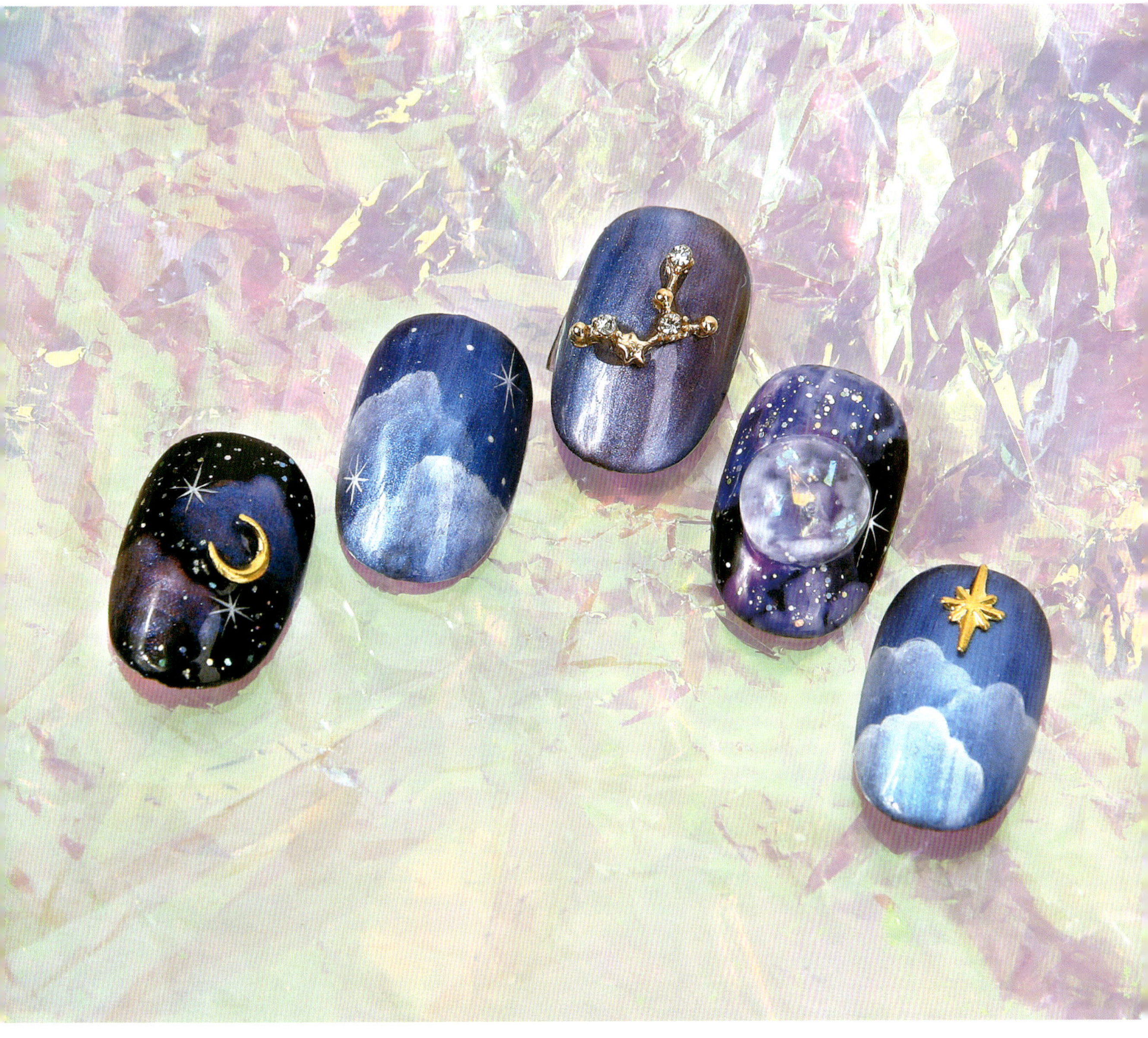

사라센 에듀케이터 김지은

🧴 재료와 도구

젤
- `프롬더네일` 거머리베이스
- `프롬더네일` 거머리탑젤
- `프롬더네일` 논 와이프 클리어젤
- `프롬더네일` 컬러젤 NO.051(블랙)
- `프롬더네일` 컬러젤 NO.052(화이트)
- `프롬더네일` 컬러젤 NO.037
- `프롬더네일` 컬러젤 NO.049

브러시
- `사라센` 크리스탈 세필 브러쉬
- `모스티브` 아트 브러쉬 #1호
- `사라센` 듀얼 브러쉬

기타 재료
- `사라센` 3 컬러 홀로그램 자잘 글리터
- `네일스케치` 오팔 도형 믹스 글리터 - 난사

🔖 디자인하는 법

1

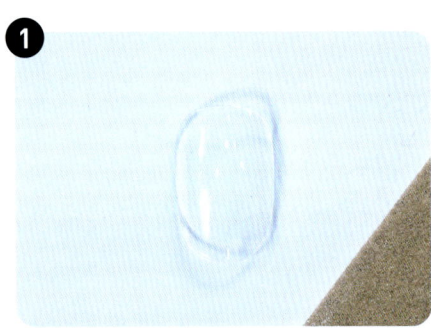

파일을 사용해 자연 손톱의 길이와 모양을 조절한 다음 표면의 유, 수분을 제거한다.

2

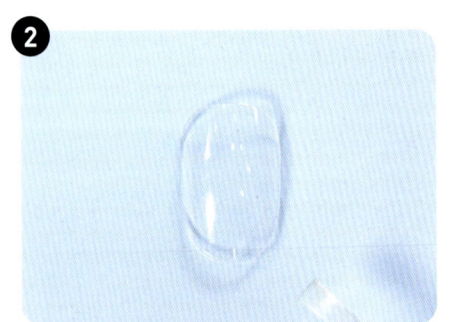

베이스젤을 전체적으로 바른 다음 LED 30초 큐어한다.

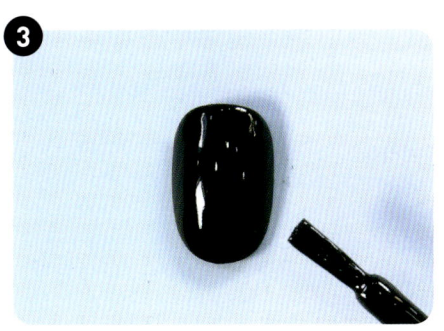

❸ 검정색 젤(NO.051)을 전체적으로 바른 다음 LED 60초 큐어한다.

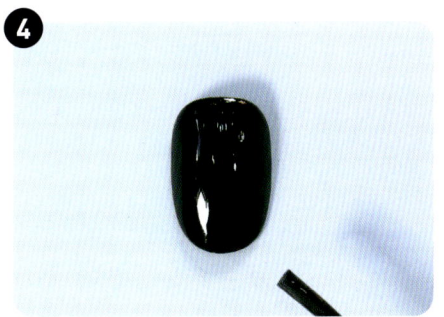

❹ 3번 과정을 반복한다.

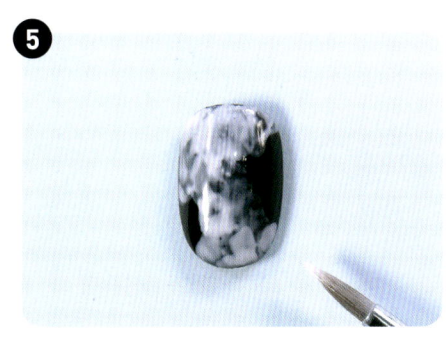

❺ 흰색 젤(NO.052)을 젤클렌저에 풀어 마블을 그려 준 후 LED 60초 큐어한다.

> **TIP** 젤에 젤클렌저를 섞으면 수채화 느낌을 낼 수 있다.

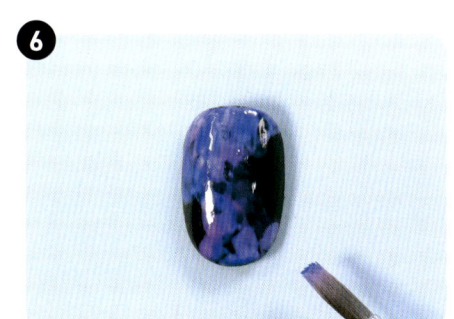

❻ 2가지 보라색 젤(NO.037 / NO.049)을 젤클렌저에 풀어 흰색 마블 위에 올려 준 후 LED 60초 큐어한다.

> **TIP** 컬러가 진한 부분은 젤클렌저가 묻은 브러시로 가볍게 두드려 경계를 풀어 준다.

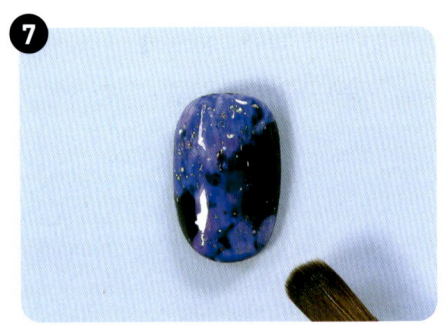

홀로그램 글리터를 클리어젤에 섞은 후 소량 올려 준 뒤 LED 60초 큐어한다.

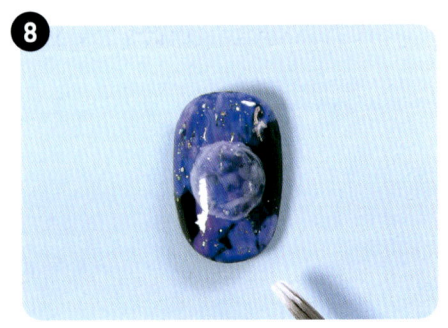

젤클렌저와 섞은 흰색 젤로 보름달을 그려 준 후 LED 60초 큐어한다.

TIP 큐어 전 젤클렌저를 보름달에 조금씩 떨어뜨려 보름달의 분화구를 표현한다.

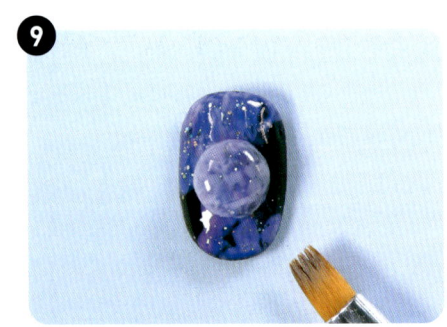

클리어젤을 보름달 위에 동그랗게 돔을 올려 준 뒤 빠르게 LED 60초 큐어한다.

TIP 퍼지지 않고 봉긋함을 표현하기엔 점도가 되직한 클리어젤을 추천한다.

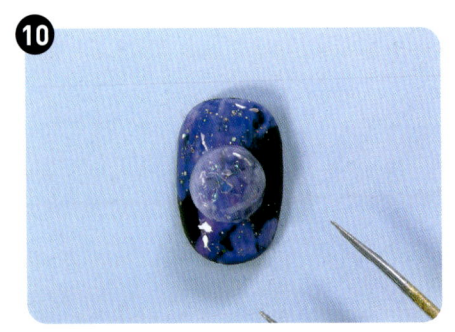

클리어젤을 돔 부분에 바른 다음 난사 글리터를 소량만 올려 준 뒤 LED 60초 큐어한다.

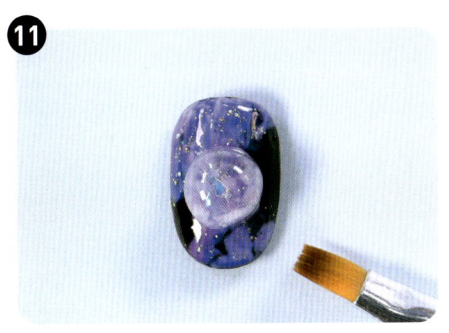

클리어젤로 보름달을 한 번 더 오버레이한 후 LED 60초 큐어한다.

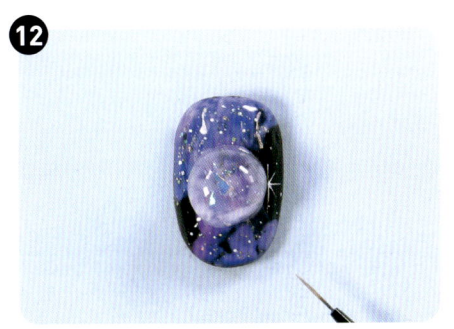

흰색 젤로 작은 점을 찍어 별들을 표현하고, 별빛을 그려 준 후 LED 60초 큐어한다.

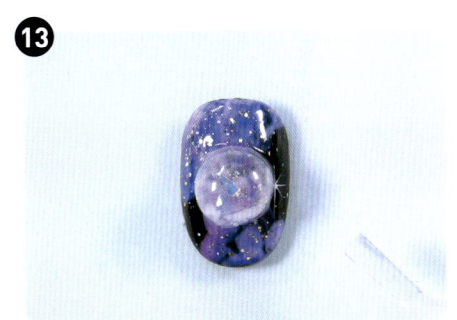

탑젤을 전체적으로 바른 다음 LED 60초 큐어한다.

Winter 8

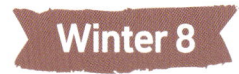

스티치 큐티

Stitch cuty

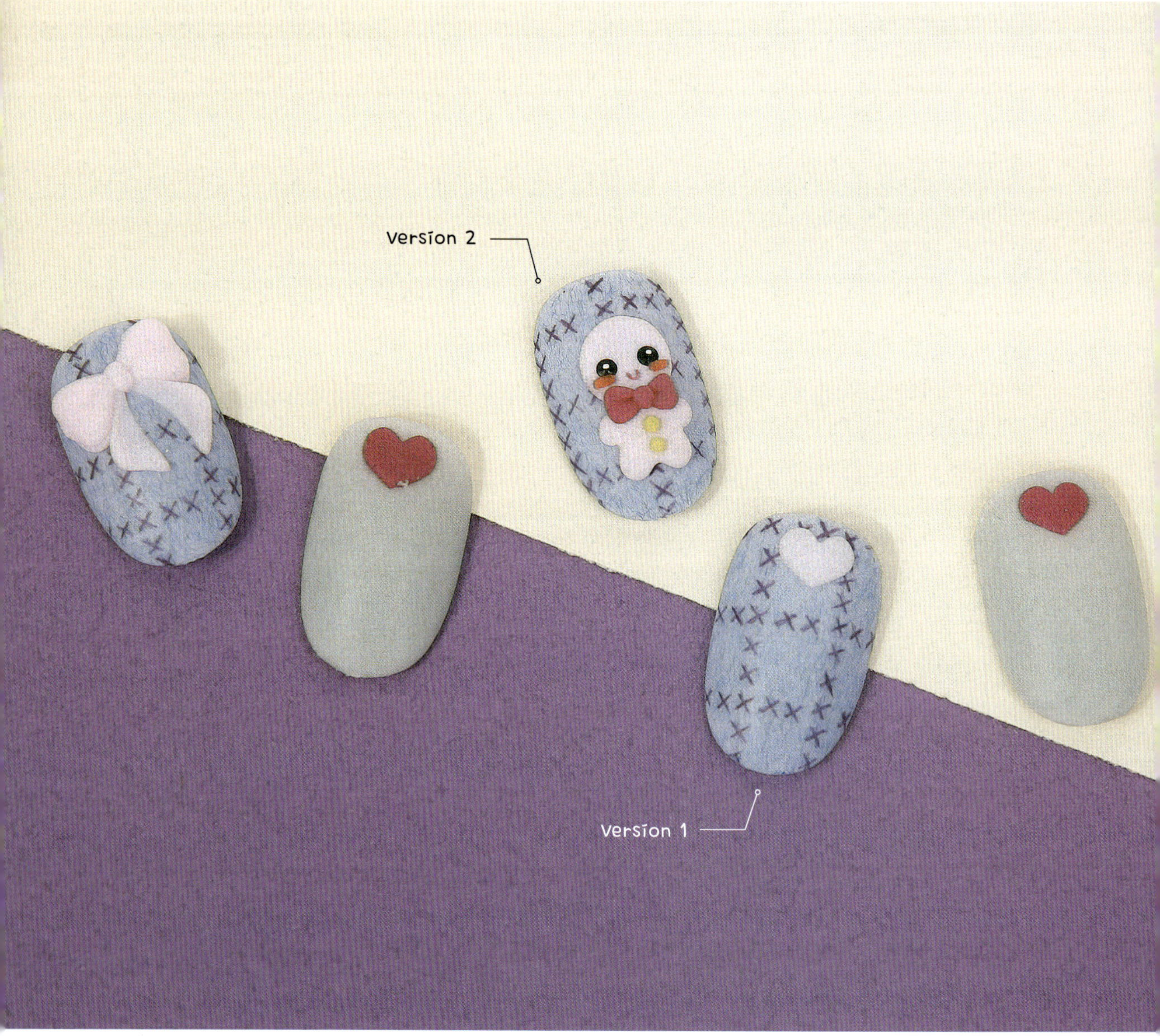

Version 2
Version 1

그라시아 에듀케이터 김혜진

Version ❶

🧰 재료와 도구

젤
- 그라시아 지젤리 비트윈젤
- 그라시아 지젤리 베이스젤
- 그라시아 티아라 매트 탑 젤
- 그라시아 알파카 벨벳 시리즈(GCA-05)
- 그라시아 진비컬렉션 아이비컬러 〈크레센도〉 10종 시리즈 (JBI -011)
- 그라시아 티아라 마야 젤 GM-013

브러시
- 그라시아 젤 브러쉬 티아라 #4
- 그라시아 마야 젤 브러쉬

기타 재료
- 그라시아 오닉스 파일 180/240G
- 그라시아 티아라 버퍼 180/240G

💅 디자인하는 법

1

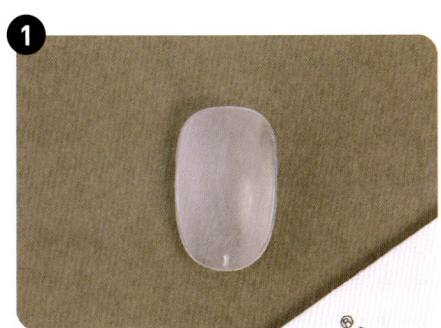

파일을 사용해 자연 손톱의 길이와 모양을 조절한 다음 표면의 유, 수분을 제거한다.

2

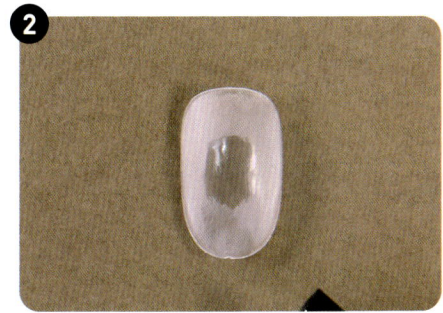

손톱 영양제를 중앙 부분에만 도포 후 자연 건조 30초 시켜 준다.

> **TIP** 자연 네일에 전체적으로 바르면 리프팅 현상이 일어날 수 있으니 반드시 자연 네일의 중앙에만 발라 준다.

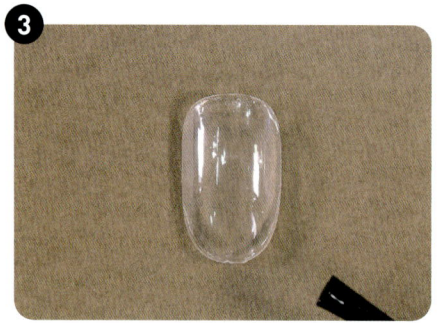

베이스젤을 전체적으로 바른 다음 LED 20초 큐어한다.

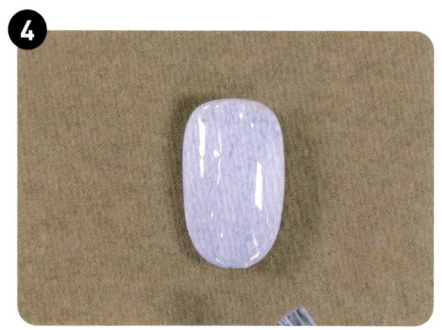

파란색 벨벳젤(GCA-05)을 전체적으로 바른 다음 LED 40초 큐어한다.

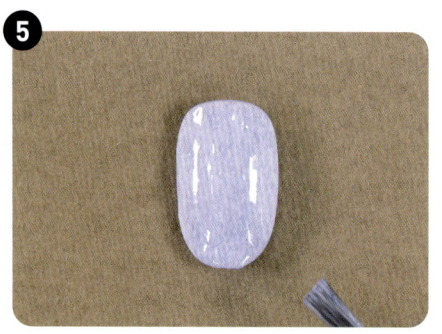

4번 과정을 반복한다.

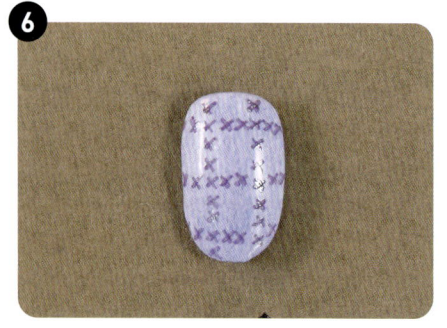

고동색 젤(JBI-011)을 브러시를 사용해 사선으로 찍어 스티치 체크 무늬를 그려 준 후 LED 30초 큐어한다.

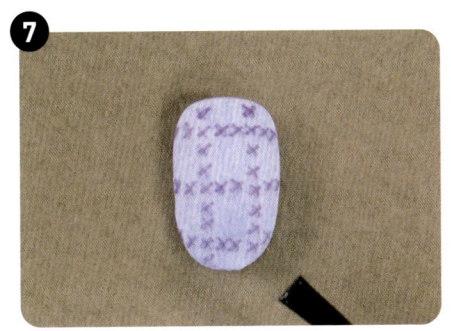

매트 탑젤을 전체적으로 바른 다음 LED 20초 큐어한다.

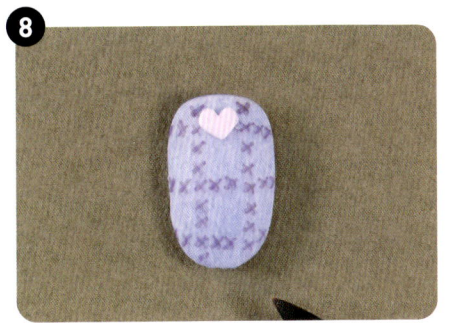

분홍색 엠보젤(GM-013)을 적당량 떠서 올린 후 브러시를 사용해 하트를 만들어 준 뒤 LED 60초 큐어한다.

Version ❷

🧴 재료와 도구

젤
- 그라시아 지젤리 비트윈젤
- 그라시아 지젤리 베이스젤
- 그라시아 티아라 매트 탑 젤
- 그라시아 알파카 벨벳 시리즈(GCA-05)
- 그라시아 티아라 마야 젤 GM-006
- 그라시아 티아라 마야 젤 GM-013
- 그라시아 티아라 마야 젤 GM-022
- 그라시아 티아라 마야 젤 GM-024
- 그라시아 젤리캣 & 티아라 세컨드 컬러젤(CTS-062)
- 그라시아 티아라 리얼 라이너젤 세트

브러시
- 그라시아 핸드 페인팅 젤 브러쉬 M
- 그라시아 마야 젤 브러쉬

기타 재료
- 마블스틱/도트봉 Marble Stick(우드재질)
- 그라시아 오닉스 파일 180/240G
- 그라시아 티아라 버퍼 180/240G

🧴 디자인하는 법

1

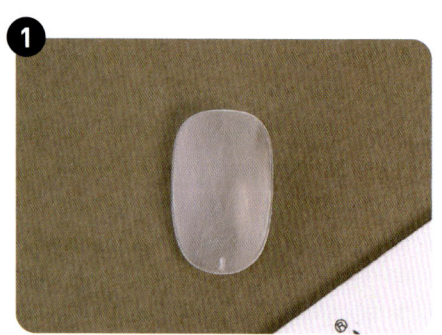

파일을 사용해 자연 손톱의 길이와 모양을 조절한 다음 표면의 유, 수분을 제거한다.

2

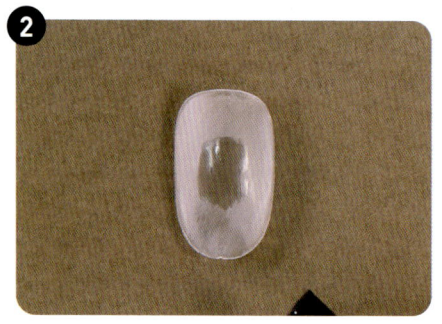

손톱 영양제를 중앙 부분에만 도포 후 자연 건조 30초 시켜 준다.

> **TIP** 자연 네일에 전체적으로 바르면 리프팅 현상이 일어날 수 있으니 반드시 자연 네일의 중앙에만 발라 준다.

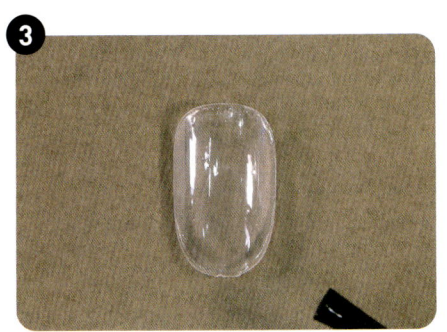

베이스젤을 전체적으로 바른 다음 LED 20초 큐어한다.

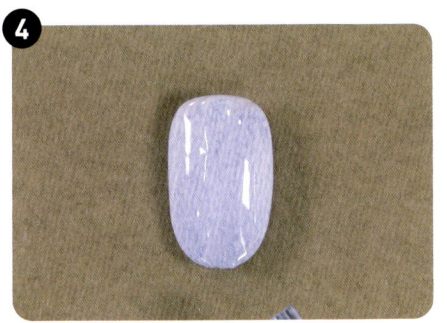

파란색 벨벳젤(GCA-05)을 전체적으로 바른 다음 LED 40초 큐어한다.

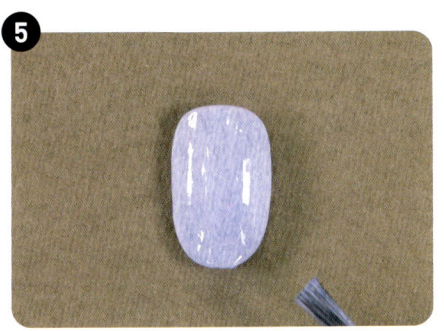

4번 과정을 반복한다.

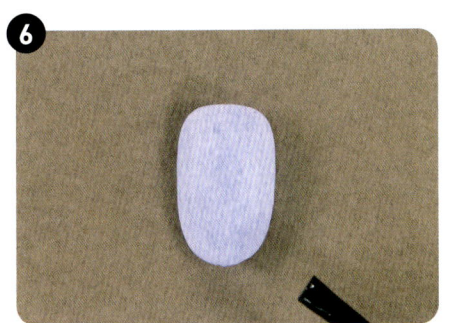

매트 탑젤을 전체적으로 바른 다음 LED 20초 큐어한다.

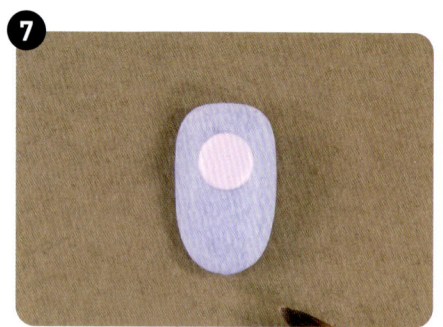

분홍색 엠보젤(GM-013)을 적당량 떠서 올려 준 다음 브러시를 사용해 머리 부분을 만들어 준 후 LED 10초 큐어한다.

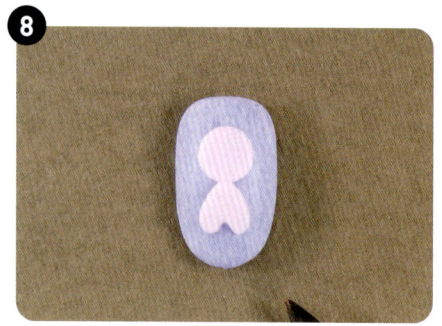

7번 과정과 동일한 방법으로 몸통, 다리 부분을 만든 다음 LED 10초 큐어한다.

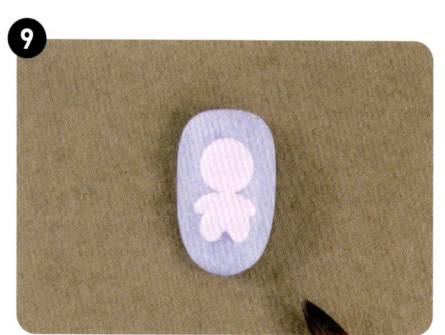

같은 방법으로 엠보젤 소량으로 두 볼을 떠서 팔 부분을 만든 다음 LED 10초 큐어한다.

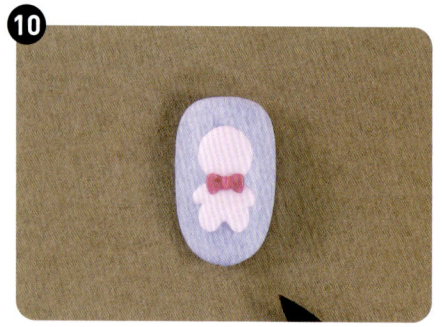

자주색 엠보젤(GM-022)을 **9**번 과정과 같은 방법으로 나비 타이를 만든 다음 LED 10초 큐어한다.

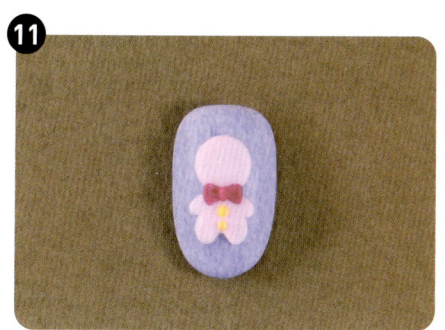

노랑색 엠보젤(GM-006)을 **9**번 과정과 같은 방법으로 단추를 만들어 준 후 각 LED 10초 큐어한다.

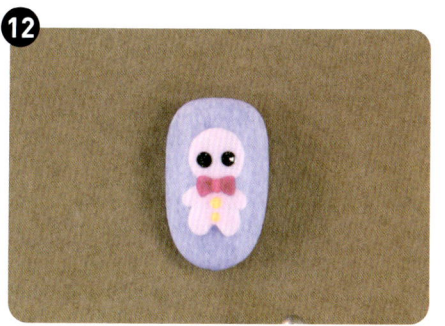

검정색 라인젤(라이너젤 세트)로 도트봉을 사용해 눈을 찍어 준 후 LED 30초 큐어한다.

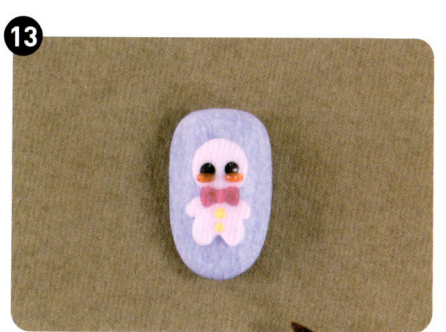

주황색 엠보젤(GM-024)을 **9**번 과정과 같은 방법으로 볼터치를 만들어 준 후 각 LED 10초 큐어한다.

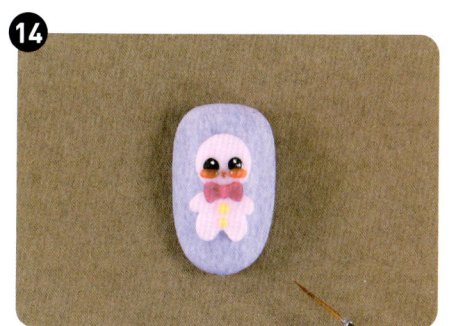

흰색 라인젤(라이너젤 세트)로 브러시를 사용해 눈동자를 찍어 준 후 LED 30초 큐어한다.

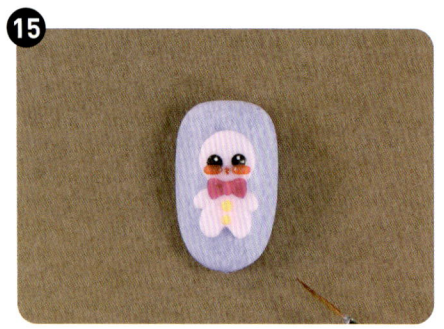

빨간색 젤(CTS-062)로 브러시를 사용해 입 부분을 그려준 후 LED 30초 큐어한다.

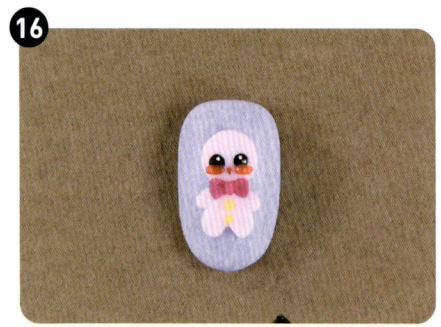

매트 탑젤을 엠보젤 위에만 바른 다음 LED 20초 큐어한다.

Winter 9

빈티지 포스트
Vintage Post

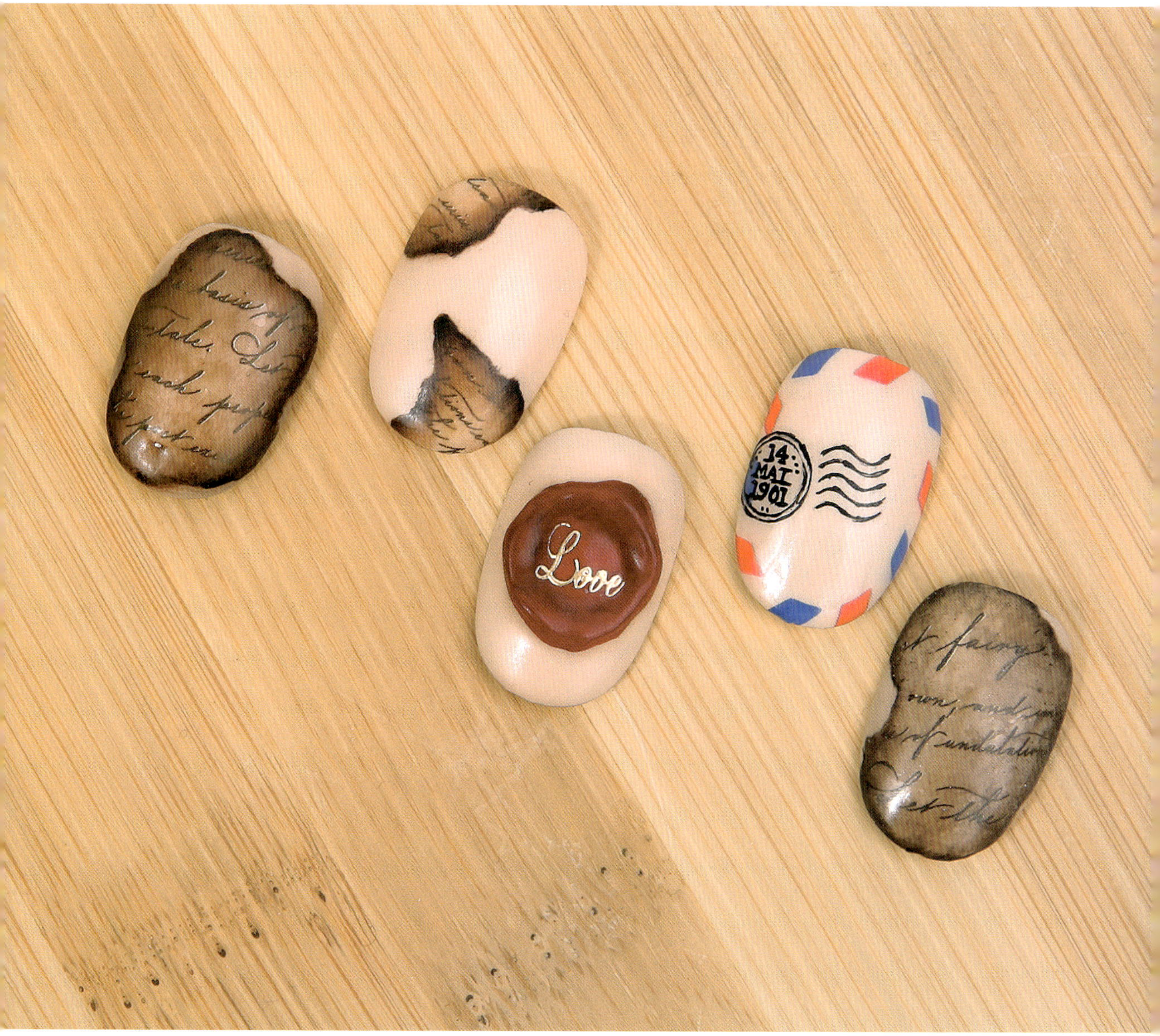

사라센 에듀케이터 문정현

Chapter 2 아트

🧴 재료와 도구

젤
- `QUEENNY` 장수 베이스젤
- `QUEENNY` 컬러젤 063 베이지
- `QUEENNY` 통젤 M064
- `QUEENNY` 통젤 M065
- `QUEENNY` 미션 클리어젤
- `QUEENNY` 컬러젤 116 카라멜라이즈
- `QUEENNY` 컬러젤 120 카라멜라이즈
- `QUEENNY` 통젤 W072(블랙)
- `QUEENNY` 터프 매트 탑젤
- `QUEENNY` 핸디 탑젤

브러시
- `사라센` 핑크 머메이드 브러쉬 5종 세트

기타 재료
- `파셋` 리얼 아트스티커 085

💅 디자인하는 법

1

파일을 사용해 자연 손톱의 길이와 모양을 조절한 다음 표면의 유, 수분을 제거한다.

2

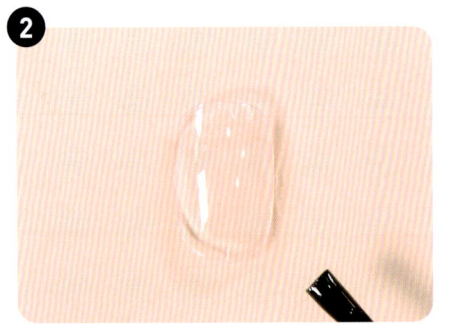

베이스젤을 전체적으로 바른 다음 LED 30초 큐어한다.

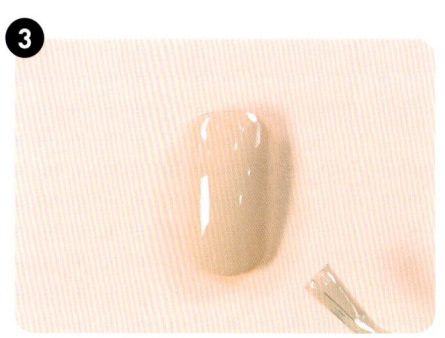

베이지색 젤(063)을 전체적으로 바른 다음 LED 30초 큐어한다.

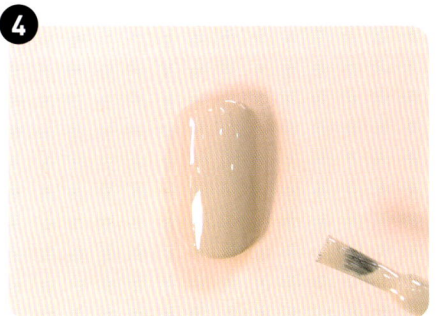

3번 과정을 반복한다.

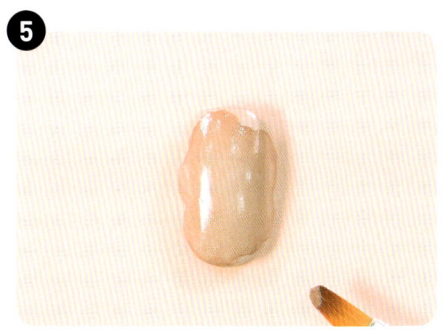

갈색 젤(M064)로 브러시를 사용해 그러데이션으로 종이의 탄 모양을 얇게 그려 준 후 LED 30초 큐어한다.

TIP 종이의 그을림을 표현하기 위해 가이드 라인을 잡아 준다.

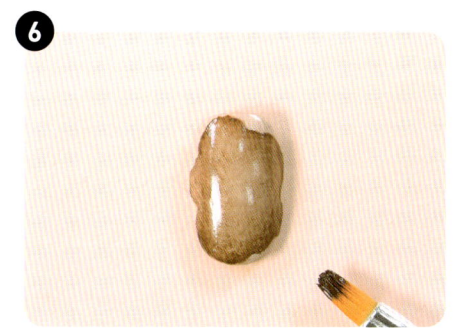

짙은 갈색 젤(M065)로 그을림의 깊이감을 더해 주도록 5번 과정과 동일하게 바른 다음 LED 30초 큐어한다.

TIP 오벌 브러시를 사용해 가이드 라인에 맞도록 음영을 표현해 준다.

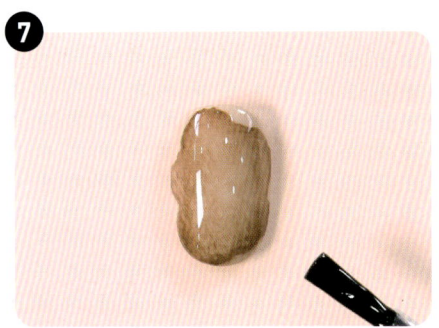

베이스젤을 전체적으로 얇게 발라 오버레이한 후 LED 30초 큐어한다.

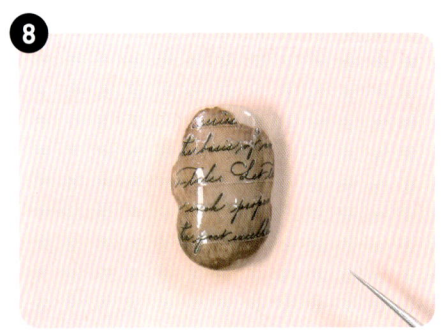

젤클렌저를 사용해 미경화젤을 닦고 레터링 스티커를 붙여 준다.

> **TIP** 들뜸 현상이 일어나지 않도록 스티커를 손톱보다 안쪽으로 재단해 붙여 준다.

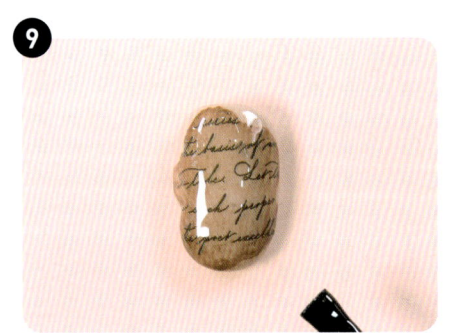

클리어젤로 스티커를 오버레이한 후 LED 30초 큐어한다.

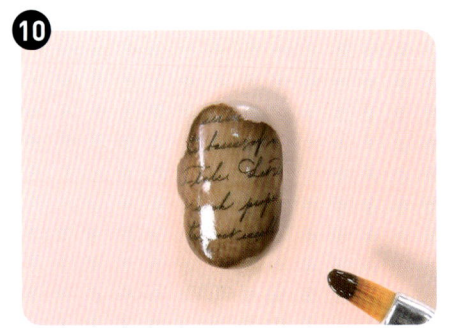

짙은 갈색 젤을 스티커 위로 음영을 덧칠해 그을림을 표현해 주고 LED 30초 큐어한다.

> **TIP** 그을림 효과를 극대화시켜 주기 위해 레터링 스티커 위로도 음영을 덮어 가며 표현을 해 준다.

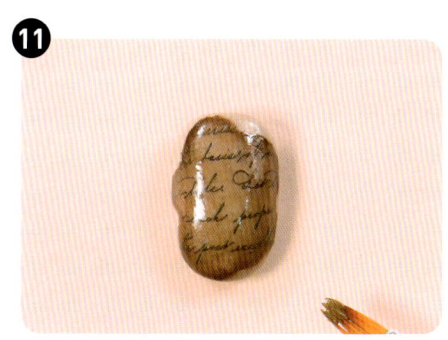

황토색 젤(116)로 얼룩을 표현하기 위해 부분적으로 바른 다음 LED 30초 큐어한다.

TIP 브러시를 사용해 얇게 터치하며 얼룩을 만들어 준다.

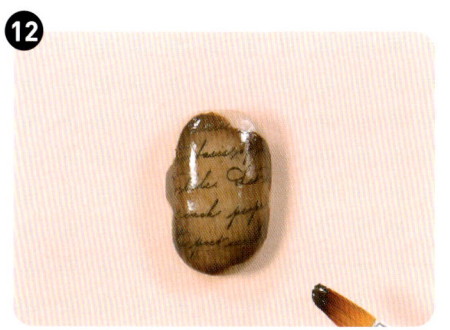

고동색 젤(120)로 다시 음영을 표현한 후 LED 30초 큐어한다.

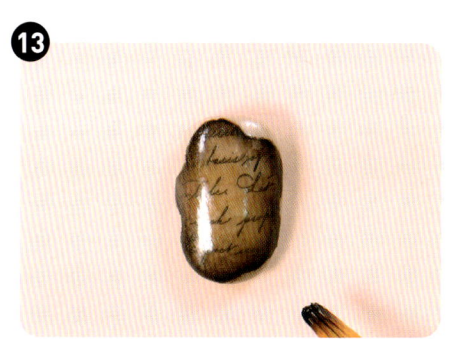

검정색 젤(W072)로 그을림 자국을 선명하게 그려 준 후 LED 30초 큐어한다.

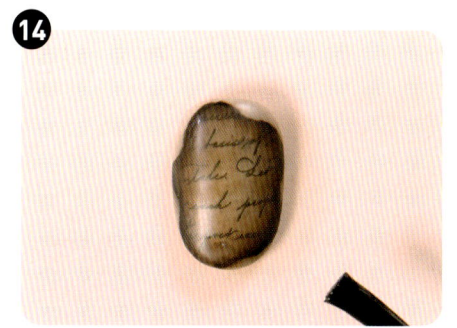

매트 탑젤을 전체적으로 바른 다음 LED 30초 큐어한다.

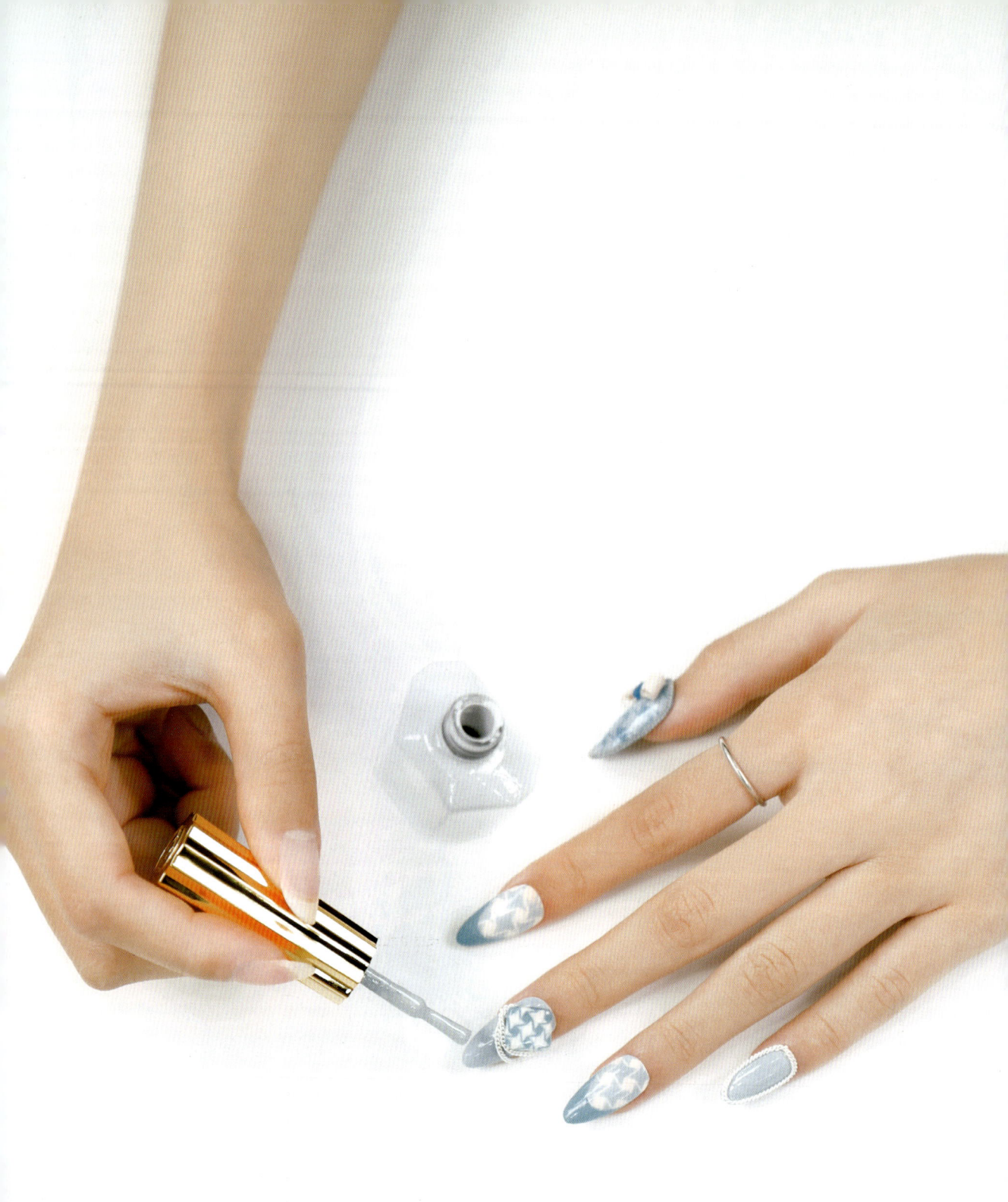

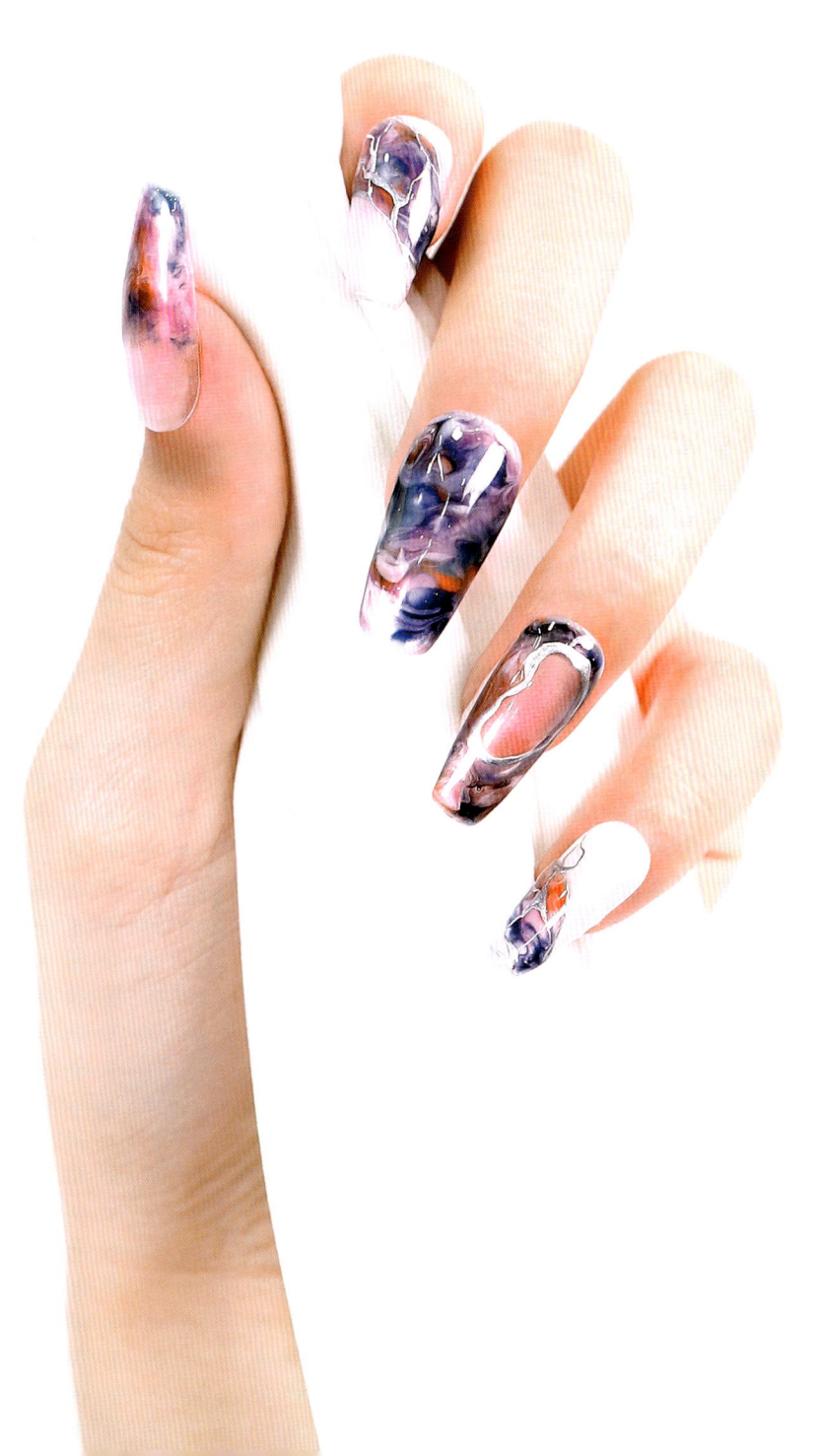

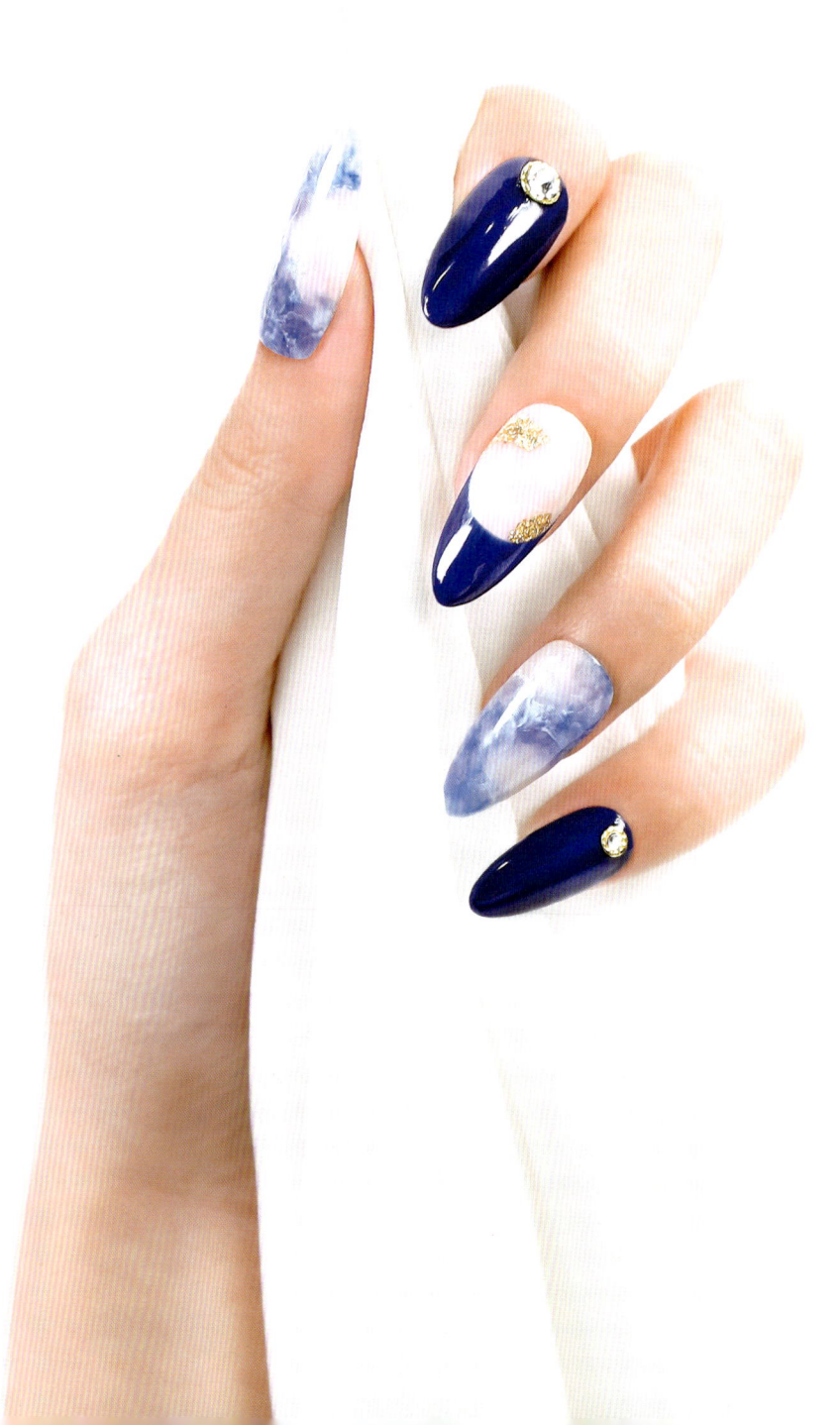

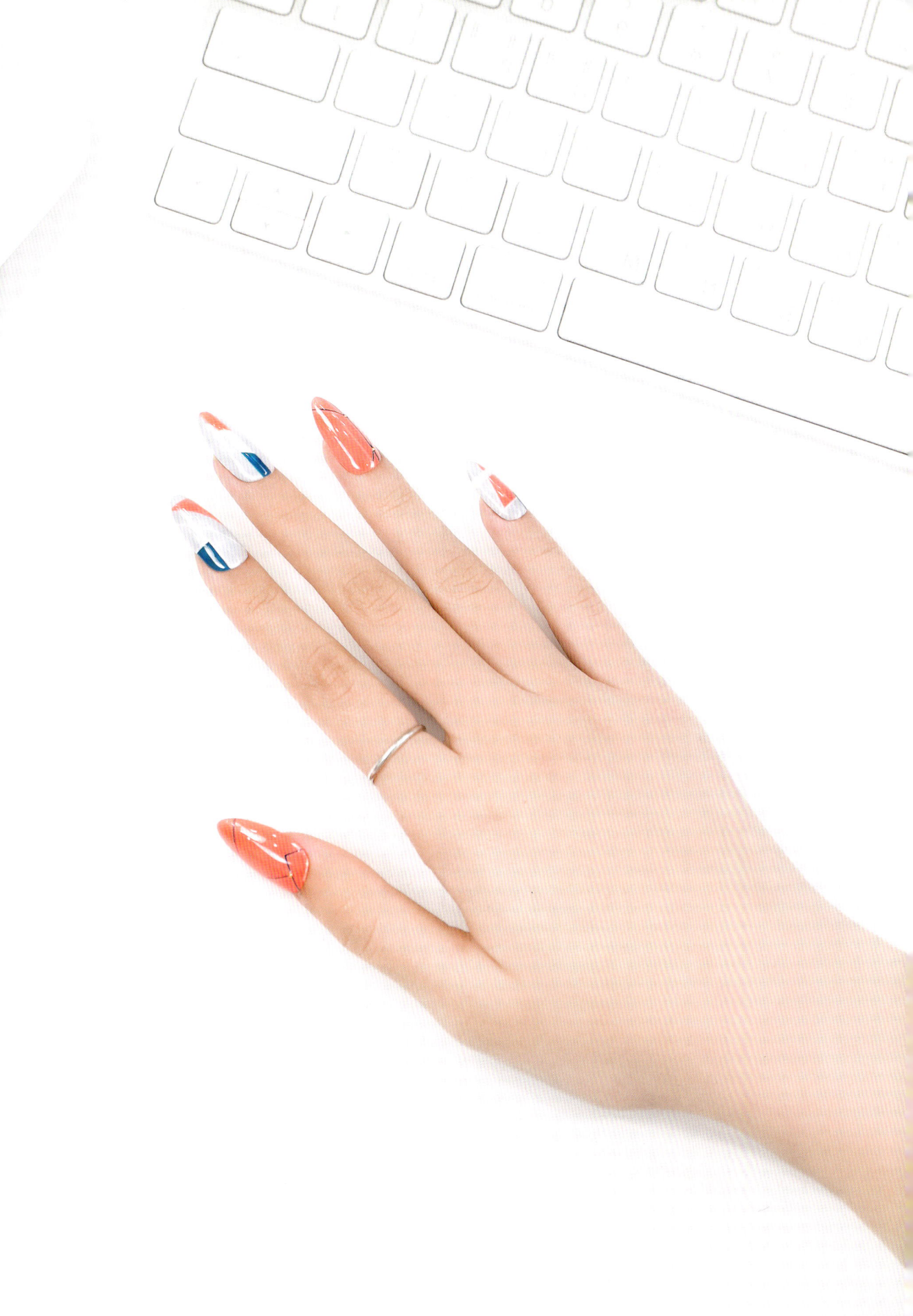

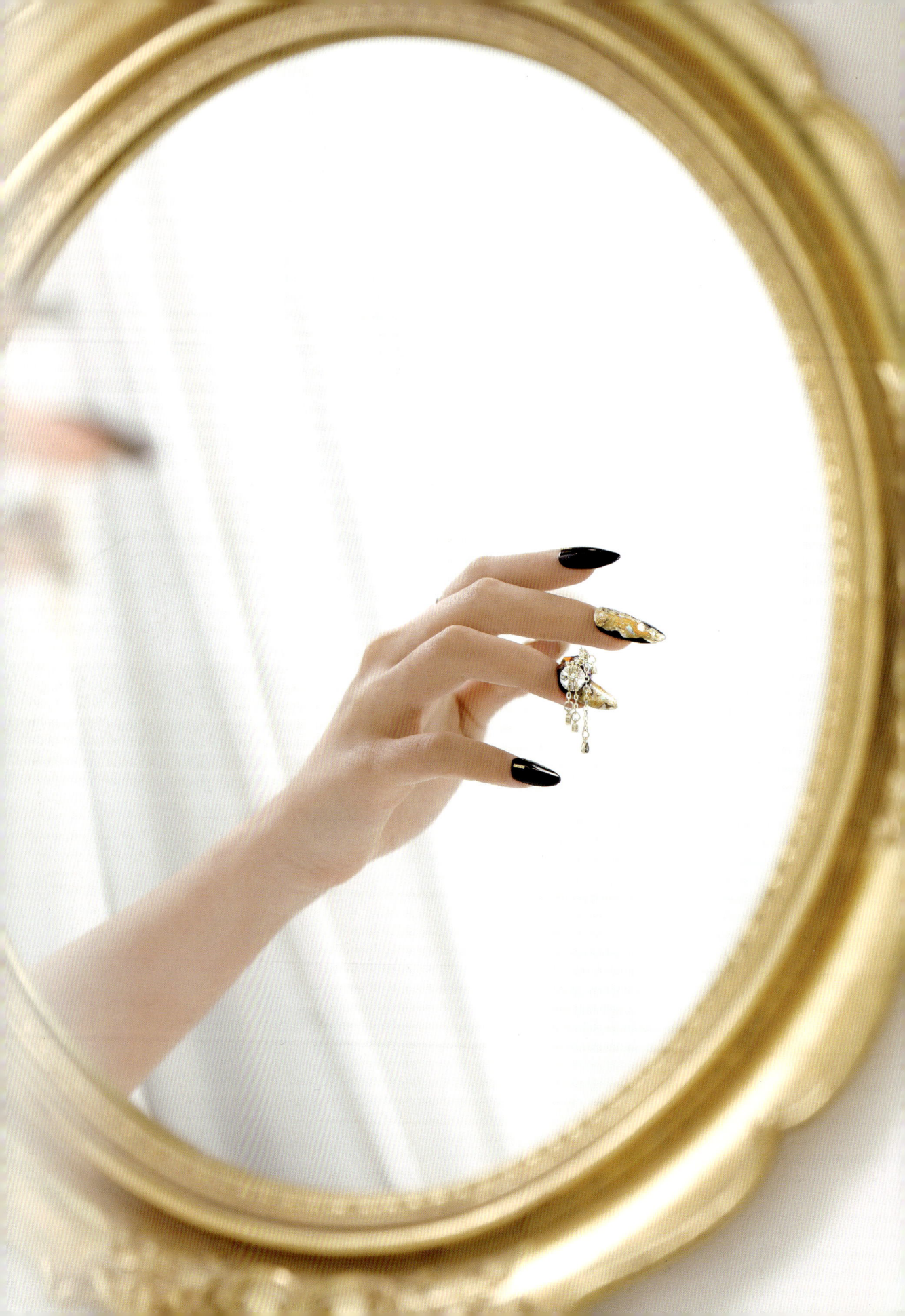